体质辨识在糖尿病慢病管理中的应用

阴永辉 著

苏州大学出版社

图书在版编目(CIP)数据

体质辨识在糖尿病慢病管理中的应用 / 阴永辉著
. —苏州：苏州大学出版社，2022.6
ISBN 978-7-5672-3952-4

Ⅰ.①体… Ⅱ.①阴… Ⅲ.①糖尿病-防治 Ⅳ.
①R587.1

中国版本图书馆 CIP 数据核字(2022)第 076061 号

书　　名：	体质辨识在糖尿病慢病管理中的应用
著　　者：	阴永辉
责任编辑：	倪　青
助理编辑：	郭　佼
策划编辑：	汤定军
装帧设计：	吴　钰
出版发行：	苏州大学出版社(Soochow University Press)
社　　址：	苏州市十梓街 1 号　邮编：215006
印　　装：	江苏凤凰数码印务有限公司
网　　址：	www.sudapress.com
邮　　箱：	sdcbs@suda.edu.cn
邮购热线：	0512-67480030
销售热线：	0512-67481020
开　　本：	700 mm×1 000 mm　1/16　印张：20.75　字数：351 千
版　　次：	2022 年 6 月第 1 版
印　　次：	2022 年 6 月第 1 次印刷
书　　号：	ISBN 978-7-5672-3952-4
定　　价：	78.00 元

凡购本社图书发现印装错误，请与本社联系调换。服务热线：0512-67481020

目 录

第一章 总 论 / 1

一、体质学说 / 1
  （一）体质学说的历史沿革及各民族体质学说的发展 / 1
  （二）古今相比：现代体质学说的继承与创新 / 4
  （三）现代中医体质理论的概念及特征 / 7
  （四）体质理论在糖尿病慢病管理中的应用 / 8
  （五）体质理论在中医"治未病"中的创新应用 / 10

二、糖尿病 / 12
  （一）糖尿病的基本认识 / 12
  （二）消渴 / 15

三、慢病管理 / 17
  （一）慢病管理的现状及应用 / 17
  （二）慢病管理在防治糖尿病中的重要性 / 22
  （三）慢病管理在中医"治未病"中的重要性 / 27
  （四）慢病管理在中医体质学中的应用 / 29
  （五）中医慢病管理的广阔前景 / 30

第二章 中医九种体质学说在糖尿病慢病管理中的应用 / 34

一、概述 / 34
二、糖尿病前期 / 35
  （一）痰湿质 / 35
  （二）湿热质 / 38
  （三）阴虚质 / 40
三、糖尿病期 / 44

（一）阴虚质 / 44
　　（二）血瘀质 / 47
　　（三）阳虚质 / 51
　　（四）气虚质 / 54
　　（五）痰湿质 / 57

四、糖尿病肾病 / 59
　　（一）阴虚质 / 59
　　（二）气虚质 / 63
　　（三）血瘀质 / 66
　　（四）阳虚质 / 69

五、糖尿病周围神经病变 / 73
　　（一）血瘀质 / 73
　　（二）痰湿质 / 76
　　（三）湿热质 / 79
　　（四）阴虚质 / 82

六、糖尿病心血管病变 / 85
　　（一）血瘀质 / 85
　　（二）气虚质 / 89
　　（三）气郁质 / 92

七、糖尿病脑血管病变 / 95
　　（一）阳虚质 / 95
　　（二）血瘀质 / 98
　　（三）气虚质 / 102

八、糖尿病视网膜病变 / 105
　　（一）阴虚质 / 105
　　（二）气郁质 / 108
　　（三）气虚质 / 111

九、糖尿病胃肠病变 / 114
　　（一）阳虚质 / 114
　　（二）湿热质 / 117
　　（三）气郁质 / 120

十、总结 / 123

目 录

➡ **第三章 药人体质学说在糖尿病慢病管理中的应用** / 124

一、概述 / 124
（一）药人体质的定义及分类 / 124
（二）药人体质辨识及调理在糖尿病中的应用 / 126

二、糖尿病前期 / 127
（一）石膏体质 / 127
（二）黄芪体质 / 129
（三）半夏体质 / 131
（四）柴胡体质 / 134
（五）黄连体质 / 137

三、糖尿病期 / 139
（一）黄芪体质 / 139
（二）桂枝体质 / 144
（三）柴胡体质 / 147
（四）黄连体质 / 151
（五）半夏体质 / 154
（六）大黄体质 / 158

四、糖尿病肾病 / 161
（一）黄芪体质 / 161
（二）半夏体质 / 164
（三）黄连体质 / 167
（四）干姜体质 / 170

五、糖尿病视网膜病变 / 173
（一）黄芪体质 / 173
（二）干姜体质 / 176
（三）柴胡体质 / 179
（四）半夏体质 / 182

六、糖尿病心血管病变 / 185
（一）黄连体质 / 185
（二）黄芪体质 / 190
（三）桂枝体质 / 193
（四）半夏体质 / 196

七、糖尿病脑血管病变 / 199
　　（一）黄芪体质 / 199
　　（二）半夏体质 / 202
　　（三）干姜体质 / 205

八、糖尿病周围神经病变 / 208
　　（一）桂枝体质 / 208
　　（二）黄芪体质 / 211
　　（三）半夏体质 / 214

九、糖尿病胃肠病变 / 219
　　（一）柴胡体质 / 219
　　（二）干姜体质 / 223
　　（三）半夏体质 / 226

十、总结 / 229

第四章　天干五行体质学说在糖尿病慢病管理中的应用 / 231

一、概述 / 231
　　（一）中医天干五行体质学说的重要应用 / 231
　　（二）中医天干五行体质分类方法的提出与探讨 / 231
　　（三）糖尿病及其并发症人群中的中医天干五行体质分类 / 237

二、糖尿病前期 / 237
　　（一）甲木体质 / 237
　　（二）丙火体质 / 241
　　（三）戊土体质 / 244

三、糖尿病期 / 247
　　（一）庚金体质 / 247
　　（二）己土体质 / 250
　　（三）壬水体质 / 254

四、糖尿病肾病 / 257
　　（一）己土体质 / 257
　　（二）辛金体质 / 260
　　（三）癸水体质 / 263

五、糖尿病心血管病变 / 266
　　（一）乙木体质 / 266

（二）丁火体质 / 269
  （三）戊土体质 / 272

六、糖尿病脑血管病变 / 275
  （一）甲木体质 / 275
  （二）丙火体质 / 280
  （三）壬水体质 / 284

七、糖尿病视网膜病变 / 288
  （一）乙木体质 / 288
  （二）辛金体质 / 292
  （三）癸水体质 / 295

八、糖尿病周围神经病变 / 300
  （一）戊土体质 / 300
  （二）壬水体质 / 303
  （三）癸水体质 / 307

九、糖尿病胃肠病变 / 311
  （一）乙木体质 / 311
  （二）戊土体质 / 316
  （三）己土体质 / 320

十、总结 / 324

第一章 总 论

一、体质学说

(一) 体质学说的历史沿革及各民族体质学说的发展

关于体质的论述最早见于《黄帝内经》,清代叶天士、华岫云在《临证指南医案》中明确提出"体质"一词,20世纪70年代王琦教授完善发展了体质学说,此后许多医家从不同的角度先后提出了各自的体质分类方法与研究思路,体质理论体系得到了丰富与壮大,在时间纵轴和方位横轴上都有所发展(时间纵轴为古今各代医家对体质学说的研究,方位横轴为不同地区各民族医学对体质学的研究)。

1.《黄帝内经》——体质理论的起源

《黄帝内经》中虽然没有明确提出"体质"这一概念,但是其论述中已经体现了人类体质特征,内容涉及阴阳观、五行观、经络观等方面,为后世各医家对中医体质的研究奠定了坚实基础,对体质学发展的影响甚大。

《灵枢·阴阳二十五人第六十四》中对体质进行了详细分类,被称为中医体质分类最早的全景式构图。[1]其书中有云"天地之间,六合之内,不离于五,人亦应之""先立五形金木水火土,别其五色,异其五形之人,而二十五人具矣"。其以人群中形态、行为、心理、对环境的适应性、对某些疾病的易罹性等特征为具体分类依据,以五行学说为基础,将人群体质划分为木形、火形、土形、金形、水形等5种基本类型,在每一基本类型下又根据五音五色各分出5种亚型,共25种体质。

《灵枢·通天第七十二》中有言:"天地之间,六合之内,不离于五,人亦应之,非徒一阴一阳而已也。"又言:"盖有太阴之人,少阴之人,太阳之人,少阳之人,阴阳和平之人。凡五人者,其态不同,其筋骨气血各不等。"《灵枢·通天第七十二》以人体阴阳为基础,将人体体质依太阴、少阴、太阳、少阳、阴阳平衡而分,其内容从形态、气血、性格、行为等方面对人的体质进行了论述,并提到不同体质的人可辅以不同的针刺治疗。[2]

《黄帝内经》其他章节中也有对体质的相关论述。《素问·刺法论篇第七十二》中"正气存内,邪不可干"及《素问·评热病论篇第三十三》中"邪之所凑,其气必虚"均体现了体质思想的本质;《灵枢·五变第四十六》通过剖析刀斧砍伐及气候变化作用于不同质地树木而呈现出的不同表现,说明了疾病的发生与体质的密切联系;《素问·痹论篇第四十三》通过剖析不同体质的人感受寒湿之邪呈现出的不同的发病趋势,说明了疾病的临床类型与体质的密切联系;《素问·评热病论篇第三十三》通过剖析不同体质个体所对应的不同的疾病痊愈时间,说明了疾病的预后和转归与体质的密切联系。

《黄帝内经》体质理论涉及气血阴阳各方面,从古言中吸取其精华,可以为现今根据体质对疾病的防治和养生保健打下基础。如《灵枢·本神第八》言:"故智者之养生也,必顺四时而适寒暑,和喜怒而安居处,节阴阳而调刚柔,如是则僻邪不至,长生久视。"《素问·上古天真论篇第一》载:"有至人者,淳德全道,和于阴阳,调于四时。"《素问·上古天真论篇第一》提出:"上古之人,其知道者,法于阴阳,和于术数,食饮有节,起居有常,不妄作劳,故能形与神俱,而尽终其天年,度百岁乃去。"可以看出《黄帝内经》讲求天人相应,顺应自然规律,带给我们诸多生活方面的启示。古人云"日出而作,日落而息",我们须规范作息时间,劳逸适度,合理运动,合理饮食。在心理状态方面,我们需要调整内心,使内心达到凝聚而不散乱的状态,避免负面情绪影响身体生理机能。另外,在日常生活中需要适度的运动,以达到内外调和、阴阳平衡、气血运行调达的理想状态。同时需要控制运动强度,避免产生筋骨及肌肉组织损伤,以达到形劳且不倦的运动效果。《黄帝内经》强调人体的阴阳平衡,其中相关理论认为,顺应四时阴阳,禁止肆意妄为,保持心态平和,将有利于我们拥有健康良好的体质状态。[3]

2.《黄帝内经》后各代医家对体质学说的继承与发展

东汉张仲景继承了《黄帝内经》中的体质学术思想,在其著作《伤寒杂病论》中深刻体现了体质理论内容,其以"诸家"为体质分类依据,将病理体质分为"亡血家""湿家""汗家""淋家"等。张仲景强调以体质为本,将体质应用于分析疾病的发生、发展、预后、转归及治疗,《伤寒杂病论》集理、法、方、药于一体,为体质理论的进一步发展做出了贡献。在古代其他医家中,王叔和的《脉经》总结了大量脉象,为中医体质学说中的脉象内容提供了大量理论依据;巢元方的《诸病源候论》中多次提及先天禀赋的重要作用,丰富了体质理论;孙思邈在体质与饮食养生的研究方面有着突出贡献;《颅囟经》与钱乙的著作《小儿药证直诀》阐述了小儿体质特点并提出了与之相应的治疗措施,为小儿体质辨识的应用提供了重要理论依据。金元时期,金元四大家结合临床经验对体质理论提出了许多新的见解,各医家依据体质偏颇对症治疗并提出养生保健理论与方法,使中医体质理论的发展迈上新台阶。明清时期,体质学说由以理论为主转变为广泛应用于临床实践,这一时期的医家更侧重于研究体质与发病、辨证、治疗用药等的关系,深化了对体质的认识及体质学说的临床应用,在体质分类上也转变为依据病理状态划分体质类型,非常接近现代体质学说的体质分类思路。

3. 古今各民族体质学说的发展

体质研究方面,除了中医中的汉医体质学说,我们的其他主要民族如藏、蒙、维吾尔、傣、朝鲜等族的医学都在体质理论方面有一定的研究和发展,在其民族文化和医疗实践基础上形成了独特的体质认知思维体系,发展和传承了民族医药体质学术思想。

藏医体质的相关理论见于藏医学家宇妥·云丹贡布的《四部医典》中。藏医学以五源三因自然科学思想为基础,在中医理论及古印度医学的影响下形成了独特的医学理论体系。藏医学中将体质依据三因属性分为生理体质和病理体质两大类,其中生理体质包括 7 种体质类型,分别是隆型、赤巴型、培根型、隆和赤巴混合型、培根和隆混合型、培根和赤巴混合型、隆赤巴培根三者汇聚型;病理体质包括 5 种体质类型,分别是隆病型、热病型、寒病型、黄水病型、三因病型。[4]

蒙医体质以蒙医三根学说为基础,提出赫依型体质、希拉型体质、巴达干型体质、赫依-希拉型体质、巴达干-赫依型体质、巴达干-希拉型体质、聚合型体质 7 种体质类型。此外,蒙医根据其思想基础三根理论及体质理论,结合现代科学技术,研发了一项多源化智能检测系统——蒙医体质辨识综合分析系统。此系统顺应医学发展潮流,具有较广阔的应用前景。[5]

维吾尔医学体质分类法受古希腊医学的"气质体液说"影响,与其具有一致性。维吾尔医学认为构成万物的根本物质是水、火、土、气,四大物质

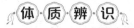

理论成为维吾尔医学理论基础,维吾尔医学根据四大物质理论提出干热、湿热、湿寒、干寒"四种气质",每种气质分别与"四种体液"相对应。

傣医药学深受佛教思想影响,以四塔五蕴学说为基础,根据个体在四塔功能的偏盛或偏衰将体质分为火塔偏盛型、水塔偏盛型、风塔偏盛型、土塔偏盛型、火塔偏弱型、水塔偏弱型、风塔偏弱型、土塔偏衰型、相兼型、调和型10种体质类型。[6]

朝鲜医学家李济马在其著作《东医寿世保元》中提出包括太阳人、少阳人、太阴人、少阴人4种体质类型的"四象医学"。该书及其中的体质思想以《易经》和《黄帝内经》为基础,四象人论是其体质辨识的依据。"四象医学"的特点更侧重于观察人的性情、能力及脏腑大小与人事才干的关系,强调心理的重要性。[7]该理论对我国朝鲜族医学的影响十分深远。

各民族体质学说各有其出彩之处,丰富了中华民族体质学说的内容,为体质学说的发展做出了贡献,同时体现了中华民族文化的博大精深。

(二)古今相比:现代体质学说的继承与创新

1. 古今体质学说的差异

中医古代体质学说的发展得益于中医文化的博大精深和各朝各方医学家的探索与努力,但医学永无止境,许多体质内容等待更深的挖掘和探讨。随着时代的进步与发展,中医体质的相关理论也正与时俱进,各现代医学家在总结前人理论经验的基础上,结合现代临床经验,对体质提出了更新的见解。这些现代体质理论结合了现代技术及现代临床经验,更加符合时代发展潮流,具有广阔的应用前景。

古代关于体质的论述和现代体质学说既有共同特征又存在差异,其中最显著的差异是:古代体质分类基于先天,即多针对"平人"来讲;现代体质分类强调先天因素和后天因素的共同作用,将病因病机加入其中,针对具有偏颇体质的人群进行体质的分类,这类人群受到后天因素的影响,体质状态发生了改变。如《黄帝内经》中所探讨的不同体质之人,实则基本为对于"平人"的归纳,强调人体先天禀赋的体质状态,并认为不同阴阳五行属性决定了人体的禀赋特征,不探讨后天环境因素影响导致的体质状态变化,其中心目的不是探讨疾病的治疗,而是重视从整体观和自然观把握体质,讲求发挥人的主观能动性,主动适应外界环境,达到和谐状态。而现代的体质理念强调用脏腑机能、人体物质基础的盛衰去认识人体,在预防与治疗中强调运用某种方法调整人体物质基础。[8]故与《黄帝内经》中探讨"平人"体质不同的是，现代中医学将病理因素纳入体质学说之内，将体质分为正常体质和偏颇体质，通过研究不同体质类型同疾病的关系，针对个人体质特征采取相应的治疗手段，更加精确地判断疾病的发生、发展、传变、预后与养生规律，调整个体体质的偏颇状态，达到改善体质、防治疾病的治疗效果。这也体现了中医体质在"治未病"中的应用。

2. 匡调元病理体质学说

20世纪70年代，匡调元教授[9]探究古今中外有关理论，提出中医体质病理学理论。匡调元教授以两纲八要为辨质根据，将人体体质分成正常质、燥红质、迟冷质、倦㿠质、腻滞质及晦涩质6种类型，其中除正常质外，余者均为病理体质，病理体质为健康与疾病之间的过渡状态。

此外，匡调元教授提出了一系列与体质和体质病理学有关的新概念。

匡调元教授提出体质食养学的新思路，体质食养是用特定性味的食物对燥红质、迟冷质、倦㿠质、腻滞质及晦涩质这五种病理体质进行调理。[10]以二纲八要辨体质为指导理论将体质食养法则归纳成"热则寒之，寒则热之，虚则补之，实则泻之，燥则润之，湿则祛之"二十四字诀，并提出"调质六法"，即平补阴阳强质法、滋阴清热润质法、壮阳祛寒温质法、益气生血健质法、除湿化滞利质法和行血消瘀活质法。[11]

匡调元教授提出"天地人三才医学模式"。该模式的基本内容：病理体质形成过程中天、地、人三者的相互关系；人类疾病的根源在于人与天、与地、与他人相互关系的紊乱及人体内部功能、结构、代谢的紊乱；整体制约论的发病机理。[12]

匡调元教授提出气质体质学，体质是形体特征，气质是心理特征，两者密切相关，但不是"同一"。匡氏气质体质学作为人体体质学的一个分支，其内容以体质学说为主，研究体质和气质间复杂的相互关系。

3. 与时代接轨——三大现代体质学说

20世纪70年代，王琦教授[13]提出7种中医体质类型，即正常质、气虚质、阳虚质、阴虚质、痰湿质、湿热质、瘀血质。随后通过进一步研究，他在完善原有分类法的基础上，将中医体质划分为平和质、气虚质、阳虚质、阴虚质、痰湿质、湿热质、瘀血质、气郁质、特禀质9种基本体质类型，自此王琦教授体质学说的内容更为全面。王琦教授提出"体质可分论""体病相关论""体质可调论"三个关键问题，为体质学的研究提供了框架。[14]同时，王琦教授的团队对体质和亚健康的状态进行了研究调查，得出中医体质与亚健康之间存在线性关系。[15]王琦教授将体质理论与现代热词"大健康"相结合，中西医齐头并进，符合时代发展潮流，为体质理论描绘了一幅广阔的前景图。

黄煌教授[16]在张仲景《伤寒论》的基础上，通过学习各医家著作及经验，经过几十年的临床和科研上的钻研，创立了极具中医特色、临床应用性强的"药人""方人"体质学说。"药人""方人"指的是适合服用某种药物和其类方的体质类型，桂枝体质、柴胡体质、黄芪体质、半夏体质、大黄体质、麻黄体质等是其常见的药人体质类型，温经汤体质、黄芪桂枝五物汤体质、三黄泻心汤体质、桂枝茯苓丸体质、炙甘草汤体质等是其常见的方人体质类型。该体质理论将中药学、方剂学与临床治疗相结合，在辨证施治时根据个人体质特点有方向并且灵活地选方用药；且有几千年来大量医家的方药经验为依托，辨识方法简单易行，故在临床方面应用性强，深受医者的喜爱。

笔者深入研究古代关于体质的论述及现代各医家提出的体质理论，在深刻把握中医学特点的基础上，以五行体质学说为根本，根据五行体质偏颇，借助天干理论为工具，提出了一种结合古今、辨证周全的体质理论——中医天干五行体质学说，即将五行人体质分为甲木、乙木、丙火、丁火、戊土、己土、庚金、辛金、壬水、癸水十种体质。笔者提出了独特的体质辨识方法，并依据天干五行体质分类方法提出详细的中西医治疗及养生保健方案，内容全面而丰富，为中医"治未病"及体质学说更广泛的应用提供了理论支持。该体质理论内容涵盖面广，不仅适合治已病，还适合治未病；同时该体质理论提供的诊疗方法实用易行，不仅适合医生应用于临床治疗，还适合患者自我调养身体，适用人群几乎达到全覆盖。同时笔者将中医天干五行体质理论应用于慢病管理当中，为广大慢病患者的诊疗提供了丰富的参考内容，在临床方面得到了积极响应。

王琦教授的九大体质学说、黄煌教授的"药人""方人"体质学说、笔者的天干五行体质学说这三大体质学说各有其鲜明的特点和较强的临床应用性，前景广阔。这三大体质学说均继承前人的理论与经验，又各自具有深刻的内涵，为未来体质学说的发展提供了助力，具有承前启后的重要意义。本书将针对这三大体质学说提出的理论及应用进行汇总介绍，以期为大家有效应用体质理论提供一个有价值的范例。

(三) 现代中医体质理论的概念及特征

现代中医理论认为，体质是一种客观存在的生命现象，是个体生命过程中，以先天禀赋和后天因素为基础，表现出的一种形态结构、生理功能、心理因素等方面固有的、综合的、相对稳定的特征。[13]

偏颇体质是除正常体质之外的体质类型，与现今的"亚健康"说法具有相通性，处于亚健康状态的个体其体质往往是偏颇的。有学者认为正常体质之外的不同体质类型是不同亚健康类型的组合，即亚健康是多种体质类型的组合。[17]疾病的发生发展是一个由量变到质变的过程，在达到疾病确诊条件前，人体的机能状态已经开始改变，个人的正常体质已经转为偏颇体质。

与哲学理论相通，不同个体的体质既有其共性也有其个性，共性是绝对的，个性是相对的。研究体质时，我们既要把握一些体质的共同特征，也要甄别其特殊性，针对不同个体体质的差异进行分析，研究体质的分类，总结体质特征，以期有效地指导临床实践。不同个体体质的差异是先天因素与多种后天因素共同作用的结果。体质同人体对外界病邪的易感性息息相关，疾病的发生不仅与致病邪气有关，还与个人体质状态密切相关。根据体质的共性及差异可以预判易感病邪的性质，制定出合理的诊疗措施。同时，体质的稳定性是相对的，其变化性是绝对的，受外界环境、情志、饮食等各种因素影响，体质状态并不是一成不变的。因此，体质具有个体差异性，这为我们采取措施干预体质并进行疾病的防控提供了理论依据，我们可以因人制宜，根据个人不同的体质偏颇状态，实现个体化诊疗，从而调整体质的偏颇状态，帮助患者恢复到正常体质。

现代体质学说融入了病因病机等要点，中医证候的表现又以病因病机为基础，故中医证候与中医体质关系密切。体质源于先天，故其具有相对稳定性。而每个人所处环境、受影响因素不同，在后天各种因素影响下体质状态会发生变化，所以又具有个体性，这一特性决定了每个人对疾病的易感程度及所易感的疾病种类的差异性，从另一方面来讲，它决定了不同个体会表现出不同的证候特征。在辨证施治的同时结合体质辨识，依据体质而给出合适的诊疗方法，可能会收到更好的治疗效果。

（四）体质理论在糖尿病慢病管理中的应用

1. 体质与糖尿病具有相关性

偏颇体质人群气血阴阳失调，故对疾病具有易感性。现代研究表明，多种慢性病好发于偏颇体质人群，要有效防治疾病，则需辨识患者的偏颇体质，如《灵枢·阴阳二十五人第六十四》有言："审察其形气有余不足而调之，可以知逆顺矣。"故将中医体质辨识应用于慢性病患者的临床治疗，根据患者不同体质类型施以不同的干预措施和治疗方法，纠正体质偏颇，为有效治疗慢性病患者提供了新思路。

糖尿病是慢性病之一，中医体质理论应用于糖尿病具有广阔的前景。目前许多医家站在不同角度提出了多种体质分类方法，对于医生和糖尿病患者来说，根据患者体质特点进行选方用药和提供饮食运动等指导，制定个体化治疗方案，既为临床医生提供了诊疗思路，同时对于提高患者自我管理意识、降低患者血糖水平、改善患者亚健康状态具有重要意义。

2. 从三大体质学说角度论治糖尿病

早在汉代，医家对体质与糖尿病的关系便有所发现。在《黄帝内经》中，体质的分类以五行学说为基础，而中医学认为五行对五脏，由此可见五脏与体质也正是相对应的。《灵枢·五变第四十六》篇曰："五脏皆柔弱者，善病消瘅"，《灵枢·本脏第四十七》篇曰："心坚则藏安守固，心脆则善病消瘅热中"，论述了五脏柔弱则易发为消渴。在诸多医家著作中均可以看到古人应用体质理论诊疗糖尿病的先例，可见古人对体质与糖尿病的密切联系有着深刻的研究与认识。

现代许多医生在临床上结合古人经验和自己的临床经验，依据各医家总结出的体质辨识方法对疾病进行论治，收到了良好效果。现代不同体质辨识方法既有其相通之处，又各有优势与特色，在依据体质学说对糖尿病进行防治时，可以综合应用各类体质分类方法给出的理论与诊疗建议施治，以期收到良好的治疗效果。在本书中，我们将针对王琦教授的九大体质、黄煌教授的药人体质、笔者的天干五行体质这三种体质理论在糖尿病慢病管理中的应用进行详细的总结，为从体质方面防治糖尿病提供更详细的资料及更崭新的思路。

依据九大体质学说，痰湿质、气虚质、湿热质、阴虚质、血瘀质等是糖尿病患者的常见体质[18]；依据药人体质学说，黄芪体质、柴胡体质、半夏体质、石膏体质、桂枝体质等是糖尿病患者的常见体质；依据天干五行体质学说，乙木、丁火、戊土、己土、辛金、壬水、癸水等是糖尿病患者的常见体质。这三种体质分类方法虽然基于不同的中医理论而提出，具有差异性，但中医理论本身具有整体性，所以这三种体质理论具有相通性，在临床上可以根据患者的具体情况综合应用，下面为大家列举几例。

叶天士有言："大凡经主气，络主血，久病血瘀。"唐容川《血证论》中言："瘀血在里，则口渴。所以然者，血与气本不相离，内有瘀血，故气不得通，不能载水津上升，是以发渴，名曰血渴。瘀血去则不渴矣。"由此可知，瘀血阻滞气机，津液运行不畅，易发为消渴。此病机所对应的发病阶段多为糖尿病晚期及老年糖尿病患者，应用到现代体质学说方面，九大体质中的血瘀质、药人体质中的桂枝体质、天干五行体质中的丁火体质皆与此对应，故可针对此类患者施以活血化瘀之法，给予桂枝类方（如桂枝茯苓丸加减）加以治疗，并同时配合丁火体质所述的饮食、运动等疗法。

《灵枢·本脏第四十七》云："脾脆则善病消瘅易伤。"李东垣《脾胃论》曰："又有善食而瘦者，胃伏火邪于气分则能食，脾虚则肌肉削，即食㑊也。"脾气虚弱，脾失健运，升降失宜，脾胃伏火，以致消渴。此类糖尿病患者多见于年老体虚之人，九大体质中的气虚质、药人体质中黄芪体质、天干五行体质中的己土体质皆与此对应，故可以补气健脾，调理气机升降为原则，给予黄芪类方（如黄芪建中汤加减）加以治疗，并同时配合己土体质所述的饮食、运动等疗法。

《灵枢·邪气脏腑病形第四》云："肺脉……微小为消瘅。"《灵枢·本脏第四十七》云："肺脆则苦病消瘅易伤。"肺为娇脏，燥邪宜侵袭肺脏，肺津损伤，津液不能上乘则表现为口渴多饮，津液多直趋下行表现为小便频数，发为消渴。九大体质中的阴虚质、天干五行体质中的庚金体质与此对应，应以清热润燥，养阴生津为原则，给予麦门冬汤加以治疗，并同时配合庚金体质所述的饮食、运动等疗法。

《素问·奇病论篇第四十七》有言："此肥美之所发也，此人必数食甘美而多肥也，肥者令人内热，甘者令人中满，故其气上溢，转为消渴。"多食肥甘厚腻之品，痰热内生，易发为消渴。九大体质中的痰湿质、药人体质中的半夏体质、天干五行体质中的戊土体质皆与此对应，应以化痰祛湿为原则，给予半夏类方（半夏厚朴汤加减）加以治疗，并同时配合戊土体质所述的饮食、运动等疗法。

《诸病源候论》有言："消渴其久病变……或成水疾。"《石室秘录》曰："消渴之证，虽有上、中、下之分，其实皆肾水不足也。"肾为先天之本，与

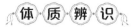

糖尿病发病关系密切。患者表现为肾阴不足时，九大体质中的阴虚质、天干五行体质中的壬水质皆与此对应；若患者表现为肾阳不足时，九大体质中的阳虚质、天干五行体质中的癸水质则与之对应。

同时，有些糖尿病患者不仅仅表现出单一体质类型，此时我们依据体质施以治疗时，可以根据多种体质类型所对应的方法进行综合调治。如《灵枢·本脏第四十七》云"肝弱则易病消瘅也""脾（土）在志为思，思则气滞"。肝气不舒，土壅木郁，日久脾气虚弱，需要肝脾同调，可同时应用黄芪类方和柴胡类方加以治疗，同时配合甲木体质、己土体质所述的饮食、运动等疗法；又如脾气虚弱，津液不能散布，也易痰饮停聚，发为消渴，此时既要考虑气虚，也要考虑痰饮，九大体质中的气虚质、痰湿质，药人体质中的黄芪体质、半夏体质及天干五行体质中的己土体质皆能与此对应，故可以益气健脾，和胃化痰为原则，给予黄芪类方、半夏类方加以治疗，并同时配合己土体质所述的饮食、运动等疗法。

上述举例可以看出这三种体质涵盖范围之广，糖尿病所有的证型都可包含其中，若将这几种体质应用到糖尿病治疗方面将会大有裨益。本书将以这三大体质理论为基础，针对糖尿病的证候特征，将糖尿病的分型系统归纳到这三大体质理论分类体系中，并根据每种体质下的糖尿病患者的自身特征制定出详细的诊疗方案。本书提出了多种中西医诊疗和养生保健方案，其内容在中医治疗方面涉及代茶饮、药膳、穴位按摩、耳穴、足浴药方等，在养生保健方面涉及饮食、运动、音乐疗法等，同时配合西医理论，中西医并进，内容丰富实用，为学者进行体质研究、医生进行临床实践及广大糖尿病患者自我调理提供了详细的借鉴，为中医治疗糖尿病提供了新的思路和方向。

（五）体质理论在中医"治未病"中的创新应用

1. 体质理论与"治未病"思想密切相关

随着经济社会高速发展，亚健康状态的群体和慢病群体日渐扩大，针对亚健康状态，中西医都在寻求改变的道路上探索。在中医学中，"治未病"理论与亚健康状态紧密相关，其理论虽历史久远，但对当今社会仍发挥着深刻影响。"治未病"这一古老的中医理论是现代中医学的热词，也是当代应用中医学理论防治疾病的重要思想。早在《黄帝内经》中"治未病"相关内容就已经被提到，如："上工治未病，不治已病，此之谓也。"《素问·四气调神大论篇第二》有言："是故圣人不治已病治未病，不治已乱治未乱，此之谓也。夫病已成而后药之，乱已成而后治之，譬犹渴而穿井，斗而铸锥，不亦晚乎？"这是先人们对预防疾病的独特见解，在现代仍具有相通的深刻意义。治未病是指重视日常调护和养生，在疾病萌发之前便采取积极的措施将其扼杀，防止疾病的到来，从源头上防止疾病影响我们的身体健康，即我们中医理论上所说的未病先防。这种思想理论正适合应用于现今的亚健康状态群体和慢病人群，如《灵枢·百病始生第六十六》有言："风雨寒热，不得虚，邪不能独伤人。卒然逢疾风暴雨而不病者，盖无虚，故邪不能独伤人。此必因虚邪之风，与其身形，两虚相得，乃客其形。"在疾病到来之前，身体的各项机能其实在悄然发生变化，这些变化可以表现在我们的体质方面，从而我们可以根据体质相关理论进行调理，培养正气，抵御邪气，纠正体质偏颇，提高机体抗邪能力，有效防止病邪侵袭。

近年来体质学说蓬勃发展，中医体质辨识的应用渗透着中医"治未病"思想，同时成为中医慢病管理的重要一环。《国家基本公共卫生服务规范（2009年版）》《老年人中医药健康管理服务技术规范（2013年版）》均将中医体质辨识纳入我国公共卫生服务体系，实现了中医药首次进入国家公共卫生体系。[19]

2. 天干五行体质学说在"治未病"中的重要作用

体质学说的应用是"治未病"的进一步发展，将体质理论与"治未病"思想相结合，势必在中医学防治慢病道路上迸发光彩，为防治"未病"与"已病"提供重要的理论指导。慢病管理是实现"治未病"的重要途径，将体质学说应用于糖尿病慢病管理是实现糖尿病中医"治未病"的新途径。

在这里着重提出的是，笔者的天干五行体质理论与"治未病"思想环环相扣，其养生理论适应范围广泛，其内容为实现中医"治未病"提供了重要的理论支持、学术借鉴和临床实践方法。天干五行体质学说理论中涉及运动、饮食、精神调摄等保健养生的方法或手段，能够给予调养精神、适时养生、科学用药等方面的指导，减少或消除由精神、心理压力及不良生活习惯等"致病因素"导致的负面影响。体质辨识是慢病管理综合体系的前提与基础，通过辨清体质，可使防病养生有的放矢。将笔者的体质辨识应用到慢病当中，潜心发掘与利用古今医学理论，将古老的中医理论精华与现代医学实践相结合，可助力于中医"治未病"理论的发扬与实践，传承古老的中医文化，将之与西医优秀文化紧密接轨，可推动中医学事业向前发展与长盛不衰，改善慢病人群的生活质量，为医学事业发展贡献一份力量。

二、糖尿病

(一) 糖尿病的基本认识

1. 糖尿病成为全球性的公共卫生问题

近年来,糖尿病的发病率急剧上升,成为危害人类健康的慢性病之一,同时也是全球性重大公共卫生问题之一。在坚持人民至上、生命至上的当代,了解糖尿病、防治糖尿病更须摆在重要位置。

2. 糖尿病的基本认识及其分期

糖尿病是一种以高血糖为主要特征的慢性代谢性疾病,其发病机理为胰岛素分泌不足与胰岛素作用障碍,其影响因素涉及遗传、环境、生活习惯等方面。

糖尿病的典型临床表现为"三多一少",即"多饮、多食、多尿以及消瘦"。但在临床上由于患者的体质不同,同一种糖尿病类型表现在每个人身上症状特点不一致,这几种典型表现往往不突出,故病情发展易被患者忽视。许多糖尿病患者因其糖尿病并发症前来就诊,追其根源才发现自己血糖升高。

糖尿病分为 1 型糖尿病、2 型糖尿病、妊娠糖尿病、其他类型糖尿病。由于 2 型糖尿病发病人数较多,故我们在本书中主要针对 2 型糖尿病进行探讨。在本书中我们将 2 型糖尿病分为三个阶段来给大家做介绍,即糖尿病前期阶段、糖尿病期阶段、糖尿病并发症期阶段。

(1) 糖尿病前期

糖尿病前期是由正常糖代谢向糖尿病转化的过渡阶段,血糖介于正常糖耐量与糖尿病标准之间。糖尿病前期常分为空腹血糖调节受损(6.1 mmol/L ≤空腹血糖<7.0 mmol/L,糖负荷后 2 小时血糖<7.8 mmol/L)和糖耐量减低(空腹血糖<7.0 mmol/L,7.8 mmol/L≤糖负荷后 2 小时血糖<11.1 mmol/L)。这两种情况出现一种就需要引起警惕,但是值得注意的是,这一阶段的血糖指标并未达到糖尿病的诊断标准,如果及时发现异常指标并采取积极合理的措施加以控制,患者的胰岛功能够得到改善甚至恢复到正常状态,其指标可以回到正常范围而后续也不需要终身服药治疗。由于这一阶段糖尿病的症状

不明显，往往通过特定检查才能发现，所以有家族糖尿病史及饮食不节、生活不规律的群体不论身体有无不适，都需要定期检查自己的血糖情况。糖尿病前期的治疗与中医"治未病"相对应，根据体质相关理论对糖尿病前期进行干预，方能收到良好的效果。

（2）糖尿病期

糖尿病早期症状的不明显及对自身血糖检查的忽视，导致大部分患者发现自己血糖升高时病情已经发展到了典型的糖尿病期阶段。在这个时期，许多糖尿病患者可以通过平时饮食习惯的改变、体重的增减、饮水量的改变、排尿发生变化等表现警觉到身体出现异常。糖尿病可以通过以下几种情况明确诊断：首先患者出现糖尿病症状；其次患者的随机血糖要大于或等于11.1 mmol/L，或患者空腹血糖大于或等于7 mmol/L，或患者葡萄糖耐量试验中，餐后两小时血糖大于或等于11.1 mmol/L。在这一时期，如果采取积极措施控制好自身血糖，延缓并发症的出现与发展，便不会对患者的长期生存及生活质量产生过大的影响。将体质理论应用于糖尿病期患者的治疗，配合西药与胰岛素治疗，这种中西医联合应用的模式对延缓糖尿病的发展具有重要作用。

（3）糖尿病并发症期

经过糖尿病前期阶段和糖尿病期阶段，接下来便会发展到糖尿病并发症期阶段。据统计，糖尿病并发症高达100多种，其中有多种对人体生命健康威胁度极高。故对于糖尿病患者来说，糖尿病诸多并发症往往代表着预后较差。当患者的血糖长期处于一个相对较高的水平而不加以控制，体内糖代谢异常，患者体内各项代谢也继而紊乱，作用于人体各脏腑组织，会导致各器官发生病变，而这种情况基本是不可逆的。在此阶段糖尿病患者仅仅靠饮食和运动控制往往难以实现将血糖控制在正常水平，当发现就诊患者已经处于糖尿病并发症期阶段而没有采取过控制血糖的手段或者患者虽自行采取治疗措施但血糖水平仍然处于非理想状态时，我们往往建议患者入院治疗来稳定血糖。

① 糖尿病急性并发症期

根据病程的进展速度可将糖尿病并发症分为急性并发症和慢性并发症。其中，急性并发症包括由于代谢紊乱造成的高渗性综合征、糖尿病酮症酸中毒和乳酸性酸中毒。

糖尿病导致的高渗性综合征主要表现为多尿、尿糖和口渴。血糖的升高会导致细胞外液渗透压在短时间内升高，为了维持人体内的代谢平衡，细胞内的水会转移至渗透压较高的细胞外液。细胞内液大量转移导致细胞脱水。又因为血液中葡萄糖浓度高，超过了肾小管对葡萄糖的重吸收能力，即肾小管的滤过作用不能将葡萄糖完全滤过，从而导致尿中开始出现葡萄糖，患者开始尿糖。同时肾小管发挥重吸收功能吸收葡萄糖导致肾小管液的渗透压明显增高，肾小管吸收水的能力受到影响。因此，在尿液中不仅有一定浓度的葡萄糖，还有未被重吸收的大量水分，导致了糖尿病病人的多尿并伴口渴等症状，也很容易发生脱水的紊乱现象。

糖尿病酮症酸中毒患者的症状也十分明显，主要表现为呼气有明显的烂苹果味道，并伴有恶心呕吐、多尿、嗜睡的症状，中毒症状发展到后期会有尿量减少的情况。人体的代谢需要消耗能量。当人体机能良好时，首先消耗体内的葡萄糖来供给能量，但当患者存在血糖的不稳定现象或者血液中葡萄糖含量较高时，不仅不能很好地利用血液中高浓度葡萄糖的代谢来获得能量，相反会大量消耗人体在机能良好时不会被分解的脂肪。这些脂肪的分解会产生较多酮体，这也是这些糖尿病患者发生糖尿病酮症酸中毒的原因所在。

糖尿病乳酸性酸中毒的临床表现同糖尿病酮症酸中毒一样具有恶心、呕吐的症状，此外还有呼吸加深加快、嗜睡、神志模糊，并伴有口渴、呕吐、腹泻等症状。患者发生乳酸性酸中毒的主要原因是糖尿病对患者的肝肾功能造成影响，致使患者体内的乳酸无法完全被代谢分解，从而导致乳酸堆积，过量的乳酸堆积造成了患者的乳酸性酸中毒。

② 糖尿病慢性并发症期

糖尿病慢性并发症包括糖尿病肾病、糖尿病眼部并发症、糖尿病心脑血管并发症、糖尿病神经病变、糖尿病足等。

糖尿病肾病是糖尿病最常见的慢性并发症之一，其主要表现有泡沫尿、蛋白尿、水肿、高血压等，所以我们经常可以看到许多伴有肾脏病变的糖尿病患者需要同时治疗高血糖和高血压。糖尿病肾病是不可小觑的慢性并发症，如果不予积极治疗，很有可能进展到肾衰竭的危重阶段。

糖尿病眼病也是常见的糖尿病并发症，糖尿病不仅会影响视网膜微血管，形成视网膜病变，还会影响晶状体，导致晶状体糖基化。其主要病理改变包括视网膜缺血、异常新生血管、视网膜炎症、血管渗透性增加，以及近年来研究较多的神经元和神经胶质异常。[20]对视网膜的影响是导致许多糖尿病患者失明的重要原因，而对于晶状体的影响则会导致患者白内障的发生。糖尿病眼部的病变需要患者定期进行眼底检查，以防止病变的进一步恶化。

同时,血糖的波动也会导致病变的快速发生,糖尿病患者应控制血糖在相对稳定的状态中。

糖尿病引发的心脑血管病变是广大患者应该注意的重要并发症,也是糖尿病最危险的并发症分型之一。糖尿病对心脏功能和心血管的影响是不容小觑的。糖尿病导致的糖脂代谢紊乱和能量代谢紊乱可导致糖尿病性心肌坏死[21],进而诱发心力衰竭、心律失常、心源性休克和猝死,以全身倦怠为首发症状,可伴有劳力性呼吸困难、不典型胸痛等。糖尿病的并发症不仅包括心肌疾病,还有糖尿病性冠心病,并极有可能诱发心肌梗死,以心悸、胸闷、心痛的症状为典型。此外,糖尿病还会影响心脏自主神经,常表现为静息时心动过速。糖尿病对脑血管的影响多为脑梗死、脑血栓与脑出血。动脉粥样硬化型脑梗死是主要可见的糖尿病并发症,可致使血液凝固性增高,从而易导致血栓的形成。脑梗死患者初期症状不明显,意识也较为清晰,中期常出现意识障碍,晚期常并发脑疝导致脑死亡。脑血栓患者常会出现突然的口眼歪斜、言语不利等症状,有时也会出现偏侧上下肢麻木不利的症状。脑出血患者会在短时间内出现头晕、头痛、四肢无力的症状。

糖尿病也会损害周围神经和自主神经。其中,糖尿病对神经的影响常以周围神经多见。对周围神经的影响常表现为对称性、多发性的周围神经麻痹。常由早期的呈袜套、手套样分布的肢端麻木、灼热、自发疼痛发展为后期的肌肉萎缩、腱反射萎缩或消失,也可见面神经、动眼神经麻痹。除此之外,糖尿病对自主神经的损害常表现为便秘与腹泻交替出现或顽固性腹泻、便秘、尿失禁等。

很多糖尿病人最容易表现出来的典型症状就是糖尿病足。病症较轻的患者表现为足部畸形,足部皮肤干燥、发凉;较重的患者则会出现间歇性跛行,足部皮肤溃疡、溃烂,下肢疼痛、坏死、发黑甚至截肢,因此糖尿病患者在糖尿病足初期就应当通过控制饮食与稳定血糖来防止糖尿病足的病情发展。

(二)消渴

在中医上,糖尿病属于消渴病范畴,该病名始见于《黄帝内经》中的"二阳结谓之消"。接下来笔者将会从消渴的中医理论角度介绍与糖尿病相关的部分。

1. 消渴的病因病机

消渴的病机是阴津亏损,燥热偏盛。消渴的病因主要有禀赋不足、饮食失节、情志失调、劳欲过度等,其中,先天禀赋为内因,饮食、情志、劳欲过度等因素为外因,而在临床上我们见到的消渴常常是内外因夹杂为病。

先天禀赋是体质形成的基础,是体质强弱的前提条件,其包括种族、家族遗传、婚育、养胎、护胎、胎教等,决定着群体或个体体质的相对稳定性及个体体质的特异性[22],张介宾称之为"形体之基"。而先天禀赋不足会导致人体体质虚弱,出现偏颇体质,易罹患疾病。其中若是素体阴虚,则更易发为消渴。如《临证指南医案》有言:"三消一症,虽有上、中、下之分,其实不越阴亏阳亢、津涸热淫而已。"

饮食失节是指饮食失去规律与节律,其中包含过食肥甘厚味、过食辛辣刺激的食物等。中医将人看作一个整体,因此过食肥甘厚味不仅会影响人的脾胃功能,更会导致人体消化功能紊乱与代谢失衡,继而出现一系列不适病症。《素问·奇病论篇第四十七》中有言:"此肥美之所发也,此人必数食甘美而多肥也。肥者令人内热,甘者令人中满,故其气上溢,转为消渴。"饮食失节,过食肥甘,则中焦脾胃运化失职,聚湿生痰,日久则化热伤津,易致消渴。

情志失调也是消渴的病因之一。中医中有"七情"观点,在病因学中,情志致病也是很重要的一方面。在中医观点中,五志(喜、怒、思、悲、恐)对应人的五脏,情志太过会影响到人体五脏的活动与功能,并且情志的变动也密切影响着人体气机的升降变化。《临证指南医案·三消》中有言:"心境愁郁,内火自燃,乃消症大病。"情志不调会导致人体火热邪气灼伤阴津,发为消渴。

另外,劳欲过度也为消渴病的重要病因之一。房劳过度,损耗肾精,虚火内生,上蒸肺胃,发为消渴。如《外台秘要》中有言:"房事过度,致令肾气虚耗故也,下焦生热,热则肾燥,肾燥则渴。"此外,张景岳曾说"劳倦最能伤脾",过度操劳亦可发为消渴。

2. 上、中、下三消及其临床表现

依据中医理论,消渴,五脏皆可为病,主要病位为肺、脾、肾三脏,并据此分为上消、中消和下消。上消为燥热伤肺、损伤肺津,肺津损伤则影响人体内津液的输布,患者主要表现为口干舌燥、烦渴多饮、尿量增多。中消是由于胃津亏损,胃热炽盛造成的多食善饥、大便干燥的表现,同时由于脾为后天之本,脾胃运化失职,水谷精微不能濡养脏腑和肌肉,导致患者日渐消瘦。下消是因肾阴亏损,甚或阴损及阳,当燥热伤肾,肾阴亏虚时,肾主水功能也会受到影响，固摄能力相应受到影响，导致小便量多频数，同时燥热内生，小便常浑浊如膏脂。人体是一个完整的整体，当一个脏腑功能出现问题时，其他的脏腑功能也会相应地受到影响。因此，消渴病的症状会有"三多"症状同时出现的情况，在辨证论治时也应当整体审察。

3. 消渴的施治

在治疗上，消渴也当"急则治标，缓则治本"。应在消渴病因病机特点及标本虚实缓急的基础上，根据病情的发生、发展、转归，中医证候及临床症状的变化及时调整治疗方案，辨证施治，精准用药。[23] 同时，依据体质学说辨证施治，调整体质偏颇，不仅能改善先天引起的不足，还能针对后天造成的病症有的放矢，对于消渴病的治疗意义重大。

三、慢病管理

（一）慢病管理的现状及应用

1. 慢性病的国内外现状

慢性病全称是"慢性非传染性疾病"，简称"慢病"。慢病不是某一种特殊疾病，而是一系列慢性非传染性疾病的总称，常见的慢性病有糖尿病、心血管疾病、肿瘤等。慢性病具有起病隐匿、患病时间长、病情迁延不愈、病因复杂等特点。随着社会的发展，人口老龄化进程加剧，慢病患病和死亡人数均显著上升且呈现年轻化趋势。2020年12月国务院新闻办公室发布的《中国居民营养与慢性病状况报告（2020年）》显示，2019年慢性病仍是造成我国居民死亡的主要原因，因慢性病而导致的死亡占我国总死亡人数的88.5%。其中，因慢性呼吸系统疾病、癌症和心脑血管疾病死亡的人数占我国总死亡人数的80.7%，慢病是我国居民死亡的主要原因。我国18岁及以上居民慢性病患病率均有上升趋势，其中糖尿病患病率为11.9%，高血压病患病率高达27.5%，40岁及以上居民慢性阻塞性肺疾病患病率为13.6%。我国居民生活习惯较差，慢性病相关危险因素在人群中水平仍较高，我国15岁及以上居民吸烟率超过1/4，非吸烟者二手烟暴露率为68.1%；每个家庭人均日烹用盐量为9.3 g，已超过推荐食用盐量（6 g）；人均日用食用油43.2 g，大大超过推荐人均用油量（25 g～30 g）。2017年全球数据显示，高钠、杂粮摄入不足、水果摄入不足问题导致死亡人数占全球死亡人数的20%。2019年的数据显示，该年全球共有5 650万人死亡，3/4的死亡人数发生在中低收入国家中，其中仅因高血压而导致的死亡人数就高达1 080万人。由此可以看出，我国慢性病流行特征与世界相似的同时，还具有患病年龄较低、患病人数不断增加的特点。

值得关注的是，在1990年，日本人均寿命已居世界第一。日本于1983年就颁布了《老人保健法》，提出"40岁保健，70岁医疗"的原则，并不断补充和完善医疗保健政策。[24] 日本厚生劳动省数据显示，2019年日本女性人均期望寿命是87.45岁，男性人均期望寿命是81.41岁。日本心血管疾病、糖尿病、慢性阻塞性肺病和癌症所引起的过早死亡率远远低于全球平均水平，这得益于日本具有成熟的慢病医疗卫生体系及居民对疾病较高的忧患意识。美国癌症死亡率在1991年达到巅峰（215.1人/10万人）后开始逐步降低，至2011年（168.7人/10万人）已经累计下降了22%。有专家认为，这与慢性病管理有密切的关系，控制吸烟、癌前筛查及先进的医疗治疗手段都可以有效地控制癌症的病死率。由此可见，一些发达国家在慢病管理方面的防控是比较成功的。专家分析，取得这些成果离不开法律法规的保障、居民的健康教育及医疗信息网络系统的完善。[25]

2. 慢病管理的重要性

慢病管理是对慢性病及其危险因素进行连续监测、定期评估与综合干预管理的医学行为及过程。慢病管理的内容包括慢性病的早期筛查、风险因素的评测预警、慢病人群综合管理等多个方面。慢病管理的对象是慢病管理行为、行动直接指向并欲改变的现象，换言之，慢病管理的对象不仅是患有慢性非传染病的人，而且囊括了高危患者和慢病患者所处的社会环境。我国"慢病健康管理"起步较晚，这一名词在国内出现10余年时间。随着中国经济的发展与医疗事业的进步，众多医院相继开设体检科，私人体检机构也如雨后春笋般出现，健康管理的理念也逐步被大众所接受。人作为社会的一部分，人的饮食习惯、运动习惯及心理都离不开社会环境，人与社会之间是难以割舍、统一发展的关系，如果忽略社会环境对人的影响，对慢性病就难以达到综合防治的目的。例如，一位患者因患有抑郁症不被社会理解和认同，只靠先进的医疗手段，也难以扭转其疾病进展的趋势。

在我国，慢性病是我国居民健康的头号威胁，且已成为影响国民经济社会发展的重要问题，慢性病的防控迫在眉睫。慢性病的病因大多与饮食结构、运动不足及不良的生活习惯相关。研究发现，我国20岁以上的癌症患者中，有45.2%的患癌原因可以归因于包括饮食、情志、生活方式、环境等方面在内的20余种可预防的危险因素。然而，作为防治的重要手段之一，日常养生保健和早筛项目在不发达地区的落地情况仍是不容乐观的，距离"早发现、早治疗"还有许多工作要做。慢性病的管理是一项在政府协助下全民参与的防治任务。全民健康生活方式膳食行动中倡导的"三减三健"，即减盐、减油、减糖、健康口腔、健康体重、健康骨骼，每一项都与慢病防控存在紧密联系。

慢病管理的宗旨是通过医护人员的教育，让患者进行自我管理。其目的是让患者掌握疾病相关知识，改变其不良的生活方式，提高其自我管理的能力，培养患者成为自己的"家庭医生"；让其了解用药基本常识，熟知正确的服药方法及药物剂量，知道如有漏服或者错服该如何处理，掌握基本的养生保健知识，将疾病的管理融入日常生活当中。教导患者正确认识疾病，既不夸大疾病的危害，又不忽略疾病的预警。临床上有两大类典型患者：一种是"怀疑自己有病，认为自己已无药可救"；一种是"坚信自己身体很健康，认为扛一扛就可以缓解"。这两种都是错误思想。应让患者了解疾病的演变规律，正确对待所患疾病，从生理及心理上适应疾病，经过一段时间治疗，使其可以正常地回归社会、家庭，也能在心理上积极处理和应对疾病所带来的负面情绪，关注其心理健康。

慢病管理与个人知识储备及生活方式密切相关，居民具备慢性病防治素养能提高其慢性病的防治水平。健康素养的重要组成部分之一就是慢性病防治素养。慢性病防治素养是指居民可以获取、理解和处理慢性病相关健康信息和服务，并运用这些信息和服务做出相应的养生保健决策，以达到保持自身健康的能力。具备慢性病防治素养可以对个体的慢性病防治产生积极影响，减少并发症，显著延长寿命，也能降低慢性病的医疗花费，改善疾病结局，因此加强和落实慢性病防治工作刻不容缓。

3. 慢病管理现面临的主要问题

（1）体检机构"只检不管"

中华医学会健康管理学分会主任指出："95%以上的体检机构以体检为主，缺少检后服务，总体服务水平有待提高。"当下许多体检机构缺少检后服务，由于被检者没有受过专业的医学知识培训，当拿到体检报告时多有不理解，或者看到数值差距不大，再结合自己没有明显不适的症状，认为自己

"身体健康",这种做法已经违背体检的初衷。检后随访是完善体检检查链的重要组成部分。体检机构应重视检后随访的工作,重点关注高危因素,筛查阳性指标及早期病变,对比历年检查指标数据变化,及时给被检者预警,提早干预疾病的进展,使被检者拥有连续全面的监督随访。比如,部分2型糖尿病患者在确诊前十年就已经出现胰岛素抵抗的情况,如若能及时发现、早期干预调理,就可以避免糖尿病的发生。

(2) 轻防御,重治疗

现在慢病管理普遍存在的问题是"轻防御,重治疗"。虽然健康体检观念已经开始普及,但是部分地区的体检项目仍未能进入医保范围,许多居民还是会因为较高的体检费望而却步,难以做到全民定期体检,所以预防工作不被足够重视。大多居民只重视慢性病治疗,当症状已经非常严重甚至到不可控的情况才会寻求专业人员的帮助。慢性病多难以被全面根治,尤其是在疾病中晚期时只能稍稍延缓,难以做到扭转病程。一些患者疾病稍见减轻就擅自停止用药或继续以前的不良生活习惯,导致后续治疗难以连续,病情失去监管易反复恶化,最终患者因慢性病而走向死亡。如若在疾病稍有苗头之时,就开始临床干预,甚则可以通过改善自己的生活习惯来达到控制病情的目的。例如,一年轻男性肥胖患者,伴有高脂血症、糖尿病,这时如果改善生活方式,合理饮食,积极锻炼,将体重控制在正常水平,可能不需要药物辅助,上述代谢性疾病就能迎刃而解。这样一来,既能减少经济上的花费,又能保持强健的体魄,延长寿命。

(3) 医疗资源分配不合理

国内医疗资源呈现出稳中有进的发展态势,但是医疗资源配置仍不够合理,区域间医疗水平差距较大。纵观我国医疗主要问题是"看病难,一号难求,看病贵",这个问题的根源是我国医疗资源在不同区域间的分配不合理。经济发展较好的城市拥有优质的医疗服务、管理与技术,因此吸纳了大量高质量的医疗卫生人员,与此同时,也会相应地吸纳更多患者前来就医。据调查显示,城市人口约占总人口的30%,却享有80%的医疗卫生资源配置;而农村人口约占总人口的70%,但只享有20%的医疗卫生资源配置。相对而言,经济欠发达地区常常医疗资源匮乏,有些地方尚未实现信息网络化,部分科室出现比例极度不协调的状况,许多小医院或者社区卫生服务中心缺乏相关的设备设施或专家;且部分居民不具备相应的医疗教育知识,对疾病的不了解和对日常养生保健的不熟知常常导致他们忽略身体某些"预警",因而不能及时干预疾病的进展,延误最佳就诊时机。

（4）慢病管理相关硬件及工作架构尚未健全

我国在探索慢病管理的道路上进行了大量的实践，因我国人口众多，幅员辽阔，经济发展不均衡等国情因素的影响，我国的慢病管理事业仍存在许多不足，比如：① 慢病管理网络尚未健全。健全的管理网络是慢病管理的硬件基础。目前，我国居民健康档案没有统一的信息软件，慢病监测网络也未完善，并且还未建立全国统一的慢病防治信息平台；② 社区卫生人员数量较少，服务质量较低。社区医疗服务机构是慢病管理的主要执行者，应承担起慢病预防、保健、医疗、康复、健康教育等多项工作，但社区专业人员缺乏导致慢病管理工作难以惠及社区中的每一个人；③ 制度方面，存在制度建设执行力不足、制度体系不健全、相关工作制度与国家政策要求不完全匹配、工作落实不到位等问题。尽管针对慢病防治国家相继出台了多个政策文件，但由于缺乏相关配套政策的支持和保障，如医保政策和财政政策，慢病管理项目的实施状况和规划仍存在一定的脱节。[26]

4. 慢病管理的政策指导

为切实落实深化医药卫生体制改革精神，进一步加强慢性病预防控制工作，推动全国慢病预防控制工作的深入开展，国家把"保障人民健康"放在优先发展的战略位置，坚持"预防为主"的方针，深入实施健康中国行动，完善国民健康促进政策，织牢国家公共卫生防护网，为人民提供全方位全生命期健康服务。《中国防治慢性病中长期规划（2017—2025 年）》指出："慢性病是严重威胁我国居民健康的一类疾病，已成为影响国家经济社会发展的重大公共卫生问题。"近年来，国家高度重视慢病的防控和管理。党中央、国务院明确提出实施慢病综合防控战略，国务院发布的《国务院关于实施健康中国行动的意见》的 15 个专项行动中，慢病防治专项行动占了 4 项，健康影响因素 6 个专项行动也均与慢病防控密切相关。国家创立慢性病综合防控示范区，发挥政府主导作用，建立多部门协作联动机制，旨在通过慢性病综合防控示范区的建设形成示范和带动效应，进而推动全国慢性病预防控制工作的深入开展。

《中华人民共和国国民经济和社会发展第十四个五年规划》（后简称"规划"）也特别指出，"构建强大公共卫生体系"是十四五期间我国国民健康体系建设的重要目标之一，"扩大国家免疫规划，强化慢病预防、早期筛查和综合干预"是未来的建设规划。规划还提出坚持大力发展中医药事业，健全中医药服务体系，发挥中医药在疾病预防、治疗、康复中的独特优势。

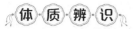
在**糖尿病**慢病管理中的应用

强化中医药特色人才培养,加强中医药文化传承与创新发展,推动中医药走向世界。

中医学"治未病"思想体系中的"未病先防,既病早治,已病防变,瘥后防复"与慢病管理的理念不谋而合,而中医学强调患者需"知己—求己—求医",这也与慢病管理中的重点——"自我管理模式"——主旨相一致。中医慢病管理具有简、便、验、廉的特点,适宜于在中国基层社区推广应用。老百姓乐于接受的养生理论(五行理论、天人合一等)、药食同源、药膳食养,传统武术(太极拳、八段锦、易筋经等),琴棋书画,情绪调养,等等,具有良好的群众基础,符合国情、民情、社情。中医慢病管理可通过应用中医体质辨识,分析发现不同体质与疾病演进之间的密切关系和内在联系,评估人群健康状态,对慢病走向进行预测,并应用干预技术实施积极干预,提高慢性疾病的健康管理质量;也可根据四时变化对患者的衣食住行进行指导,使其养成良好的生活习惯,从而让患者实现自我管理,形成中医慢病管理一大特色。

(二)慢病管理在防治糖尿病中的重要性

糖尿病是以胰岛素分泌和(或)作用缺陷引起的代谢性疾病,主要临床特征为高血糖。随着经济快速发展,人们的生活水平不断提高,糖尿病的发病也趋于年轻化,加之我国人民饮食结构以碳水为主,我国糖尿病人数已居于全球第一。2015年至2017年,中华医学会在31个省、市、自治区进行流行病数据调查发现,18岁及其以上的糖尿病患病率为11.2%,新诊断的糖尿病的患者占总人数54%,这较2013年数据(62%)有所下降。我国中等发达地区和欠发达地区的糖尿病患病率低于经济发达地区,但是近年数据显示,城乡之间的患病率差距有缩小的趋势,这可能与城市化进程相关。[27]

1. 对糖尿病的危险因素的干预

肥胖是2型糖尿病危险因素,2型糖尿病的病因病机复杂,但终究离不开遗传因素与生活环境。随着循证医学不断地完善,人们对糖尿病的认知也愈发深刻。流行病学数据[28]显示,我国成年人平均身体重量指数(BMI)从2004的22.7 kg/m^{2}上升到了2018年的24.4 kg/m^2,肥胖患病率也随之水涨船高,从3.1%上升至8.1%。肥胖与2型糖尿病关系十分密切,BMI指数越高,患有2型糖尿病的可能性就越大。研究表明,肥胖患者的2型糖尿病的患病率是体重正常者的3倍。当腰围男性≥85 cm或女性≥80 cm时,糖尿病的患病率分别为腰围正常者的2~2.5倍。超重与肥胖人群的糖尿病患病率高于普通人群，分别为12.8%和18.5%。随着生活便利性的提高，人们变得"静多动少""进多出少"，年轻人的体重超重与肥胖也是造成我国糖尿病发病年龄前移的重要因素。我国40岁以下的成年人中，糖尿病的患病率已经达到3.2%。

超重或肥胖的患者多存在胰岛素抵抗，顾名思义，胰岛素抵抗是指胰岛素敏感性下降。有临床研究结果显示，针对超重或肥胖的糖尿病前期患者或2型糖尿病患者，减重可以明显改善其胰岛素抵抗。常见的减重方式有改善生活方式、药物治疗或者代谢手术等，无论以上述哪种方式达到减重目的，均可增加胰岛素的敏感性，减缓糖尿病前期发展到糖尿病期的进程，或者使已经发生的较高的血糖降低甚至逆转并使其停留在正常水平。糖尿病可以"逆转"，但"逆转"并非"治愈"，逆转的含义是血糖得到有效控制、β细胞功能的恢复、治疗方案简化等多个维度的病情缓解或改善。如患者通过改善生活方式、养成良好生活习惯、放松心情等慢病管理措施使原先控制不佳的血糖降低至正常水平，这也是逆转糖尿病的进程。改善生活方式、养成良好的生活习惯、放松心情等慢病管理措施就是逆转的条件。已有十分明确的证据支持，建立良好的生活方式可以预防糖尿病。我国的大庆研究以及美国、芬兰糖尿病预防研究均发现，通过改善生活方式、控制体重等方式对2型糖尿病高危人群进行慢病管理，可以显著降低2型糖尿病的发生风险。这些研究结果也从侧面证实了不良生活方式是糖尿病发生的病因，也指出系统的慢病管理措施可以有效延缓糖尿病进程。

除肥胖之外，吸烟也是2型糖尿病危险因素。吸烟有害健康，吸烟不仅仅被证实是心血管疾病、呼吸系统疾病的危险因素，还是糖尿病发生的危险因素。众多前瞻性研究已经明确观察到吸烟与2型糖尿病的密切联系，且两者存在着剂量反应关系：吸烟量越大，吸烟史越长，发生糖尿病的危险性就越大，这一点也在《中国2型糖尿病防治指南（2020版）》中被明确指出。究其原因，与烟草中的有害物质可以引起胰岛素抵抗、高胰岛素血症、动脉粥样硬化及脂代谢紊乱有关。吸烟同样会增加患者的低血糖风险，这不代表烟草可以降低血糖，而是吸烟会加剧体内代谢紊乱，是自我调控血糖能力降低的一种表现。吸烟会增加血糖漂移度，使血糖变得忽高忽低，血糖数据如波浪般起伏，对血管内皮因子造成损伤。同样，一些横断面研究发现，吸烟是糖尿病患者截肢的强烈预警因子，因此糖尿病患者如已出现四肢发凉发木症状或者已经出现糖尿病足，更应该戒烟。

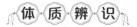
在**糖尿病**慢病管理中的应用

值得大家注意的是，吸烟同样也是1型糖尿病的发病因素之一。如果孕妇在孕期主动或者被动吸烟，都与其子代发生1型糖尿病存在紧密的联系。1型糖尿病表现为胰岛素绝对的缺乏，后续临床治疗也是十分棘手的。现代医学认为，孕妇主动或者被动吸烟可以使烟草中的有害物质经过胎盘传入羊水及胎儿血液，直接或间接对胎儿的胰岛功能造成巨大创伤，影响胎儿的生长发育。因此，无论何时决定戒烟，都可以使糖尿病的危险因素降低，使糖尿病患者获益，戒烟同样是预防糖尿病的关键。其实，大部分吸烟人群都或多或少尝试过戒烟，有的人甚至戒烟十几次均以失败告终，有的吸烟者会在戒烟后出现头疼、精神萎靡、眩晕等戒断反应。这种情况需要慢病管理人员介入，帮助其戒烟，对戒烟者做好健康教育工作，日常定期随访监督，加强对患者的日常健康管理，戒烟后仍需建立健康的生活方式，才可有效预防糖尿病的发生。

目前尚无任何手段通过阶段性干预有效地截断2型糖尿病病程，保持2型糖尿病逆转状态需要持续的慢病管理干预措施。这个状态下的患者在较长时间可以不使用任何控糖药物，这样可以一定程度上减轻患者心理负担，增强其依从健康生活方式的信心，延缓疾病进展，降低并发症的发生风险。

2. 慢病管理在糖尿病前期的应用

糖尿病前期是指尚未达到诊断糖尿病的标准，血糖介于正常糖耐量与糖尿病之间。糖尿病前期常分为空腹血糖调节受损（6.1 mmol/L≤空腹血糖<7.0 mmol/L，糖负荷后2小时血糖<7.8 mmol/L）和糖耐量减低（空腹血糖<7.0 mmol/L，7.8 mmol/L≤糖负荷后2小时血糖<11.1 mmol/L），二者可分别单独存在也可共同存在。不容乐观的是，数据统计发现，糖尿病前期患病率高达50%，这代表每两人中就有可能有一个将发展为糖尿病。流行病学的数据显示，糖尿病前期这一状态持续时间较长，30岁以上男性在诊断为糖尿病前8.5年就已经具有空腹血糖受损和（或）糖耐量减低的现象；女性前期时间更长，平均持续时间为10.3年。存在空腹血糖受损的患者进展到糖尿病的风险是健康人的7倍，存在糖耐量异常的患者进展到糖尿病的风险是健康人的5倍，每年5%~10%的糖尿病前期患者由糖尿病前期状态进展为糖尿病。糖尿病前期临床症状不明显，往往容易被患者忽略，随着疾病的进展，患者可能出现视网膜病变、肾病和神经病变等并发症。

糖尿病前期是一个病情可逆的阶段。古人云"上工治未病"，如若对糖尿病前期人群进行早期临床干预，可以改善胰岛素的抵抗和恢复胰岛功能，可延缓进展到糖尿病的进程或者直接遏制糖尿病的发生，大大降低2型糖尿病的发病率，因此糖尿病前期是干预血糖的最佳阶段。在治疗上，西药可以通过多种途径实现控糖效果，但其代谢过程中可能出现肝肾负担或者胃肠道刺激，是不少尚处于前期、对于疾病缺乏重视的患者不愿选择的方案，加之大多数人达不到用药指征，故临床上选药也是一大难题。中草药治疗也是根据全身症状及体征的差异给予辨证论治，但是大多数糖尿病前期的患者没有明显的不适感觉。结合《中国2型糖尿病防治指南》可以看出，调整生活方式才是阻止糖尿病前期进展为糖尿病最有效的方式。

2型糖尿病的一级预防目标就是控制糖尿病的危险因素，将糖尿病扼杀在摇篮之中。我国早在千年以前就已出现"未病先防"的"治未病"思想，运用中医"治未病"学说对其进行干预，对糖尿病前期患者进行慢病管理，提高患者的知晓度，引起患者的重视，并以此制定个性化的中医特色综合管理方案。通过科普宣教等方法倡导人群合理膳食、控制体重、适当运动、戒烟限酒、保持健康的心理状态等健康生活方式，以此提高患者自我管理水平、改善代谢性指标，最终达到延缓糖尿病进程及减少并发症发生的目的。糖尿病是一种长期慢性疾病，空腹血糖受损和糖耐量异常均是糖尿病的高危因素，不良生活方式在其发生发展中起着非常重要的作用，因此糖尿病患者的行为和自我管理能力是决定慢病管理成功与否的关键，也是决定血糖能否达标的关键。

3. 慢病管理在糖尿病期及其并发症期的应用

老百姓常说一句话："糖尿病不可怕，可怕的是并发症。"这句话其实割裂了糖尿病与糖尿病并发症的关系。临床研究显示：糖尿病并发症的出现与糖化血红蛋白的升高密切相关。正因为大家认为"糖尿病不可怕"，才会忽略对疾病的控制，造成血糖控制不佳的相关情况。随着糖尿病病程的进展，如若机体持续处于高糖环境或者血糖波动较大的状态，糖尿病的并发症必然也会随之出现。糖尿病视网膜病变、糖尿病肾病、糖尿病周围神经病变、糖尿病大血管病变等都是糖尿病常见的并发症。糖尿病视网膜病变出现较早，常见表现为视物模糊、眼睛干涩、视力下降等，这些症状没有明显的特异性，常常容易被大家认为是"年纪大、老花眼、用眼过度"等，临床上容易被大家忽略。糖尿病肾病与糖尿病视网膜病变相似的是，两者均是糖尿病微血管病变，且临床上前期都没特征性表现。糖尿病肾病也是糖尿病患者死亡主要的病因，临床上患者常常发现尿里泡沫越来越多前来就诊。对于糖尿病

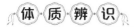
在**糖尿病**慢病管理中的应用

肾病而言，应当早发现、早治疗，预防尤显重要。糖尿病肾病进展到中后期，往往预后不佳，人体肾脏组织受到严重损伤，相继出现肾性高血压、肾性贫血等一系列症状，最终可能走向肾衰竭。糖尿病周围神经病变常常表现为手足末端出现发凉、发木等感觉障碍，甚至会出现手足末端的刺痛感，夜晚加重，进而影响睡眠，大大降低了患者的生活质量。糖尿病大血管病变往往表现为心、脑症状，临床上最后可能以心肌病、脑梗死被发现。糖尿病并发症的出现，代表着身体已经发出"求助"信号，这时如果还不及时悬崖勒马，后果往往不堪设想。

"健康管理"作为一个较新的词语，大多数患者对其内涵还不是很理解，尚未认识到其重要性，因此仅将糖尿病的治疗寄托于外力，只想依靠单纯的药物治疗来控制疾病的进展。临床发现，大部分糖尿病患者生活方式不佳，喜食肥甘厚味，自我监测血糖意识薄弱，治疗过程中常常不积极或者主动放弃治疗，任由疾病的发展；部分患者认为治病只是医生的事情，若让我"这也不吃那也不吃"，那我还看病干什么；有的患者则过度节食，出现营养不良等状况，这些思想和做法均是缺乏糖尿病健康管理知识的表现。慢病管理是通过为慢病患者提供专业的服务，对患者总体状况进行评估，并积极干预各种危险因素，科普健康医药常识，达到控制疾病发展的目的。糖尿病慢病管理是为糖尿病患者提供全面、连续、主动的管理，延缓糖尿病患者并发症的出现，以达到促进其身心健康、延长其寿命、提高其生命质量并减少其医药花费的一种科学管理模式。

具体来讲，医疗机构的慢病管理中心会为患者建立自己专属的健康档案，档案上一般会记录所患有的慢性病病种及各种指标。中心会根据患者具体病情，对患者的生活习惯做出指导，采取个性化的干预措施，并在后续进行不间断的随访以便及时更改指导方案。干预措施一般涵盖患者日常生活中的各个方面，如对患者进行积极充分的健康宣传，使患者掌握必要的治疗注意事项，包括发病原因、症状、药物不良反应及相应的应对措施等，也包括监督患者定时血糖监测（包括空腹血糖浓度和餐后2小时血糖浓度监测）、饮食、用药、运动、中医养生保健、身心健康状态、是否定期复查等方面，结合患者各自不同的身体状态（如正常、肥胖、吸烟等），制订个性化合理的慢病管理干预计划，增强患者治疗信心，提高患者依从性[29]。

随着科学技术的发展，我国健康管理事业也逐渐发展壮大。近年来，我国在疫情的冲击下，部分医院的床位及医疗物资难以满足广大人民的需求，同时还要面临广大群众交叉感染的风险。在这种情况下，政府出台了一系列的政策，大力推行"互联网+"医疗新模式，无疑取得了巨大的成功。实践证明，"互联网+"作为线下医疗的补充，可以大大减轻线下医疗的压力，优化医疗资源配置，缓解广大群众就诊难的问题，使广大患者可以足不出户地享受医疗服务，为失能或半失能群体带来福音。互联网医疗在培养公众线上就医的习惯的同时，便捷的就医服务也使慢性病患者得以持续复诊，病情得以连续监控，极大地推动了慢病管理事业的发展。由于政府的政策推动、患者的就医需求，线上问诊成为各大医院的"规定动作"，极大推进了公立医院的互联网医院建设。

（三）慢病管理在中医"治未病"中的重要性

在我国古代哲学思想的影响下，"治未病"理念得以萌芽。《周易·象辞下传》曰："水在火上，既济；君子以思患而豫防之。"如果发生失火，水能及时扑灭它，就不会导致火灾，君子应该居安思危，防患于未然。"火"相当于危险因素，"水"相当于干预措施。如若在事物萌芽阶段就发现其势头及走向，并及时采取相应的干预措施，就容易遏制事态的进展。在古代哲学思维的启发下，中医治未病理论也随之产生和发展。《素问·四气调神大论篇第二》"圣人不治已病治未病，不治已乱治未乱，此之谓也。夫病已成而后药之，乱已成而后治之，譬犹渴而穿井，斗而铸锥，不亦晚乎"，明确提出了未病先防的预防思想。《素问·刺热篇第三十二》"肝热病者，左颊先赤；心热病者，颜先赤；脾热病者，鼻先赤；肺热病者，右颊先赤；肾热病者，颐先赤。病虽未发，见赤色者刺之，名曰治未病"，认为医者应该善于观察疾病的预发之兆，在其未发之时就果断采取干预措施，这就是治未病。四诊合参，针药并用，最终达到满意的临床疗效。唐代孙思邈更加丰富了治未病的内涵，将治未病的内涵具体划分为"未病""欲病""已病"三个层次，提出"上医医未病之病，中医医欲病之病，下医医已病之病"，指导医生在临证时应"消未起之患，治未病之疾，医之无事之前"。简言之，中医治未病理论最早起源于殷商时期，雏形见于《周易》，形成于《黄帝内经》。治未病理论并非一家之见，而是历代医家对《黄帝内经》治未病思想不断丰富发展和实践的成果，也是对中医预防医学思想的高度概括。

中医的"未病"是指尚未发生或无自觉症状及体征的各种状态，包括亚健康。中医治未病的基本内涵包括未病先防、既病防变、瘥后防复三个方面。未病先防，即当疾病还未有起势之时，积极控制其危险因素，养成良好的生活习惯。上工应在未病之时给予患者关注，进行早期的临床干预。在循证医学的补充发展下,不少疾病的高危因素已被证实,如吸烟是肺系疾病的危险因素,饮酒是肝病的危险因素,不良生活习惯是糖尿病的危险因素,等等。既病防变是指当患上疾病时,首先要早诊断,早干预,这强调患者需要日常具备一定的医疗知识,及时关注身体出现的不适症状,并及时就医。这一阶段疾病可能尚处于萌芽状态,患者常无明显的症状,或者症状不具备特殊性,或患者抱有逃避心态,将其不适与劳累等因素相联系,故自我忽略其症状。在出现失眠、疲劳、便秘、焦虑等不适时,要及时从饮食运动、心理平衡等方面进行调节,必要时予以药物调理,防止疾病传变进入不可控期。如糖尿病患者血糖控制不佳,就会加速糖尿病并发症的到来;如心脏病患者出现牙疼等症状,于牙科就诊后排除牙部疾病后,应及时于心内科就诊,排除心脏疾病引起的反射性牙区疼痛。瘥后防复,即愈后调养,防其复发。疾病初愈阶段,正气尚未完全恢复,气血尚未完全稳定,此时起居作息要规律,切忌饥饱失常、劳逸过度,以免损伤正气,扰乱气血,导致旧病复发。总的来说,中医治未病以切断病因为主,病后调养为辅;以主动调节为主,被动干预为辅;以物理干预为主,以化学干预为辅。指导患者从情绪、饮食、运动、起居等方面进行自我调节,从根本上改善健康状态,预防疾病发生。[30]

传统的医疗观点认为,医学是研究人类生命过程及同疾病做斗争的一门科学体系,其研究对象是发病的人群,重点在于"发病"而非"人群",其任务是对患病的人群进行治疗,因而医学是关于疾病的医学。然而经过社会实践发现,在传统医学思想指导下的治疗行为虽然降低了人群的病死率,但也导致了患病率不断增高。在医疗科学事业蒸蒸日上的同时,医源性、药源性疾病的发病率也随之不断地上升,医疗费用日益上涨不仅威胁着人民健康安全,也对社会造成了巨大的负担。人们逐渐认识到仅仅治疗疾病违背了医学的主体功能,以人为本的健康战略才是未来医疗的主攻方向。世界卫生组织(WHO)在《迎接21世纪挑战》报告中指出:"21世纪的医学,不应继续以疾病为主要研究对象,而应以人类健康作为医学研究的主要方向。"20世纪中后期,美国也倡导未病先防的医疗理论和"合理膳食,适量运动,戒烟限酒,心理平衡"的健康思想,这使其医疗费用的支出大大降低,提高了人们的生活质量。因此,一些社会学家和经济学家把"治未病"称为"供得起和可持续的医学"。

将医学的重心从"治已病"向"治未病"转移,也说明以人的健康为研究对象与实践目标的健康医学是今后医学发展的方向。"治未病"作为中医学的特色所在和优势领域，其理念和实践被提到了前所未有的高度。其对于预防疾病的发生、临床上的辨证论治、提高国民健康素质、完善具有中国特色的医疗卫生保健体系具有战略意义。这不仅是治未病思想，也是现代慢病管理的主要内容。现代慢病管理强调的是对疾病进行全面连续的监管，在疾病的"未病""欲病""已病"时实施个性化的管理方案，尤其着重于医患之间的配合，即在医生全面跟踪指导下，更需要患者及时反馈健康状态以便医生更好地调整方案，共同达到管理疾病的目的。国内外经验均表明，慢性病是可以有效预防和控制的。现代医学的"零级预防"策略为通过健康的生活方式干预健康危险因素的产生，这无疑与中医治未病有着异曲同工之妙。

（四）慢病管理在中医体质学中的应用

中医体质学是中医理论的重要组成部分。中医对体质的论述起于《黄帝内经》，长期以来，中医体质学的相关论述散见于各种文献中，尚未形成一门系统的分支学科。体质现象是人类生命活动的一种重要表现形式，是指人体生命过程中，在先天禀赋和后天获得的基础上所形成的形态结构、生理功能和心理状态方面综合的、相对稳定的固有特质，是人类在生长、发育过程中所形成的与自然、社会环境相适应的人体个性特征。中医体质学以人的体质为出发点，旨在研究体质状态及不同体质分类的特性，把握其健康与疾病的整体要素与个体差异，确立防治原则，选择相应的预防、诊疗、康复和养生方法。

中医体质学具有较强的实用性，其强调体质的可调性，如通过研究不同疾病与体质之间的相互作用关系，以改善体质作为切入点，调理人群中的偏颇体质；实现针对性的诊疗，在临床诊治疾病过程中，医疗卫生人员可在体质辨识的基础上对患者进行体质分类，结合该患者的体质类型采取相应的诊疗措施和治疗手段；贯彻中医学"治未病"的理论思想，结合体质辨识进行未病先防，通过改善体质、调整脏腑功能状态来改善人的体质偏颇，从人群体质的角度为预防疾病提供了理论和方法，充分体现了以人为本、因人制宜的思想。中医体质辨识为中医药服务于慢病管理提供了具有中医特色的学术支撑。

近年来，慢性病的防控引起众多国内外卫生医疗机构的许多权威人士的重视，他们对其发病原因进行了大量研究。数据表明：不健康、不科学的生活方式和习惯是慢性病发生的主要病因。慢性病的发病并非在于一朝一夕，

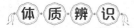
在**糖尿病**慢病管理中的应用

往往经历了数年甚至数十年的累积,其形成是植根在少年、发展在中年、表现在晚年。[31]

体质与体病相关,是指各种中医体质类型,尤其是偏颇体质类型具有某些致病因素或具有疾病易感性,是一些疾病发生和发展的基础。多种慢性疾病(如高血压病、高尿酸血症、肿瘤等)的发生发展都与中医体质类型具有相关性。随着糖尿病患者人数的不断增加,关于2型糖尿病与中医偏颇体质的相关性的研究也越来越多。刘大凤对2型糖尿病患者的体质类型进行调查研究发现,2型糖尿病患者中的偏颇体质比例高达86.4%,尤其以阴虚偏颇体质、气虚偏颇体质和痰湿偏颇体质的糖尿病患者为主。偏颇体质人群在年龄分布上也具有一定的差异性,随着年龄的增加,阴虚质、气虚质和痰湿质的患者比例也随之增加。偏颇体质是可以调整的,即可通过外界干预对偏颇体质进行纠偏,规避疾病发生发展的基础,从而起到未病防变的作用。目前,体质纠偏与体质调理在2型糖尿病临床防治中日渐受到重视。目前研究认为中医偏颇体质的易感性特征在2型糖尿病的进程中具有重要作用,对中医偏颇体质进行临床干预,可以降低2型糖尿病的患病率,也可以延缓2型糖尿病的进程。医护人员根据患者具体情况的不同进行体质辨识,对不同体质人群进行针对性的临床干预,更能发挥中医的未病先防和已病防变的作用。总之,"已病防治,未病防变"为特色的中医体质纠偏在临床院内院外管理上起着至关重要的作用[32]。

(五) 中医慢病管理的广阔前景

中医在慢病管理中具有独特优势,中药治疗有丸、散、膏、丹、栓等多种剂型可供选择,也有针灸推拿、刮痧火罐等独特的中医特色诊疗方式,还有常见的中医药膳,如红枣四物粥、山药粥等,深受慢性病患者喜爱。中医养生保健方法不仅安全有效,而且治疗成本低,群众的依从性高,值得在中医防治慢性病的过程中广泛推广。中医医疗人员运用"治未病"理论中的古老智慧,通过运动、饮食、精神调摄等中医养生保健方法来减少或消除由精神、心理压力及不良生活习惯等"致病因素"导致的负面影响。如依据中医中的"三因制宜"理论,按照地理环境、四时气候、年龄性别等不同,对不同的人群进行不同的辨证施护,指导患者规律作息、合理饮食、戒烟限酒。如《素问·阴阳应象大论篇第五》指出,"暴怒伤阴,暴喜伤阳""怒伤肝""喜伤心""思伤脾""忧伤肺""恐伤肾",现代医疗人员以此为理论指导患者调摄情志,避免过度的精神刺激,防止疾病的发生。结合古典养生运动五禽戏、太极拳、八段锦、易筋经进行科学的锻炼，配合针灸穴位、刮痧理疗、养生食谱、代茶饮等对人体进行综合的调理，使人体气血调和，脏腑功能旺盛，筋骨强劲，增强正气以提高机体的抗病能力。

在世界医学模式逐渐转向"生理—心理—社会—环境"四者相结合的新医学模式的今天，"治未病"的理念与21世纪的医学理念不谋而合。治未病理论在长期医疗实践中已形成了相对完善的世界观和方法论，在一定程度上也为慢病管理提供了有效的理论支撑。中医的"整体观念""辨证论治"和中医药具有的简、便、验、廉的特点在人类的膳食养生等方面发挥着主要作用，可以有效地从根本上预防疾病的发生、发展和传变。现阶段，为促进我国居民生活质量水平的提高，满足人民群众日益增长的健康需求，国家大力推进慢病防控管理体系，其预防控制的最终目标是减少人群早死和伤残，提高人群的生存质量，延长人群寿命。

慢病管理注重医患之间的沟通，通过改变患者的不良生活方式，积极干预健康危险因素，监督随访患者的病情变化，及时调整患者的心理健康状态。中医完全有能力，也有责任和义务在新医学模式下发挥重要作用。在"治未病"思想指导下，运用现代医学和中医体质辨识手段，完善慢病防治管理体系，这不仅是新时代的要求，也是未来我国慢病防治的关键。

【参考文献】

[1] 钱会南. 中医体质分类最早的全景式构图——解读《黄帝内经》阴阳二十五人[J]. 中华中医药杂志,2008,(10):853-855.

[2] 刘佩东,安琪,史丽萍,等.《阴阳二十五人》《通天》中医体质学说的理论框架[J]. 世界中医药,2018,13(2):312-316.

[3] 曲宝锐.《黄帝内经》中的体质学说及临床价值[J]. 实用妇科内分泌电子杂志, 2020,7(14):173-174.

[4] 次仁德吉,占堆. 藏医体质学的研究和应用价值[J]. 北京中医药大学学报,2013, 36(7):447-449.

[5] 孟柯,乌云托亚,赵长宝,等. 蒙医体质学的传承与创新研究[J]. 中国民族医药杂志,2015,21(10):31-33.

[6] 潘立文,杨先振,李海艳. 傣医体质学说初探[J]. 辽宁中医药大学学报,2017,19(5):175-179.

[7] 徐玉锦. 四象医学太阴人体质与中医瘀血质的相关性研究[J]. 中国中医基础医学杂志,2014,20(11):1460-1461.

[8] 王慧如,于宁,刘哲,等.《黄帝内经》体质学说与现代中医体质学说比较[J]. 中华

中医药杂志,2017,32(4):1458-1461.

[9] 匡调元.新版《人体体质学》内容及编排特色简析[J].中医药学刊,2003,(4):487-488.

[10] 匡调元."体质食养学"纲要[J].浙江中医药大学学报,2006,(3):217-219.

[11] 匡调元.那人却在灯火阑珊处——从创立中医体质病理学到人体新系的设想[J].上海中医药大学学报,1999,13(3):8-10.

[12] 郑洪新.评匡调元教授《人体体质学》的原创性研究[J].中医药学刊,2003,21(10):1615-1616.

[13] 王琦.9种基本中医体质类型的分类及其诊断表述依据[J].北京中医药大学学报,2005,(4):1-8.

[14] 王琦.中医体质三论[J].北京中医药大学学报,2008,31(10):653-655.

[15] 岑澔,王琦.中医体质与亚健康的多元线性回归分析[J].中医研究,2007,(5):34-35.

[16] 李淑萍.论黄煌的"人本"体质学说[J].中国中医基础医学杂志,2014,20(8):1044+72.

[17] 何裕民.次(亚)健康状态——中医学术拓展的新空间[J].中国中医基础医学杂志,1998,4(6):6-9.

[18] 王文静,叶伟海,黄国秋.中医体质辨识对2型糖尿病患者自我管理行为和生活质量的影响[J].中医临床研究,2020,12(14):122-124.

[19] 宋志靖,郑贵森,梁永林,等.中医体质辨识在慢病管理中的应用与干预策略[J].中国农村卫生事业管理,2020,40(7):477-481.

[20] 王娇娇,李苗,宋宗明.糖尿病视网膜病变的机制和细胞模型研究进展[J/OL].山东大学耳鼻喉眼学报:1-7[2022-05-27].http://kns.cnki.net/kcms/detail/37.1437.r.20211005.1411.002.html.

[21] 冯新星,陈燕燕.糖尿病心肌病的研究进展[J].中国循环杂志,2015,30(1):87-89.

[22] 胡梦奕,杨新艳,叶海勇.中医体质学研究进展[J].国医论坛,2015,30(6):67-70.

[23] 欧阳雪琴,翟颖,沙树伟.从中医标本缓急辨证观点论治2型糖尿病[J].吉林中医药,2021,41(9):1149-1152.

[24] 徐望红,张勇,王继伟,等.中日两国慢性病防控策略比较及政策启示[J].中国慢性病预防与控制,2016,24(8):593-596.

[25] 李雪梅,夏雅娟.国内外慢性病防控策略[J].公共卫生与预防医学,2021,32(3):117-121.

[26] 葛卫红,谢菡.慢病管理现状[J].药学与临床研究,2012,20(6):479-484.

[27] 中华医学会糖尿病学分会.中国2型糖尿病防治指南(2020年版)[J].中华内分

泌代谢杂志,2021,37(4):311-398.

[28] 邹大进,张征,纪立农.缓解2型糖尿病中国专家共识[J].中国糖尿病杂志,2021,29(9):641-652.

[29] 陈新,程小杰.糖尿病患者采用慢病管理对其血糖及治疗依从性的影响[J].中外医学研究,2018,16(34):184-185.

[30] 许望纯,颜文慧,吴孝和.中医治未病现状及疗养保健实践与思考[J].中国疗养医学,2019,28(4):380-383.

[31] 莫励敏.中医"治未病"理论在慢病管理中的应用[J].中医药管理杂志,2016,24(5):152-153.

[32] 关华,徐厚平.2型糖尿病中医体质分型及相关性研究[J].实用医院临床杂志,2020,17(2):265-267.

第二章 中医九种体质学说在糖尿病慢病管理中的应用

一、概述

九种体质是王琦教授及其团队经过多年的研究调查与归纳分析而总结出来的九种体质类型，其中包括平和质、气虚质、阳虚质、阴虚质、痰湿质、湿热质、血瘀质、气郁质、特禀质。不同体质类型在形体特征、生理心理状态、病理反应、发病倾向等方面各有特点。平和质是一种健康的生理状态，其先天禀赋良好，后天调养得当，以面色红润，精力充沛，脏腑功能良好为主要特征的一种体质状态。气虚质是由于一身之气不足，以气息低弱、脏腑功能状态低下为主要特征的体质状态。阳虚质是由于阳气不足，失于温煦，以形寒肢冷等虚寒现象为主要特征的体质状态。阴虚质是由于体内津液精血等阴液亏少，以口燥咽干、手足心热等虚热表现为主要特征的体质状态。痰湿质是由于水液内停而痰湿凝聚，以形体肥胖、口黏苔腻为主要特征的体质状态。湿热质是指由于湿热内蕴而致的以面垢油光、口苦、苔黄腻等表现为主要特征的体质状态。血瘀质是由于体内血液运行不畅而出现的以肤色晦暗、舌质紫暗等表现为主要特征的体质状态。气郁质是由于长期情志不畅、气机郁滞而形成的以性格内向不稳定、忧郁脆弱、敏感多疑为主要表现的体质状态。特禀质是一种特殊的体质类型，这里主要是针对过敏体质而言。过敏体质是在禀赋遗传基础上形成的一种特异体质，在外在因素的作用下，生理功能和自我调适力低下，反应性增强，其敏感倾向表现为对不同过敏原的亲和性和反应性呈现个体体质的差异性和家族聚集的倾向性。

九种体质的出现为糖尿病的防治开辟了新的道路，关于糖尿病的体质分类研究日益完善。杨渤等[1]收集汕头地区500例糖尿病前期患者临床资料，通过体质辨识研究发现偏颇体质中最常见的依次是痰湿质（占28.6%）、湿热质占（25.8%）、气虚质占（16.0%）、阴虚质占（14.0%）。曹艳华[2]调查750例2型糖尿病患者，发现其体质类型以阴虚质、气虚质和痰湿质为主。余军等[3]研究300例早期糖尿病肾病患者，发现其中以气虚质、阴虚质和血瘀质为主。将体质辨识应用到糖尿病治疗中已成为趋势，李文龙[4]采用中医治未病综合方案治疗痰湿体质早期2型糖尿病患者，发现痰湿体质的改善，对降低血糖及维持血糖的长期稳定具有重要作用。祁华琼等[5]根据体质辨识结果对2型糖尿病患者进行体质调护干预发现，针对性地调护能够有效增强患者的血糖控制效果。吴良勇等[6]根据体质类型对2型糖尿病患者使用中医技术方法进行干预，能有效改善患者的体质状态，并能控制症状，提高患者生活质量，防治并发症。赵志轩等[7]针对性地给予血瘀体质的老年2型糖尿病患者血府逐瘀丸进行治疗，能有效提高患者的临床疗效，并且能改善血糖水平。九种体质的辨识调护在防治糖尿病、延缓并发症中有其独特的优势，对糖尿病的分期及分体质论治具有重大指导意义。

二、糖尿病前期

（一）痰湿质

1. 养生保健

（1）饮食注意事项

痰湿质的糖尿病前期患者要做到戒烟、戒酒，少食或不食肥甘厚腻、油炸甜味的助痰生湿、升高血糖的食物，如肥肉、油炸食物、甜食、饮料、李子、石榴等，饮食以清淡饮食为主，多吃补气健脾、化痰祛湿的食物，如白萝卜、扁豆、薏苡仁、山药、冬瓜、赤小豆。

（2）运动疗法

痰湿质的糖尿病前期患者应尽量选择中低强度、有连续性的运动，如散步、慢跑、游泳、乒乓球、太极拳、太极剑等。痰湿质的糖尿病前期患者体型一般偏肥胖，在锻炼时要注意运动的节奏，循序渐进，切不可一次性长时间高强度运动，运动以全身微微出汗、不感觉过度疲惫为宜，尤其要注意在运动过程中随身携带补充能量的小零食，谨防低血糖发生。

（3）音乐疗法

痰湿质的糖尿病前期患者适宜多听角音的音乐。角音音乐生机盎然，清和而高畅，可以振奋精神，让人豁然开朗，如古琴曲《列子御风》《庄周梦蝶》《江南好》《春风得意》《江南丝竹乐》等。

（4）代茶饮

山楂桔梗茶

原料：山楂、桔梗各 15 g。

方法：将山楂、桔梗加入一杯热开水中，浸泡约 10 分钟后，过滤即可饮用。

功效：宣肺化痰。

（5）药膳

桂花粥

原料：桂花 6 g，陈皮 6 g，薏苡仁 15 g，粳米适量。

方法：将薏苡仁、粳米倒入锅内，加适量水，大火烧开后，转小火熬煮，熬煮 20 分钟后加入陈皮、桂花，待煮熟后出锅即可。

功效：健脾化湿，散瘀化痰。

（6）足浴方

化痰方

组成：苍术、陈皮各 15 g，厚朴、石菖蒲各 10 g，紫苏 15 g。

方法：将所有药材放入锅中，加水煎煮 30 分钟，去渣取汁，将汁液倒入浴盆中，再加入适量开水，先熏蒸，后浴足、熏泡，待水温合适后（40 ℃左右）进行脚部按摩。每晚睡前泡脚半小时左右。

注意事项：糖尿病前期患者要特别留意水温的高低，泡脚时间不能太长，以身上微微汗出为宜；饭后半小时内不宜泡脚，避免影响胃的消化吸收功能；泡脚用具最好选取能让双脚舒服地平放的，水位以浸泡到小腿为宜；皮肤有外伤者忌用此方法；患有严重疾病者请在医生指导下应用。

（7）中医外治法

① 耳穴压豆

取穴：肺、脾、三焦、内分泌。

方法：每次取 3~4 穴。耳廓常规消毒后，将胶布剪成 0.8 cm × 0.8 cm 大小，放 1 粒王不留行籽粘上，随即贴压在所选耳穴上，由轻到重按压数十下。痰湿证用中等刺激强度。患者每日自己按压耳贴 3~5 次，每次每穴按压 1~2 分钟。

疗程：每隔 1~2 天换贴压另一侧耳穴。10 次为一疗程。休息 10~15 天，再做下一疗程治疗。

② 穴位按摩

- 水分穴

取穴方法：水分穴位于人体的中腹部，肚脐正上方一指宽处（即拇指的宽度）。可采用仰卧的姿势，以便准确地找到穴位和顺利地实施相应的按摩手法。

操作方法：可使用左掌或右掌的大鱼际根部，来回施以顺时针揉法，令该部位有热感即可。

③ 贴敷

取穴：合谷、阴陵泉、丰隆。

组成：苍术 25 g、茯苓 15 g、泽泻 15 g、佩兰 9 g。

方法：将上述药材研磨成末，加入适量姜汁搅成膏状，用穴位贴贴敷于相应穴位。

④ 艾灸

取穴：天枢、上巨虚、三阴交、曲池。

灸法：每次随症选取 1 个或 2 个穴，艾条温和灸，每穴 2～3 分钟，或艾炷灸 3～5 壮。

2. 中医辨证治疗

病机：脾虚湿盛。

症状：口中黏腻不爽，头晕目眩，胸脘痞闷，恶心纳呆，形体肥胖，乏力，舌苔腻，脉滑。

治疗原则：健脾理气、除湿化痰。

方药：二陈汤合七味白术散加减。

3. 医案

徐某，男，43 岁，于 2021 年 6 月来我院就诊。主诉：口干口渴 2 月余。现病史：患者 2 月前无明显诱因出现口干口渴，近 2 月体重下降 5 kg，测空腹血糖 6.7 mmol/L，餐后 2 小时血糖 8.9 mmol/L，未予系统治疗。刻下症：口干口渴，偶有乏力，头晕，纳差，食后腹胀，眠可，小便调，大便黏滞，舌淡苔腻，脉弦滑。中医诊断：脾瘅。证型：脾虚湿盛。治疗原则：健脾理气、除湿化痰。西医诊断：糖尿病前期。体质分类：痰湿体质。方药：二陈汤合七味白术散加减。组成：党参 15 g，炒白术 15 g，茯苓 15 g，藿香 15 g，木香 6 g，葛根 15 g，清半夏 9 g，陈皮 15 g，炙甘草 3 g，7 剂，水煎服，日 1 剂。复诊：患者服药后口干口渴减轻，纳可，但仍觉乏力，测空腹血糖

6.2 mmol/L，餐后 2 小时血糖 8.5 mmol/L，故上方加黄芪 30 g，桑叶 20 g。7 剂，水煎服，日 1 剂。再诊患者自诉情况明显改善，上方继服 7 剂收效。

（二）湿热质

1. 养生保健

（1）饮食注意事项

湿热质的糖尿病前期患者饮食要以清热祛湿、控制血糖为主，需清淡饮食，多吃空心菜、芹菜、黄瓜、冬瓜等性偏甘平的食物，宜少食辛辣燥烈、易助湿热的食物，如烧烤类、辣椒、生姜、大蒜、狗肉、羊肉等温热之品。烟酒为湿热之最，故湿热质的糖尿病前期患者应戒烟酒。

（2）运动疗法

湿热质的糖尿病前期患者可以适当选做消耗量较大的运动，如中长跑、游泳、爬山、各种球类、武术等，但注意运动过程中如感觉不适，应立即停止锻炼，原地休息。糖尿病患者应随身携带可以补充能量的小零食，谨防运动过度出现的低血糖反应。在运动的时候可以适当多用腹式呼吸，不仅可以加快体内脏器的蠕动，还可以促进食物的消化和排空，有助于脾胃的运化。

（3）音乐疗法

湿热质的糖尿病前期患者适宜听宫音、羽音的音乐。宫音能促进全身气机的稳定，调和脾胃，促使心情归于平和，达到自然放松的状态。宫音的代表曲目有《梅花三弄》《阳春》《月儿高》等。羽音音乐高洁澄净，淡荡清邈，有行云流水之势。羽音代表曲目有《二泉映月》《梁祝》《汉宫秋月》《乌夜啼》《雉朝飞》等。

（4）代茶饮

玉米须茶

原料：玉米须 30 g。

方法：将玉米须放入锅内煮 5~8 分钟后，将水倒入干净的容器内，即可饮用。

功效：清热利尿。

（5）药膳

赤小豆薏苡仁汤

原料：赤小豆、绿豆、薏苡仁各 50 g。

方法：锅内加适量水烧开，加入赤小豆、绿豆、薏苡仁煮开，转中火煮半小时，煮熟即可。

功效：清热解毒，利水消肿。

（6）足浴方

三黄解毒汤

组成：大黄、黄连、黄柏、黄芩、白术各10 g。

方法：将所有药材放入锅中，加水煎煮30分钟，去渣取汁，将汁液倒入浴盆中，再加入适量开水，先熏蒸，后浴足、熏泡，待水温合适后（40 ℃左右）进行脚部按摩。每晚睡前泡脚半小时左右。

注意事项：泡脚时间不能太长，以身上微微汗出为宜；饭后半小时内不宜泡脚，避免影响胃的消化吸收功能；泡脚用具最好选取能让双脚舒服地平放的，水位以浸泡到小腿为宜；皮肤有外伤者忌用此方法；患有严重疾病者请在医生指导下应用。

（7）中医外治法

① 耳穴压豆

取穴：胃、大肠、直肠下段、内分泌。

方法：耳廓常规消毒后，将胶布剪成0.8 cm×0.8 cm大小，放1粒王不留行籽粘上，随即贴压在所选耳穴上，由轻到重按压数十下。湿热证用中等刺激强度。患者每日自己按压耳贴3~5次，每次每穴按压1~2分钟。

疗程：每隔1~2天换贴压另一侧耳穴。10次为一疗程。休息10~15天，再做下一疗程治疗。

② 穴位按摩

• 阳陵泉

取穴方法：可取坐位，屈膝成90度，膝关节外下方，腓骨小头前缘与下缘交叉处有一凹陷，即是本穴。

操作方法：可使用左掌或右掌的大鱼际根部，来回施以顺时针揉法，令该部位有热感即可。

③ 贴敷

取穴：期门、支沟、阴陵泉。

组成：大黄、黄柏、栀子各9 g。

方法：将上述药材研磨成末，加入适量姜汁搅成膏状，用穴位贴贴敷于相应穴位。

④ 艾灸

取穴：手三里、中脘、阴陵泉、阳陵泉。

灸法：每次随症选取1个或2个穴，艾条温和灸，每穴2～3分钟，或艾炷灸3～5壮。

2. 中医辨证治疗

病机：湿热蕴脾。

症状：脘腹胀闷，纳呆，恶心欲吐，口苦口黏，渴不多饮，便溏不爽，小便短黄，肢体困重，或身热不扬，汗出热不解，或见面目发黄、色鲜明，或皮肤瘙痒，舌红苔黄腻，脉濡数。

治疗原则：清热祛湿。

方药：黄连温胆汤加减。

3. 医案

周某，男，51岁，于2021年5月来我院就诊。主诉：口苦口黏3月余。现病史：患者3月前无明显诱因出现口苦口黏，测空腹血糖6.3 mmol/L，平素饮食不节，嗜食肥甘厚味，吸烟史30余年，每天20余支，饮酒史30余年，每天一两白酒。刻下症：口苦口黏，渴不欲饮，咯黄黏痰，脘腹胀满，心烦易怒，乏力，怕热，汗出，纳可，眠差，小便短赤，大便黏滞，日一行，舌红苔黄腻，脉弦滑。中医诊断：脾瘅。证型：湿热蕴脾。治疗原则：清热祛湿。西医诊断：糖尿病前期。体质分类：湿热体质。方药：黄连温胆汤加减。组成：黄连15 g，竹茹9 g，炒枳实9 g，半夏9 g，陈皮15 g，茯苓15 g，炒酸枣仁30 g，炙甘草6 g，7剂，水煎服，日1剂。复诊：患者口苦口黏减轻，眠差改善，上方改炒酸枣仁20 g，加黄芪30 g，继服7剂，以观后效。

（三）阴虚质

1. 养生保健

（1）饮食注意事项

阴虚体质之人往往阴液不足，易生虚火，故饮食上宜少吃辛辣刺激、性味温热的食物，如辣椒、花椒、羊肉、韭菜、桂圆等，以防耗伤阴液。亦应避免煎炸烧烤等烹饪方式，采用蒸煮等清淡的烹饪方式对阴虚体质之人更为有益。可多食梨、冬瓜、百合、荸荠等甘凉滋润的食物，以达到生津止渴、滋阴润燥的目的。

（2）运动疗法

阴虚体质是体内阴液不足造成的，运动的时候容易导致面红潮热、口舌干燥。故阴虚体质的人不宜做剧烈运动，可以做一些中小强度、间断性、舒缓的运动，如瑜伽、太极拳、太极剑、八段锦、气功等健身项目，亦可进行小强度的游泳锻炼，以缓解皮肤干燥。注意切忌在高温酷暑环境中运动，锻炼时要防止出汗过多，避免加剧阴液不足的现象，并注意及时补充水分。

（3）音乐疗法

阴虚体质之人宜多听羽音、商音音乐。羽音入肾，肾为水之下源，羽音多为水声、鼓声等乐。羽音古琴曲有《乌夜啼》《雉朝飞》等。商音入肺，肺为水之上源，金属、石制品的古乐器，发出的浑厚清脆之声多为商音。商音古琴曲有《长清》《石上流泉》《潇湘水云》等。

（4）代茶饮

黄精枸杞茶

原料：黄精5 g、枸杞5 g。

方法：将上述两味茶材分别用清水洗净，然后放入茶杯中，加适量沸水冲泡。盖盖浸泡半小时后，代茶饮用。

功效：滋阴润燥、健脾益肾。

（5）药膳

冬瓜干贝汤

原料：冬瓜200 g、干贝20 g、香菇10 g、姜和盐适量。

方法：冬瓜去皮，切片；干贝泡发，洗净；香菇洗净，对切；姜去皮，切片。炒锅上火，爆香姜片，倒水，加入冬瓜、干贝、香菇煮熟，加盐调味即可。

功效：滋阴补肾，利水祛湿。

（6）足浴方

原料：生地、玄参、麦冬各15 g。

方法：将所有药材放入锅中，加水煎煮30分钟，去渣取汁，将汁液倒入浴盆中，再加入适量开水，先熏蒸，后浴足、熏泡，待水温合适后（40 ℃左右）进行脚部按摩。每晚睡前泡脚半小时左右。

注意事项：泡脚时间不能太长，以身上微微汗出为宜；饭后半小时内不宜泡脚，避免影响胃的消化吸收功能；泡脚用具最好选取能让双脚舒服地平放的，水位以浸泡到小腿为宜；皮肤有外伤者忌用此方法；患有严重疾病者请在医生指导下应用。

(7) 中医外治法

① 耳穴压豆

取穴：肝、神门、心、脾、胃、内分泌。

方法：耳廓常规消毒后，将胶布剪成 0.8 cm × 0.8 cm 大小，放 1 粒王不留行籽粘上，随即贴压在所选耳穴上，由轻到重按压数十下。患者每日自己按压耳贴 3～5 次，每次每穴按压 1～2 分钟。

疗程：每隔 1～2 天换贴压另一侧耳穴。10 次为一疗程。休息 10～15 天，再做下一疗程治疗。

② 穴位按摩

• 太溪穴

取穴方法：正坐，平放足底，穴位位于足内侧，内踝后方与跟骨筋腱之间的凹陷处。也就是说在脚的内踝与跟腱之间的凹陷处。双侧对称。

操作方法：右手大拇指紧按右踝太溪穴，用拇指腹部或指尖做按压转动的动作，同时做顺时针滑动。然后换左手按摩左踝太溪穴，动作要领相同。需要轻柔、均匀、和缓，力度以感舒适为度。每次按摩 100～160 次，每日早晚各 1 遍，左右两穴都须按摩。

• 阴陵泉

取穴方法：患者应采用正坐或仰卧的取穴姿势，该穴位于人体的小腿内侧，膝下胫骨内侧凹陷中，与阳陵泉相对。

操作方法：右手大拇指紧按右腿阴陵泉穴，用拇指腹部或指尖做按压转动的动作，同时做顺时针滑动。然后换左手按摩左腿阴陵泉，动作要领相同。需要轻柔、均匀、和缓，力度以感舒适为度。每次按摩 100～160 次，每日早晚各 1 遍，两腿都须按摩。

③ 针刺治疗

取穴：神门、内关、手三里、复溜、三阴交、太溪。

方法：各穴均用平补平泻法，以补法为主，针刺每次留针 20 分钟。此法有益气滋阴、养精益血的作用。

疗程：隔日 1 次，连续治疗 10 次。

④ 穴位贴敷

取穴：神阙。

组成：五倍子 30 g、何首乌 30 g。

方法：将上两味药研末醋调，取适量于晚上临睡前贴敷神阙穴，外盖塑料薄膜，再用胶布密封固定。敷 1 天后取下。

疗程：每日1次。

⑤ 刮痧疗法

取穴：内关、神门、三阴交、阴陵泉、太溪、肾俞。

操作方法：仰卧位，刮内关、神门、三阴交、太溪、阴陵泉穴，以皮肤潮红为度。俯卧位，刮肾俞穴，以皮肤潮红为度。刮痧采用平补平泻法，刮至皮肤微有热感或皮肤微微发红即可，不必刻意追求出痧。刮痧后嘱患者多饮白开水，当天勿洗浴，注意保暖。

疗程：初次治疗时间不宜过长。一般10次为一疗程。

⑥ 拔罐疗法

取穴：心俞、肾俞、三阴交。

方法：操作时，病人取坐位，选取中口径玻璃罐以闪火法吸拔诸穴10分钟。此法有滋阴降火的作用。

疗程：一般每日或隔日1次，10次为一疗程。

2. 中医辨证治疗

病机：阴液亏损，燥热偏盛。

症状：手足心热，口燥咽干，鼻微干，喜冷饮，大便干燥，舌红少苔，脉细数。

治疗原则：滋阴补肾。

方药：六味地黄汤加减。

3. 医案

王某，男，46岁，于2020年7月来我院就诊。主诉：口干3月余。查空腹血糖6.8 mmol/L。刻下症：口干口渴，多饮仍不能缓解，口唇干燥，喜冷饮，心烦易怒，畏热，腰膝酸软，盗汗，纳可，眠少，小便多，大便干，舌红苔薄，脉数。中医诊断：脾瘅，证型：肾阴亏虚。治疗原则：滋阴补肾。西医诊断：糖尿病前期。体质分类：阴虚体质。方药：六味地黄汤加减。生地黄15 g，酒萸肉15 g，山药15 g，泽泻12 g，茯苓15 g，牡丹皮12 g，炒白术30 g，香附12 g，桑叶15 g，桑寄生12 g，7剂，水煎服，日1剂。患者服中药一周后复诊口渴明显减轻，仍多汗，上方加用五味子9 g，继服7剂，以观后效。

三、糖尿病期

（一）阴虚质

1. 养生保健

（1）饮食注意事项

阴虚体质之人往往阴液不足，易生虚火，故饮食上宜少吃辛辣刺激、性味温热的食物，如辣椒、花椒、羊肉、韭菜、桂圆等，以防耗伤阴液，亦应避免煎炸烧烤等烹饪方式，采用蒸煮等清淡的烹饪方式对阴虚体质之人更为有益。可多食冬瓜、百合、荸荠等甘凉滋润的食物，以达到生津止渴、滋阴润燥的目的。

（2）运动疗法

阴虚体质的人是体内津液精血等阴液不足造成的，运动的时候往往容易出现出口渴干燥、面色潮红、小便少等症状。因此，阴虚体质的人只适合做中小强度、间断性的身体练习。阴虚质的人大部分消瘦，容易上火，皮肤干燥。可以适当进行游泳锻炼，这样可以及时滋润肌肤，缓解皮肤干燥。还可以选择太极拳、太极剑、八段锦、气功等动静结合的传统健身项目。锻炼时要控制出汗量，及时补充水分。忌夏练三伏和蒸桑拿。

（3）音乐疗法

阴虚体质之人宜多听羽音、商音。羽音入肾，肾为水之下源，羽音多为水声、鼓声等乐。羽音古琴曲有《乌夜啼》《雉朝飞》等。商音入肺，肺为水之上源，金属、石制品的古乐器，发出的浑厚清脆之声多为商音，商音古琴曲有《长清》《春江花月夜》《潇湘水云》等。

（4）代茶饮

芦根麦冬茶

原料：麦冬 10 g，芦根 3 g。

方法：将上述两味茶材加适量水，小火熬煮 30 分钟左右，代茶饮用。

功效：生津润燥，除烦止渴。

（5）药膳

甲鱼枸杞汤

原料：甲鱼 500 g，枸杞 20 g，葱、姜、蒜及调味料适量。

方法：将甲鱼洗净切块，甲鱼、枸杞子放入锅中，加水，放入葱、姜、蒜煮 10 分钟左右，去掉葱、姜、蒜，加入料酒、食盐、酱油、味精炖至甲鱼烂熟即成。

功效：滋阴补血。

(6) 足浴方

原料：玉竹、知母、生地各 15 g。

方法：将所有药材放入锅中，加水煎煮 30 分钟，去渣取汁，将汁液倒入浴盆中，再加入适量开水，先熏蒸，后浴足、熏泡，待水温合适后（40 ℃左右）进行脚部按摩。每晚睡前泡脚半小时左右。

注意事项：泡脚时间不能太长，以身上微微汗出为宜；饭后半小时内不宜泡脚，避免影响胃的消化吸收功能；泡脚用具最好选取能让双脚舒服地平放的，水位以浸泡到小腿为宜；皮肤有外伤者忌用此方法；患有严重疾病者请在医生指导下应用。

(7) 中医外治法

① 耳穴压豆

取穴：胆、肝、脾、胃、内分泌、神门。

方法：耳廓常规消毒后，将胶布剪成 0.8 cm×0.8 cm 大小，放 1 粒王不留行籽粘上，随即贴压在所选耳穴上，由轻到重按压数十下。患者每日自己按压耳贴 3~5 次，每次每穴按压 1~2 分钟。

疗程：每隔 1~2 天换贴压另一侧耳穴。10 次为一疗程。休息 10~15 天，再做下一疗程治疗。

② 穴位按摩

• 太溪穴

取穴方法：正坐，平放足底，穴位位于足内侧，内踝后方与跟骨筋腱之间的凹陷处，也就是说在脚的内踝与跟腱之间的凹陷处。双侧对称。

操作方法：右手大拇指紧按右踝太溪穴，用拇指腹部或指尖做按压转动的动作，同时做顺时针滑动。然后换左手按摩左踝太溪穴，动作要领相同。需要轻柔、均匀、和缓，力度以感舒适为度。每次按摩 100~160 次，每日早晚各 1 遍，左右两穴都须按摩。

• 阴陵泉

取穴方法：患者应采用正坐或仰卧的取穴姿势，该穴位于人体的小腿内侧，膝下胫骨内侧凹陷中，与阳陵泉相对。

操作方法：右手大拇指紧按右腿阴陵泉穴，用拇指腹部或指尖做按压转动的动作，同时做顺时针滑动。然后换左手按摩左腿阴陵泉，动作要领相同。需要轻柔、均匀、和缓，力度以感舒适为度。每次按摩100～160次，每日早晚各1遍，两腿都须按摩。

- 然谷穴

取穴方法：患者应采用正坐或仰卧的取穴姿势，然谷穴位于足内侧，足舟骨粗隆下方，赤白肉际处。

操作方法：首先要准确地找到然谷穴，用大拇指用力往下按，按下去后马上放松。当大拇指按下去的时候，穴位周围乃至整个腿部的肾经上都会有强烈的酸胀感，但随着手指的放松，酸胀感会马上消退。等酸胀感消退后，再按上面的方法按摩，如此重复10～20次。双脚上的然谷穴都要按。

③ 针刺治疗

取穴：神门、内关、手三里、复溜、三阴交、太溪、胰俞。

方法：各穴均用平补平泻法，以补法为主，针刺每次留针20分钟。

疗程：隔日1次，连续治疗10次。

④ 穴位贴敷

取穴：神阙。

组成：五倍子30 g、何首乌30 g。

方法：将上两味药研末醋调，取适量于晚上临睡前贴敷神阙穴，外盖塑料薄膜，再用胶布密封固定。敷1天后取下。

疗程：每日1次。

⑤ 刮痧疗法

取穴：内关、神门、三阴交、阴陵泉、太溪、肾俞。

操作方法：仰卧位，刮内关、神门、三阴交、太溪、阴陵泉穴，以皮肤潮红为度。俯卧位，刮肾俞穴，以皮肤潮红为度。刮痧采用平补平泻法，刮至皮肤微有热感或皮肤微微发红即可，不必刻意追求出痧。刮痧后嘱患者多饮白开水，当天勿洗浴，注意保暖。

疗程：初次治疗时间不宜过长。一般10次为一疗程。

⑥ 拔罐疗法

取穴：心俞、肾俞、三阴交。

方法：操作时，病人取坐位，选取中口径玻璃罐以闪火法吸拔诸穴10分钟。此法有滋阴降火的作用。

疗程：一般每日或隔日1次，10次为一疗程。

2. 中医辨证治疗

病机：阴液亏损，燥热偏盛。

症状：手足心热，口燥咽干，鼻微干，喜冷饮，大便干燥，舌红少苔，脉细数。

治疗原则：滋阴降火，生津止渴

方药：知柏地黄汤加减。

3. 医案

刘某，女，52岁，于2020年9月来我院就诊。主诉：发现血糖升高4年。现病史：患者4年前体检发现血糖升高，时测空腹血糖7.8 mmol/L，诊为"2型糖尿病"。刻下症：烦渴引饮，乏力，形体消瘦，五心烦热，腰膝酸软，纳可，眠差多梦，小便调，大便干燥，舌红瘦，苔薄白而干，脉细。中医诊断：消渴。证型：阴虚火旺。治疗原则：滋阴降火，生津止渴。西医诊断：2型糖尿病。体质分类：阴虚体质。方药：知柏地黄汤加减。组成：知母12 g，黄柏12 g，生地黄15 g，炒山药15 g，山萸肉12 g，丹皮15 g，茯苓20 g，泽泻15 g，黄连15 g，天花粉12 g，14剂，水煎服，日1剂。患者服中药两周后复诊，口渴减轻，烦热缓解，腰膝酸软改善，仍感乏力，眠差多梦，上方加黄芪30 g、酸枣仁30 g，7剂，水煎服，日1剂继观。

（二）血瘀质

1. 养生保健

（1）饮食注意事项

血瘀体质之人血行迟缓不流畅，宜少吃收涩、寒凉、生冷的食物，如冰制品、荸荠、冬瓜、绿豆、梨子、柿子、田螺、螺蛳等，以免凝滞血脉。宜多吃行气活血的食物，以促进体内血液循环，如山楂、香菜、芹菜、萝卜、韭菜等。日常生活中应少油少盐，多饮水，防止血黏度增高。

（2）运动疗法

血瘀体质之人气血运行不畅，运动疗法是促进血液运行最简便的调体方法，可通过运动使全身经络、气血通畅及脏腑调和。平时应坚持进行促进气血运行的锻炼，如太极拳、太极剑、八段锦及各种健身操等，以达到改善体质的目的。血瘀体质之人心血管功能较弱，不适合做强度负荷大的体育锻炼，并且在运动过程中要及时补充水分。

（3）音乐疗法

血瘀体质之人宜多听舒缓流畅的音乐，可收听角音、徵音音乐。角音入肝，肝主疏泄。角音朝气蓬勃，生机盎然，可为木鱼、古箫、竹笛等乐。角音代表曲目有《庄周梦蝶》《江南好》《春风得意》《江南丝竹乐》等。徵音入心，心主血脉，其华在面。丝弦、唢呐与管弦乐的演奏多为徵音音乐，如古琴曲《玉楼春晓》《醉渔唱晚》《普庵咒》等。

（4）代茶饮

丹参玫瑰饮

原料：丹参 5 g、玫瑰花 5 g。

方法：将上述两味茶材分别用清水洗净，然后放入茶杯中，加适量沸水冲泡。盖盖浸泡半小时后，代茶饮用。

功效：活血化瘀，理气解郁。

（5）药膳

乌贼桃仁汤

原料：鲜乌贼肉 250 g、桃仁 15 g、韭菜花 10 g，调味品适量。

制法：乌贼肉洗净，切条备用，桃仁洗净去皮，锅中倒入适量水，先加入桃仁煮沸，再加乌贼肉，加适量调料调味，临出锅前加入韭菜花。

功效：活血化瘀，益气养血。

（6）足浴方

原料：三棱、川牛膝、白术各 15 g。

方法：将所有药材放入锅中，加水煎煮 30 分钟，去渣取汁，将汁液倒入浴盆中，再加入适量开水，先熏蒸，后浴足、熏泡，待水温合适后（40 ℃左右）进行脚部按摩。每晚睡前泡脚半小时左右。

注意事项：泡脚时间不能太长，以身上微微汗出为宜；饭后半小时内不宜泡脚，避免影响胃的消化吸收；泡脚用具最好选取能让双脚舒服地平放的，水位以浸泡到小腿为宜；皮肤有外伤者忌用此方法；患有严重疾病者请在医生指导下应用。

（7）中医外治法

① 耳穴压豆

取穴：交感、内分泌、心、肝、脾、肾、胆。

方法：耳廓常规消毒后，将胶布剪成 0.8 cm×0.8 cm 大小，放 1 粒王不留行籽粘上，随即贴压在所选耳穴上，由轻到重按压数十下。患者每日自己按压耳贴 3~5 次，每次每穴按压 1~2 分钟。

疗程：每隔 1~2 天换贴压另一侧耳穴。10 次为一疗程。休息 10~15 天，再做下一疗程治疗。

② 穴位按摩

- 三阴交

取穴方法：取此穴位时可采用正坐的姿势，该穴位于足内踝尖上 3 寸，胫骨后方凹陷处。

操作方法：将左脚架于右腿上，用右手的拇指或中指指端用力按压左侧三阴交穴，一压一放为 1 次，按压 50 次；然后改为先顺时针方向、后逆时针方向各按揉此穴 5 分钟，也可以使用按摩棒或光滑的木棒按揉，注意力量柔和，以感觉酸胀为度，不可力量过大，以免伤及皮肤。然后换右脚，方法同上。

- 肝俞穴

取穴方法：取俯卧姿势，后正中线，人的肩胛骨下角平对第七胸椎，向下数两个椎体就是第九胸椎，在棘突下左右旁开两横指即是肝俞穴。

操作方法：需他人以两手大拇指点压此穴，自觉局部有酸、麻、胀感觉时，以顺时针方向按摩，坚持每分钟按摩 80 次，每日按摩 2~3 次。

- 然谷穴

取穴方法：患者应采用正坐或仰卧的取穴姿势，然谷穴位于足内侧，足舟骨粗隆下方，赤白肉际处。

操作方法：首先要准确地找到然谷穴，用大拇指用力往下按，按下去后马上放松。当大拇指按下去的时候，穴位周围乃至整个腿部的肾经上都会有强烈的酸胀感，但随着手指的放松，酸胀感会马上消退。等酸胀感消退后，再按上面的方法按摩，如此重复 10~20 次。双脚上的然谷穴都要按。

③ 针刺治疗

取穴：内关、血海、太冲、太溪、三阴交。

方法：各穴均用平补平泻法，以泻法为主，针刺每次留针 20 分钟。此法有益气行气、活血化瘀的作用。

疗程：隔日 1 次，连续治疗 10 次。

④ 艾灸

取穴：膻中、气海、肝俞、膈俞、足三里、次髎。

灸法：每次随症选取 1 个或 2 个穴，艾条温和灸，每穴 2~3 分钟，或艾炷灸 3~5 壮。神阙用隔姜灸或隔盐灸，每次 5~7 壮。

疗程：每日或隔日灸治 1 次，7 次为一疗程，疗程间隔 3~5 天。

⑤ 刮痧

取穴：血海、阳陵泉、地机、肝俞、肾俞、命门、大肠俞、八髎。

操作方法：仰卧位，刮血海、阳陵泉、地机穴，以皮肤潮红为度。俯卧位，刮肝俞、肾俞、命门、大肠俞、八髎穴，以皮肤潮红为度。刮痧采用平补平泻法，刮至皮肤微有热感或皮肤微微发红即可，不必刻意追求出痧。刮痧后嘱患者多饮白开水，当天勿洗浴，注意保暖。

疗程：初次治疗时间不宜过长。一般10次为一疗程。

⑥ 拔罐疗法

取穴：膈俞、肝俞、三阴交。

方法：操作时，病人取坐位，选取中口径玻璃罐以闪火法吸拔诸穴10~15分钟。此法有活血化瘀的作用。

疗程：每月治疗1次，3次为一疗程。

2. 中医辨证治疗

病机：由于气虚、气滞、血寒等原因血行不畅而凝滞成瘀。

症状：肤色晦暗，色素沉着，容易出现瘀斑，口唇黯淡，舌黯或有瘀点，舌下络脉紫黯或增粗，脉涩。

治疗原则：活血化瘀，益气养阴。

方药：桃红四物汤加减。

3. 医案

赵某，男，49岁，于2021年1月来我院就诊。主诉：发现血糖升高2年。现病史：2年前患者于当地医院查体时发现血糖升高，诊为"2型糖尿病"。刻下症：乏力，气短，口渴多饮，面色晦暗，偶有胸闷，纳可，眠差，多梦，二便调，舌暗红，苔少，脉细涩。中医诊断：消渴。证型：气虚血瘀。治疗原则：活血化瘀，益气养阴。西医诊断：2型糖尿病。体质分类：血瘀体质。方药：桃红四物汤加减。组成：白芍18 g，当归15 g，熟地黄15 g，川芎12 g，桃仁9 g，红花9 g，党参15 g，玉竹12 g，麦冬15 g，山药15 g，7剂，水煎服，日1剂。患者服中药一周后复诊，口渴、胸闷改善，仍稍乏力，眠差多梦，上方加黄芪30 g、夜交藤30 g，7剂，水煎服，日1剂，以观后效。

（三）阳虚质

1. 养生保健

（1）饮食注意事项

阳虚体质之人往往阳气不足，阳气的温煦作用下降，身体容易出现寒象，故饮食上宜少吃性味苦寒的食物，如苦瓜、冬瓜、梨、西瓜、螃蟹、绿豆等性味寒凉的食物，同样也应少吃生冷食物，避免损伤人体阳气，增加体内寒气。饮食上尽量选择性味温热的食物，可多食羊肉、狗肉、鲫鱼、韭菜、大葱等，能够起到温阳散寒的作用。

（2）运动疗法

阳虚体质之人宜选择振奋阳气的运动方式，动则生阳。由于阳虚体质易受寒邪侵袭，故而运动时要注意防风保暖，尽量选择阳光充足，较为温暖的天气进行户外活动，根据"春夏养阳，秋冬养阴"的中医理论，最好选择在春夏季节进行锻炼，如散步、慢跑、球类活动等，秋冬季节的锻炼宜在阳光充足的上午，或是防寒避风的室内，秋冬可适当减少体能消耗，选择节奏稍慢的运动项目，如太极拳、五禽戏、八段锦等，以振奋阳气，促进阳气的生发和流通。注意年老体弱之人，运动量不可过大，以防汗出伤阳。

（3）音乐疗法

阳虚体质之人宜听一些激扬、高亢、欢快的音乐，以调动情绪，可多听角音、徵音的音乐，以振奋阳气，增加人体活力。角音可以通达气机，代表曲目有《列子御风》《庄周梦蝶》《春风得意》《江南丝竹乐》等。徵音可振奋精神，导气养神，代表曲目有古琴曲《渔樵问答》《玉楼春晓》《欸乃》等。

（4）代茶饮

姜红茶

原料：生姜一块、红茶 5 g。

方法：将生姜清洗干净，打碎，将红茶用适量沸水冲泡，加入打碎的生姜末，可加适量木糖醇调味。

功效：温中散寒。

（5）药膳

当归生姜羊肉汤

原料：羊肉 500 g、当归 20 g、生姜 20 g、盐适量。

方法：把羊肉洗净切块，加入当归、生姜，加水煮沸，沸腾后转小火炖煮，煮至肉酥烂，香味出，加适量盐调味即可。

功效：温阳祛寒，补益气血。

（6）足浴方

原料：附片 10 g、桂枝 20 g、艾叶 15 g。

方法：将所有药材放入锅中，加水煎煮 30 分钟，去渣取汁，将汁液倒入浴盆中，再加入适量开水，先熏蒸，后浴足、熏泡，待水温合适后（40 ℃左右）进行脚部按摩。每晚睡前泡脚半小时左右。

注意事项：泡脚时间不能太长，以身上微微汗出为宜；饭后半小时内不宜泡脚，避免影响胃的消化吸收功能；泡脚用具最好选取能让双脚舒服地平放的，水位以浸泡到小腿为宜；皮肤有外伤者忌用此方法；患有严重疾病者请在医生指导下应用。

（7）中医外治法

① 耳穴压豆

取穴：腰骶椎、皮质下、内分泌、胰胆、肾、神门。

方法：耳廓常规消毒后，将胶布剪成 0.8 cm×0.8 cm 大小，放 1 粒王不留行籽粘上，随即贴压在所选耳穴上，由轻到重按压数十下。患者每日自己按压耳贴 3～5 次，每次每穴按压 1～2 分钟。

疗程：每隔 1～2 天换贴压另一侧耳穴。10 次为一疗程。休息 10～15 天，再做下一疗程治疗。

② 穴位按摩

- 足三里

取穴方法：将膝关节屈膝，可以摸到胫骨外侧有一个明显的凹陷，将除拇指外的其余四指并拢，在凹陷往下大概四横指的位置，胫骨外侧边缘约一中指宽的地方就是足三里穴了。

操作方法：找准足三里位置后，可用拇指端按揉，轻重以自觉酸胀为度，次数不计，闲暇时都可操作。或用手空心握拳，左右交替击打足三里，轻重、次数同上所述。

- 气海

取穴方法：取仰卧姿势，在前正中线上，肚脐以下两横指即是此穴。

操作方法：用大拇指揉按气海穴，让穴位的局部有酸胀的感觉即可，每次 2～3 分钟，每天可以 2 次或 3 次。

③ 针刺治疗

取穴：合谷、内关、曲池、足三里、太冲、然谷。

方法：各穴均用平补平泻法，以补法为主，针刺每次留针20分钟。

疗程：隔日1次，连续治疗10次。

④ 穴位贴敷

取穴：神阙。

组成：韭子50 g、肉桂20 g、丁香10 g、冰片3 g、白酒适量。

方法：将韭菜子用盐水拌湿润，炒干与其他药物共研为细末，储瓶备用，敷贴时取药末15 g，温水或白酒调成膏状，每晚睡前敷于脐中神阙穴，外用胶布固定即可。

疗程：每天1换，10次为1个疗程。

⑤ 艾灸

取穴：合谷、曲池、气海、命门、足三里、关元、神阙。

灸法：每次随症选取1个或2个穴，艾条温和灸，每穴2~3分钟，或艾炷灸3~5壮。

疗程：每日或隔日灸治1次，7次为一疗程，疗程间隔3~5天。

⑥ 刮痧

取穴：足三里、脾俞、肾俞、命门、志室。

操作方法：仰卧位，刮足三里穴，以皮肤潮红为度。俯卧位，刮脾俞、肾俞、命门、志室穴。刮痧采用补法，刮至皮肤有热感即可，肌肤深部有热感，温肾阳效果更佳。刮痧后嘱患者多饮白开水，当天勿洗浴，注意保暖。

疗程：初次治疗时间不宜过长。一般10次为一疗程。

⑦ 拔罐

取穴：肾俞、关元、太溪。

方法：选择中号或大号拔火罐，用闪火法将罐吸拔于肾俞、关元、太溪穴，留罐10~20分钟，至皮肤充血或轻度瘀血为止，也可选用负压罐或橡胶罐等。此法有补肾壮阳、健脾益阳的作用。

疗程：每月拔罐1次。

2. 中医辨证治疗

病机：阳气亏虚，温煦失职。

症状：平素畏冷，手足不温，喜热饮食，精神不振，舌淡胖嫩，脉沉迟。

治疗原则：温补肾阳。

方药：金匮肾气丸加减。

3. 医案

胡某，女，50岁，于2020年12月来我院就诊。主诉：乏力7月余。患者糖尿病病史3年。刻下症：乏力，精神疲倦，口干，畏寒肢冷，偶有头晕，腰膝酸软，纳眠可，小便清长，大便不成形，舌淡苔薄白，脉沉。中医诊断：消渴。证型：肾阳不足。治疗原则：温补肾阳。西医诊断：2型糖尿病。体质分类：阳虚体质。方药：金匮肾气丸加减。组成：制附子9 g，桂枝9 g，熟地15 g，山药15 g，山茱萸12 g，丹皮12 g，茯苓15 g，泽泻12 g，白术15 g，黄芪15 g，14剂，水煎服，日1剂。患者服药两周后复诊，效可，诸症改善，嘱后续服用中成药金匮肾气丸，不适随诊。

（四）气虚质

1. 养生保健

（1）饮食注意事项

气虚质的糖尿病患者在饮食上应注意增补元气，低盐低糖低脂饮食，选择营养丰富且易于消化的食物，多食性平偏温、健脾益气的食物，如胡萝卜、山药、香菇、莲子、白扁豆、黄豆、鸡肉、鸡蛋、牛肉、粳米、鳝鱼等，饮食不宜过于滋腻，尽量避免食用空心菜、槟榔、生萝卜等耗气的食物，不宜多食生冷苦寒、辛辣燥热的食物。

（2）运动疗法

对于气虚质的糖尿病患者来说，运动的时间不宜过久，每次运动时间以半小时左右为宜，运动前后要进行充分的热身，不宜选用强度较大的运动，以柔缓、低强度的有氧运动为主，如健步走、太极拳、太极剑、八段锦等，不管选择哪一种运动锻炼，都要量力而行，微微出汗即可，不宜出汗过多。在运动过程中，应随身携带小饼干等含糖食品，谨防低血糖的发生。锻炼期间如有任何不适，立即中断运动，原地休息。

（3）音乐疗法

气虚质的糖尿病患者适宜收听宫音、商音的音乐。宫音音乐平和而流畅，敦厚而辽阔。气虚体质的患者多听宫音音乐，可以达到调和脾胃、补气养血的作用，使心情归于平和，摆脱焦虑，从而达到舒适放松的状态。宫音的代表曲目有《梅花三弄》《阳春》《鹤鸣九皋》《月儿高》等。商音和润清脆，编钟、三角铁等敲击的声音多为商音。聆听商音可以达到通畅精神的作用。商音的代表曲目有《长清》《春江花月夜》等。

（4）代茶饮

① 桑芪茶

原料：取桑叶9 g、黄芪6 g、当归6 g。

方法：将上述药材用清水洗净，然后放入茶杯中，加适量沸水冲泡。盖盖浸泡半小时后，代茶饮用。

功效：益气养血，降糖。

② 三参茶

原料：党参、人参、太子参各10 g。

方法：将上述药材用清水洗净，然后放入茶杯中，加适量沸水冲泡。盖盖浸泡半小时后，代茶饮用。

功效：益气健脾。

（5）药膳

鳝鱼香菇豆腐汤

原料：鳝鱼、香菇、豆腐适量，葱段、姜片。

方法：鳝鱼除净内脏后，洗净切段，豆腐切块，香菇切片。锅中加入适量油烧热，放入鳝鱼煸炒片刻，加料酒、葱段、姜片、豆腐、香菇一起炖煮，加盐入味，煮熟后盛出即可。

功效：益气和中，生津润燥。

（6）足浴方

芪术养气汤

组成：黄芪30 g、白术10 g、桔梗、五味子各6 g。

方法：将所有药材放入锅中，加水煎煮30分钟，去渣取汁，将汁液倒入浴盆中，再加入适量开水，先熏蒸，后浴足、熏泡，后待水温合适后（40 ℃左右）进行脚部按摩。每晚睡前泡脚半小时左右。

注意事项：糖尿病患者要特别留意水温的高低，泡脚时间不能太长，以身上微微汗出为宜；饭后半小时内不宜泡脚，避免影响胃的消化吸收功能；泡脚用具最好选取能让双脚舒服地平放的，水位以浸泡到小腿为宜；皮肤有外伤者忌用此方法；患有严重疾病者请在医生指导下应用。

（7）中医外治法

① 耳穴压豆

取穴：内分泌、肺、脾、神门、肾上腺。

在**糖尿病**慢病管理中的应用

方法：耳廓常规消毒后，将胶布剪成 0.8 cm×0.8 cm 大小，放 1 粒王不留行籽粘上，随即贴压在所选耳穴上，由轻到重按压数十下。气虚证用中刺激补法。患者每日自己按压耳贴 3～5 次，每次每穴按压 1～2 分钟。

疗程：每隔 1～2 天换贴压另一侧耳穴。10 次为一疗程。休息 10～15 天，再做下一疗程治疗。

② 穴位按摩

- 气海穴

取穴方法：在下腹部，前正中线上，脐下 2 横指（食指、中指两指，约 1.5 寸）处。

操作方法：用指腹或指尖在相应穴位上做按压转动的动作，需要轻柔、均匀、和缓的力度。每次按摩 2～3 分钟，每日按摩 3～5 次。

③ 贴敷

取穴：气海、关元、足三里。

组成：黄芪 15 g、当归 15 g、党参 12 g、白术 9 g。

方法：将上述药材研磨成末，加入适量姜汁搅成膏状，用穴位贴贴敷于相应穴位。

④ 艾灸

取穴：神阙、气海、脾俞、胃俞、中脘。

灸法：每次随症选取 1 个或 2 个穴，艾条温和灸，每穴 2～3 分钟，或艾炷灸 3～5 壮。神阙用隔姜灸或隔盐灸，每次 5～7 壮。

2. 中医辨证治疗

病机：元气亏虚。

症状：神疲乏力，少气懒言，气短，头晕目眩，自汗，动则诸症加剧，舌质淡嫩，脉虚。

治疗原则：健脾益气，养阴生津。

方药：生脉散合七味白术散加减。

3. 医案

刘某，女，53 岁，于 2021 年 3 月来我院就诊。主诉：血糖升高 3 年伴乏力 7 天。现病史：既往糖尿病史 3 年，现口服二甲双胍、拜唐苹，空腹血糖控制在 7～9 mmol/L，近 7 天出现明显乏力，遂来我院就诊。刻下症：头晕，倦怠乏力，面色萎黄，口渴，汗多，腹胀，纳食不佳，眠差，小便多，大便溏薄，舌淡苔白，脉细弱。中医诊断：消渴。证型：脾气虚证。治疗原则：健脾益气，养阴生津。西医诊断：糖尿病。体质分类：气虚体质。方药：生脉散合七味白术散加减。党参 15 g，麦冬 15 g，茯苓 15 g，炒白术 15 g，藿香 20 g，葛根 20 g，五味子 6 g，炙甘草 6 g，7 剂，水煎服，日 1 剂。服药后，患者症状好转，上方继服。

（五）痰湿质

1. 养生保健

（1）饮食注意事项

痰湿质的糖尿病患者适宜食用具健脾祛湿化痰功效的食物如白萝卜、扁豆、薏苡仁、赤小豆、包菜、山药、冬瓜、海带等，不宜食用肥甘油腻、甜味助痰的食物，如石榴、李子、甲鱼、田螺、鸭肉、饮料、饴糖等，应适当限制食盐的摄入。

（2）运动疗法

痰湿质的糖尿病患者应尽量选择中低强度、有连续性的运动，如散步、慢跑、游泳、乒乓球、太极拳、太极剑等。痰湿质的糖尿病患者体型一般偏肥胖，在锻炼时要注意运动的节奏，循序渐进，切不可一次性长时间高强度运动，运动以全身微微出汗、不感觉过度疲惫为宜，尤其要注意在运动过程中随身携带补充能量的小零食，谨防低血糖发生。

（3）音乐疗法

痰湿质的糖尿病患者适宜多听角音的音乐。角音音乐生机盎然，清和而高畅，可以振奋精神，让人豁然开朗，如古琴曲《列子御风》《庄周梦蝶》《江南好》《春风得意》《江南丝竹乐》等。

（4）代茶饮

茯苓薏苡仁茶

原料：茯苓、薏苡仁各 10 g。

方法：将上述药材用清水洗净，然后放入茶杯中，加适量沸水冲泡。盖盖浸泡半小时后，代茶饮用。

功效：祛湿健脾。

（5）药膳

海带冬瓜苡仁汤

原料：海带 20 g、薏苡仁 30 g、冬瓜适量。

方法：将薏苡仁加水先煮 20 分钟，冬瓜切块同海带一起炖煮，煮熟即可。

功效：消痰，软坚，利水。

（6）足浴方

二术汤

组成：苍术、白术各20 g，厚朴、石菖蒲各10 g。

方法：将所有药材放入锅中，加水煎煮30分钟，去渣取汁，将汁液倒入浴盆中，再加入适量开水，先熏蒸，后浴足、熏泡，待水温合适后（40 ℃左右）进行脚部按摩。每晚睡前泡脚半小时左右。

注意事项：糖尿病患者要特别留意水温的高低，泡脚时间不能太长，以身上微微汗出为宜；饭后半小时内不宜泡脚，避免影响胃的消化吸收功能；泡脚用具最好选取能让双脚舒服地平放的，水位以浸泡到小腿为宜；皮肤有外伤者忌用此方法；患有严重疾病者请在医生指导下应用。

（7）中医外治法

① 耳穴压豆

取穴：肺、脾、三焦、肾、内分泌。

方法：每次取3个或4个穴。耳廓常规消毒后，将胶布剪成0.8 cm×0.8 cm大小，放1粒王不留行籽粘上，随即贴压在所选耳穴上，由轻到重按压数十下。痰湿证用中等刺激强度。患者每日自己按压耳贴3~5次，每次每穴按压1~2分钟。

疗程：每隔1~2天换贴压另一侧耳穴。10次为一疗程。休息10~15天，再做下一疗程治疗。

② 穴位按摩

• 丰隆穴

取穴方法：在外踝上8寸，胫骨前缘外侧1.5寸，胫腓骨之间。

操作方法：用指腹或指尖在相应穴位上做按压转动的动作，需要轻柔、均匀、和缓的力度。每次按摩2~3分钟，每日按摩3~5次。

③ 贴敷

取穴：脾俞、阴陵泉、丰隆、太溪。

组成：茯苓、泽泻、冬瓜皮、荷叶、山楂各15 g。

方法：将上述药材研磨成末，加入适量姜汁搅成膏状，用穴位贴贴敷于相应穴位。

④ 艾灸

取穴：曲池、丰隆、足三里、脾俞。

灸法：每次随症选取 1 个或 2 个穴，艾条温和灸，每穴 2～3 分钟，或艾炷灸 3～5 壮。

2. 中医辨证治疗

病机：脾虚湿盛。

症状：形体肥胖，乏力，口渴口黏，胸脘痞闷，恶心纳呆，头晕目眩，舌体胖大，苔腻，脉濡滑。

治疗原则：健脾理气，除湿化痰。

方药：参苓白术散加减。

3. 医案

高某，男，50 岁，于 2020 年 9 月来我院就诊。主诉：血糖升高 2 年余，口干口渴加重 7 天余。现病史：患者 2 年前无明显诱因出现口干口渴，测空腹血糖 7.9 mmol/L，餐后 2 h 血糖 12.5 mmol/L，诊断为"2 型糖尿病"。7 天前口干口渴加重，遂来我院就诊。刻下症：口干口渴，神疲乏力，面色萎黄，形体肥胖，汗出，纳呆腹胀，眠差，二便调，舌淡胖，边有齿痕，苔白腻，脉滑细。中医诊断：消渴。证型：脾虚湿盛。治疗原则：健脾理气，除湿化痰。西医诊断：糖尿病。体质分类：痰湿体质。方药：参苓白术散加减。组成：党参 15 g，炒白术 15 g，茯苓 15 g，桔梗 9 g，莲子 9 g，砂仁 9 g，山药 15 g，薏苡仁 15 g，炒酸枣仁 30 g，炙甘草 6 g，7 剂，水煎服，日 1 剂。复诊：服药后口干口渴减轻，乏力改善，眠差稍有缓解，但仍寐后易醒，故上方加夜交藤 30 g，7 剂。再诊，患者诸症均有改善，上方继服。

四、糖尿病肾病

（一）阴虚质

1. 养生保健

（1）饮食注意事项

阴虚体质之人往往阴液不足，易生虚火，故饮食上宜少吃辛辣刺激、性味温热的食物，如辣椒、花椒、羊肉、韭菜、桂圆等，以防耗伤阴液，亦应避免煎炸烧烤等烹饪方式，采用蒸煮等清淡的烹饪方式对阴虚体质之人更为有益。可多食冬瓜、百合、荸荠等甘凉滋润的食物，可达到生津止渴、滋阴润燥的作用。另外，建议糖尿病肾病患者要少吃盐，限制高嘌呤食物，不吃动物内脏和黄豆、豆浆等豆制品，低脂低蛋白饮食。

（2）运动疗法

阴虚体质是由体内津液精血等阴液不足造成的。阴虚体质的人运动的时候往往容易出现出口渴干燥、面色潮红、小便少等症状，所以阴虚体质的人只适合做中小强度、间断性的身体练习。阴虚质的人大部分消瘦，容易上火，皮肤干燥。可以适当进行游泳锻炼，这样可以及时滋润肌肤、缓解皮肤干燥。还可以选择太极拳、太极剑、八段锦、气功等动静结合的传统健身项目。锻炼时要控制出汗量，及时补充水分。忌夏练三伏和蒸桑拿。建议糖尿病肾病患者每周至少进行150分钟中等强度有氧活动，每周至少5天，每次至少30分钟。

（3）音乐疗法

阴虚体质之人宜多听羽音、商音的音乐。羽音入肾，肾为水之下源，多为水声、鼓声等乐，羽调古琴曲有《乌夜啼》《雉朝飞》等。商音入肺，肺为水之上源，金属、石制品的古乐器，发出的清脆之声多为商音，商音古琴曲有《长清》《石上流泉》《潇湘水云》等。

（4）代茶饮

枸杞山药茶

原料：枸杞子5 g、怀山药5 g。

方法：将上述两味茶材加适量水，小火熬煮30分钟左右，代茶饮用。

功效：滋阴益肾。

（5）药膳

虫草老鸭汤

原料：冬虫夏草15 g，鸭一只，调味料适量。

方法：将鸭和虫草放入锅内隔水炖熟，加点调味料即可。每星期可食用一两次。

功效：滋阴益肾，补肺生津。

（6）足浴方

原料：枸杞子、女贞子、墨旱莲各15 g。

方法：将所有药材放入锅中，加水煎煮30分钟，去渣取汁，将汁液倒入浴盆中，再加入适量开水，先熏蒸，后浴足、熏泡，后待水温合适后（40 ℃左右）进行脚部按摩。每晚睡前泡脚半小时左右。

注意事项：糖尿病患者要特别留意水温的高低，泡脚时间不能太长，以身上微微汗出为宜;饭后半小时内不宜泡脚,避免影响胃的消化吸收功能;泡脚用具最好选取能让双脚舒服地平放的,水位以浸泡到小腿为宜;皮肤有外伤者忌用此方法;患有严重疾病者请在医生指导下应用。

(7) 中医外治法

① 耳穴压豆

取穴:胰胆、肾、肝、脾、胃、内分泌、神门。

方法:耳廓常规消毒后,将胶布剪成 0.8 cm×0.8 cm 大小,放 1 粒王不留行籽粘上,随即贴压在所选耳穴上,由轻到重按压数十下。患者每日自己按压耳贴 3~5 次,每次每穴按压 1~2 分钟。

疗程:每隔 1~2 天换贴压另一侧耳穴。10 次为一疗程。休息 10~15 天,再做下一疗程治疗。

② 穴位按摩

• 太溪穴

取穴方法:正坐,平放足底,穴位位于足内侧,内踝后方与跟骨筋腱之间的凹陷处。也就是说在内踝与跟腱之间的凹陷处。双侧对称。

操作方法:右手大拇指紧按右踝太溪穴,用拇指腹部或指尖做按压转动的动作,同时做顺时针滑动。然后换左手按摩左踝太溪穴,动作要领相同。需要轻柔、均匀、和缓,力度以感舒适为度。每次按摩 100~160 次,每日早晚各 1 遍,左右两穴都须按摩。

• 阴陵泉

取穴方法:患者应采用正坐或仰卧的取穴姿势,该穴位于人体的小腿内侧,膝下胫骨内侧凹陷中,与阳陵泉相对。

操作方法:右手大拇指紧按右腿阴陵泉穴,用拇指腹部或指尖做按压转动的动作,同时做顺时针滑动。然后换左手按摩左腿阴陵泉,动作要领相同。需要轻柔、均匀、和缓,力度以感舒适为度。每次按摩 100~160 次,每日早晚各 1 遍,两腿都须按摩。

• 肾俞穴

取穴方法:患者可采取俯卧位,肾俞穴位于人体背腰部,在第二腰椎棘突旁开 1.5 寸处。

操作方法:双手拇指点按肾俞穴,用拇指腹部或指尖做按压转动的动作,需要轻柔、均匀、和缓,大约 50 次,以感觉胀痛为宜。

③ 针刺治疗

取穴:神门、内关、手三里、复溜、三阴交、太溪、肾俞、然谷。

方法：各穴均用平补平泻法，以补法为主，针刺每次留针20分钟。此法有益气滋阴、养精益血的作用。

疗程：隔日1次，连续治疗10次。

④ 穴位贴敷

取穴：神阙。

组成：五倍子30 g，何首乌30 g。

方法：将上两味药研末醋调，取适量于晚上临睡前贴敷神阙穴，外盖塑料薄膜，再用胶布密封固定。敷1天后取下。

疗程：每日1次。

⑤ 刮痧疗法

取穴：内关、神门、三阴交、阴陵泉、太溪、肾俞。

操作方法：仰卧位，刮内关、神门、三阴交、太溪、阴陵泉穴，以皮肤潮红为度。俯卧位，刮肾俞穴，以皮肤潮红为度。刮痧采用平补平泻法，刮至皮肤微有热感或皮肤微微发红即可，不必刻意追求出痧。刮痧后嘱患者多饮白开水，当天勿洗浴，注意保暖。

疗程：初次治疗时间不宜过长。一般10次为一疗程。

⑥ 拔罐疗法

取穴：心俞、肾俞、三阴交。

方法：操作时，病人取坐位，选取中口径玻璃罐以闪火法吸拔诸穴10分钟。此法有滋阴降火的作用。

疗程：一般每日或隔日1次，10次为一疗程。

2. 中医辨证治疗

病机：阴液亏损，燥热偏盛。

症状：手足心热，口燥咽干，鼻微干，喜冷饮，大便干燥，舌红少苔，脉细数。

治疗原则：滋肾养阴，填精益气。

方药：左归丸加减。

3. 医案

蔡某，男，67岁，2020年6月于我院就诊。主诉：夜尿频多1月余。患者糖尿病病史8年，空腹血糖：8.7 mmol/L，尿蛋白：++。刻下症：夜尿频，一夜3次或4次，色黄，有泡沫，口干，时盗汗，倦怠乏力，偶有眩晕，耳鸣健忘，腰背酸痛，纳眠可，大便调，舌红苔薄，脉沉微数。中医诊断：消渴。证型：肾阴亏虚。治疗原则：滋肾养阴，填精益气。西医诊断：2型糖尿病，糖尿病肾病。体质分类：阴虚体质。方药：左归丸加减。组成：熟地黄15 g，酒萸肉12 g，山药15 g，菟丝子9 g，枸杞子12 g，鹿角胶（烊化）3 g，龟板胶（烊化）3 g，川牛膝9 g，玉竹15 g，麦冬18 g，黄芪30 g，五味子9 g，7剂，水煎服，日1剂。患者服中药一周后复诊，诸症改善，嘱继服14剂，不适随诊。

（二）气虚质

1. 养生保健

（1）饮食注意事项

气虚质的糖尿病肾病患者在饮食上应该以培补元气、低盐低脂低糖、优质蛋白饮食为主，多食性平偏温、富含维生素的食物，少食耗气散气、生冷辛辣、肥甘厚味之品，尤其要注意避免高蛋白饮食。对气虚质的糖尿病肾病患者来说，山药、小米、牛肉、鸡肉、香菇、菠菜等益气健脾的食物适当食用有助于病情改善，诸如冷饮、大蒜、辣椒、槟榔、生萝卜等生冷苦寒、辛辣刺激、耗气破气之品应尽量避免食用，同时应注意，糖尿病肾病的患者要低优蛋白饮食，蛋白的摄入可选取牛奶、鸡蛋清、鱼类、瘦肉等，豆制品等植物蛋白应限制摄入。以免增加肾脏负担。

（2）运动疗法

对气虚质的糖尿病肾病患者来说，运动的时间不宜过久，以每次运动时间半小时左右为宜，运动前后要进行充分的热身，不宜选用强度较大的运动，以柔缓、低强度的有氧运动为主，如健步走、太极拳、太极剑、八段锦等，不管选择哪一种运动锻炼，都要量力而行，微微出汗即可，不宜出汗过多。在运动过程中，应随身携带小饼干等含糖食品，谨防低血糖的发生，锻炼期间如有任何不适，立即中断运动，原地休息。

（3）音乐疗法

气虚质的糖尿病肾病患者适宜收听宫音、商音、羽音的音乐。宫音音乐平和而流畅，敦厚而辽阔。气虚体质的患者多听宫音音乐，可以达到调和脾胃、补气养血的作用，使心情归于平和，摆脱焦虑，从而达到舒适放松的状态。宫音的代表曲目有《梅花三弄》《阳春》《月儿高》《鹤鸣九皋》等。商音和润清脆，编钟、三角铁等敲击的声音多为商音，聆听商音可以达到通畅精神的作用。商音的代表曲目有《慨古吟》《长清》《潇湘水云》等。羽调音乐多澄净清邈，如行云流水。聆听羽音音乐可以荡涤心灵。羽音代表曲目有《二泉映月》《梁祝》《汉宫秋月》《乌夜啼》《雉朝飞》等。

（4）代茶饮

① 黄芪山药乌梅汤

原料：黄芪 15 g，山药 15 g，乌梅 9 g。

方法：将上述药材用清水洗净，然后放入茶杯中，加适量沸水冲泡。盖盖浸泡半小时后，代茶饮用。

功效：益气补肾，生津止渴。

② 芪参四味汤

原料：黄芪、太子参、山药、生地各 10 g。

方法：将上述药材用清水洗净，然后放入茶杯中，加适量沸水冲泡。盖盖浸泡半小时后，代茶饮用。

功效：益气补肾。

（5）药膳

猪胰山药汤

原料：猪胰 1 个，黄芪 15 g，山药一根。

方法：猪胰洗净切片，山药去皮，洗净切片，将猪胰、黄芪、山药一同放入砂锅中，加清水炖熟，加少许料酒、盐调味即可。

功效：益肾补气降糖。

（6）足浴方

芪归五物汤

组成：黄芪 30 g、当归 15 g、白术 15 g、熟地 15 g、肉苁蓉 15 g。

方法：将所有药材放入锅中，加水煎煮 30 分钟，去渣取汁，将汁液倒入浴盆中，再加入适量开水，先熏蒸，后浴足、熏泡，后待水温合适后（40 ℃左右）进行脚部按摩。每晚睡前泡脚半小时左右。

注意事项：糖尿病患者要特别留意水温的高低，泡脚时间不能太长，以身上微微汗出为宜；饭后半小时内不宜泡脚，避免影响胃的消化吸收功能；泡脚用具最好选取能让双脚舒服地平放的，水位以浸泡到小腿为宜；皮肤有外伤者忌用此方法；患有严重疾病者请在医生指导下应用。

（7）中医外治法

① 耳穴压豆

取穴：内分泌、肺、脾、神门、肾上腺。

方法：耳廓常规消毒后，将胶布剪成 0.8 cm × 0.8 cm 大小，放 1 粒王不留行籽粘上，随即贴压在所选耳穴上，由轻到重按压数十下。气虚证用中刺激补法。患者每日自己按压耳贴3~5次，每次每穴按压1~2分钟。

疗程：每隔1~2天换贴压另一侧耳穴。10次为一疗程。休息10~15天，再做下一疗程治疗。

② 穴位按摩

• 足三里穴

取穴方法：在小腿前外侧，外膝眼下3寸、距胫骨前缘一横指处。

操作方法：用指腹或指尖在相应穴位上做按压转动的动作，需要轻柔、均匀、和缓的力度。每次按摩2~3分钟，每日按摩3~5次。

③ 贴敷

取穴：气海、环跳、太溪。

组成：黄芪15 g、党参12 g、白术9 g、葛根9 g、丹参9 g、赤芍6 g。

方法：将上述药材研磨成末，加入适量姜汁搅成膏状，用穴位贴贴敷于相应穴位。

④ 艾灸

取穴：神阙、气海、脾俞、胃俞、肾俞、中脘。

灸法：每次随症选取1个或2个穴，艾条温和灸，每穴2~3分钟，或艾炷灸3~5壮。神阙用隔姜灸或隔盐灸，每次5~7壮。

2. 中医辨证治疗

病机：元气亏虚。

症状：神疲乏力，少气懒言，气短，头晕目眩，自汗，动则诸症加剧，舌质淡嫩，脉虚。

治疗原则：益气活血养阴。

方药：当归补血汤合六味地黄丸加减。

3. 医案

王某，女，58岁，于2020年10月来我院就诊。主诉：血糖升高6年，双下肢浮肿3周。现病史：患者既往糖尿病史6年，3周前无明显诱因出现双下肢浮肿、麻木，现口服"二甲双胍、拜唐苹"，空腹血糖控制在8~10 mmol/L，查尿蛋白++，肌酐指标正常。刻下症：口咽干燥，倦怠乏力，腰膝酸软，双下肢浮肿、麻木，纳眠差，夜尿频，大便偏干，舌质暗红，苔薄黄，脉细滑。中医诊断：消渴病肾病。证型：气阴两虚。治疗原则：益气活血养阴。西医诊断：糖尿病肾病。体质分类：气虚体质。方药：当归补血汤合六味地黄丸加减。组成：黄芪 30 g，当归 20 g，生地黄 15 g，炒山药 15 g，酒萸肉 12 g，牡丹皮 15 g，泽泻 15 g，茯苓 15 g。复诊，服药后，口干多饮改善，双下肢水肿减轻，予原方续服 7 剂。

（三）血瘀质

1. 养生保健

（1）饮食注意事项

血瘀体质之人血行迟缓不流畅，宜少吃收涩、寒凉、生冷的食物，如冰制品、荸荠、冬瓜、绿豆、梨子、柿子、田螺、螺蛳等，以免凝滞血脉。宜多吃行气活血的食物，以促进体内血液循环，如山楂、香菜、芹菜、萝卜等。日常生活中应少油少盐，多饮水，防止血黏度增高。另外，建议糖尿病肾病患者要少吃盐，限制高嘌呤食物，不吃动物内脏和黄豆、豆浆等豆制品，低脂低蛋白饮食。

（2）运动疗法

血瘀体质之人气血运行不畅，运动疗法是促进血液运行最简便的调体方法。通过运动从而使全身经络、气血通畅，脏腑调和。平时应坚持进行促进气血运行的锻炼，如太极拳、太极剑、八段锦及各种健身操等，以达到改善体质的目的。血瘀体质之人心血管功能较弱，不适合做强度负荷大的体育锻炼，并且在运动过程中要及时补充水分。建议糖尿病肾病患者每周至少进行 150 分钟中等强度有氧活动，每周至少 5 天，每次至少 30 分钟。

（3）音乐疗法

血瘀体质之人宜多听舒缓流畅的音乐，收听角音、徵音的音乐。角音入肝，肝主疏泄。角音朝气蓬勃，生机盎然，可为木鱼、古箫、竹笛等乐。角音代表曲目有《庄周梦蝶》《江南好》《春风得意》《江南丝竹乐》等。徵音入心，心主血脉，其华在面，丝弦、唢呐与管弦乐的演奏，多为徵音音乐，如古琴曲《四大景》《玉楼春晓》《渔樵问答》等。

（4）代茶饮

牛膝益母饮

原料：牛膝 5 g、益母草 5 g。

方法：将上述两味茶材加适量水，小火熬煮 30 分钟左右，代茶饮用。

功效：补肾活血，利水消肿。

(5) 药膳

牛膝丝瓜汤

原料：丝瓜 300 g、牛膝 15 g、猪瘦肉 30 g、葱姜及调味品适量。

方法：将丝瓜、牛膝、猪肉洗净切好备用；炒锅置武火上烧热，加入油，待油烧至六成热时，下入姜丝、葱段爆香；再加入 1 800 mL 清水，置武火上烧沸；然后放入丝瓜、肉片、牛膝煮熟，加入盐、鸡精即成。

功效：活血化瘀，补益肝肾。

(6) 足浴方

原料：川牛膝、丹参、红花各 15 g。

方法：将所有药材放入锅中，加水煎煮 30 分钟，去渣取汁，将汁液倒入浴盆中，再加入适量开水，先熏蒸，后浴足、熏泡，后待水温合适后（40 ℃左右）进行脚部按摩。每晚睡前泡脚半小时左右。

注意事项：糖尿病患者要特别留意水温的高低，泡脚时间不能太长，以身上微微汗出为宜；饭后半小时内不宜泡脚，避免影响胃的消化吸收功能；泡脚用具最好选取能让双脚舒服地平放的，水位以浸泡到小腿为宜；皮肤有外伤者忌用此方法；患有严重疾病者请在医生指导下应用。

(7) 中医外治法

① 耳穴压豆

取穴：交感、内分泌、心、肝、脾、肾、胆。

方法：耳廓常规消毒后，将胶布剪成 0.8 cm×0.8 cm 大小，放 1 粒王不留行籽粘上，随即贴压在所选耳穴上，由轻到重按压数十下。患者每日自己按压耳贴 3～5 次，每次每穴按压 1～2 分钟。

疗程：每隔 1～2 天换贴压另一侧耳穴。10 次为一疗程。休息 10～15 天，再做下一疗程治疗。

② 穴位按摩

• 三阴交

取穴方法：取此穴位时可采用正坐的姿势，该穴位于足内踝尖上 3 寸，胫骨后方凹陷处。

操作方法：将左脚架于右腿上，用右手的拇指或中指指端用力按压左侧三阴交穴，一压一放为 1 次，按压 50 次；然后改为先顺时针方向、后逆时针方向各按揉此穴 5 分钟，也可以使用按摩棒或光滑的木棒按揉，注意力量柔和，以感觉酸胀为度，不可力量过大，以免伤及皮肤。然后换右脚，方法同上。

在**糖尿病**慢病管理中的应用

- 肝俞穴

取穴方法：取俯卧姿势，后正中线，人的肩胛骨下角平对第七胸椎，向下数两个椎体就是第九胸椎，在棘突下左右旁开两横指即是肝俞穴。

操作方法：需他人以两手大拇指点压此穴，自觉局部有酸、麻、胀感觉时，以顺时针方向按摩，坚持每分钟按摩80次，每日按摩2~3次。

- 然谷穴

取穴方法：患者应采用正坐或仰卧的取穴姿势，然谷穴位于足内侧，足舟骨粗隆下方，赤白肉际处。

操作方法：首先要准确地找到然谷穴，用大拇指用力往下按，按下去后马上放松。当大拇指按下去的时候，穴位周围乃至整个腿部的肾经上都会有强烈的酸胀感，但随着手指的放松，酸胀感会马上消退。等酸胀感消退后，再按上面的方法按摩，如此重复10~20次。双脚上的然谷穴都要按。

- 肾俞穴

取穴方法：患者可采取俯卧位，肾俞穴位于人体背腰部，在第二腰椎棘突旁开1.5寸处。

操作方法：双手拇指点按肾俞穴，用拇指腹部或指尖做按压转动的动作，需要轻柔、均匀、和缓，大约50次，以感觉胀痛为宜。

③ 针刺治疗

取穴：内关、血海、太冲、太溪、三阴交。

方法：各穴均用平补平泻法，以泻法为主，针刺每次留针20分钟。此法有益气行气、活血化瘀的作用。

疗程：隔日1次，连续治疗10次。

④ 艾灸

取穴：膻中、气海、肝俞、膈俞、足三里、次髎、肾俞。

灸法：每次随症选取1个或2个穴，艾条温和灸，每穴2~3分钟，或艾炷灸3~5壮。神阙用隔姜灸或隔盐灸，每次5~7壮。

疗程：每日或隔日灸治1次，7次为一疗程，疗程间隔3~5天。

⑤ 刮痧

取穴：血海、阳陵泉、地机、肝俞、肾俞、命门、大肠俞、八髎。

操作方法：仰卧位，刮血海、阳陵泉、地机穴，以皮肤潮红为度。俯卧位，刮肝俞、肾俞、命门、大肠俞、八髎穴，以皮肤潮红为度。刮痧采用平补平泻法，刮至皮肤微有热感或皮肤微微发红即可，不必刻意追求出痧。刮痧后嘱患者多饮白开水，当天勿洗浴，注意保暖。

疗程：初次治疗时间不宜过长。一般10次为一疗程。

⑥ 拔罐疗法

取穴：膈俞、肝俞、三阴交、肾俞。

方法：操作时，病人取坐位，选取中口径玻璃罐以闪火法吸拔诸穴10～15分钟。此法有活血化瘀的作用。

疗程：每月治疗1次，3次为一疗程。

2. 中医辨证治疗

病机：由于气虚、气滞、血寒等原因血行不畅，凝滞成瘀。

症状：肤色晦暗，色素沉着，容易出现瘀斑，口唇黯淡，舌黯或有瘀点，舌下络脉紫黯或增粗，脉涩。

治疗原则：活血化瘀，行气止痛。

方药：血府逐瘀汤加减。

3. 医案

林某，男，70岁，于2021年5月来我院就诊。主诉：小便带泡沫3周余。既往史：患者糖尿病肾病病史两年。刻下症：小便泡沫多，双下肢水肿，口唇色暗，口干口渴，胸部时有刺痛，烦躁易怒，纳可，失眠多梦，大便稍干，舌紫暗，有瘀斑，脉弦涩。中医诊断：消渴，水肿。证型：气滞血瘀。治疗原则：活血化瘀，行气止痛。西医诊断：2型糖尿病，糖尿病肾病。体质分类：血瘀体质。方药：血府逐瘀汤加减。组成：桃仁12 g，红花12 g，当归15 g，川芎12 g，赤芍9 g，柴胡9 g，枳壳9 g，牛膝9 g，桔梗9 g，香附12 g，酸枣仁15 g，14剂，水煎服，日1剂。患者服中药两周后复诊，服药效可，诸症改善，嘱服用血府逐瘀胶囊，以观后效。

（四）阳虚质

1. 养生保健

（1）饮食注意事项

阳虚体质之人往往阳气不足，阳气的温煦作用下降，身体容易出现寒象，故饮食上宜少吃性味苦寒的食物，如苦瓜、冬瓜、梨、西瓜、螃蟹、绿豆等性味寒凉的食物，同样也应少吃生冷食物，避免损伤人体阳气，增加体内寒气。饮食上尽量选择性味温热的食物，可多食羊肉、狗肉、鲫鱼、韭菜、大葱等，能够起到温阳散寒的作用。另外，建议糖尿病肾病患者要少吃盐，限制高嘌呤食物，不吃动物内脏和黄豆、豆浆等豆制品，低脂低蛋白饮食。

（2）运动疗法

阳虚体质之人宜选择振奋阳气的运动方式，动则生阳。由于阳虚体质的人易受寒邪侵袭，故而运动时要注意防风保暖，尽量选择阳光充足、较为温暖的天气进行户外活动。根据"春夏养阳，秋冬养阴"的中医理论，最好选择在春夏季节进行锻炼，如散步、慢跑、进行球类活动等，秋冬季节的锻炼宜在阳光充足的上午，或是防寒避风的室内，秋冬可适当减少体能消耗，选择节奏稍慢的运动项目，如太极拳、五禽戏、八段锦等，以振奋阳气，促进阳气的生发和流通。注意年老体弱之人，运动量不可过大，以防汗出伤阳。建议糖尿病肾病患者每周至少进行 150 分钟中等强度有氧活动，每周至少 5 天，每次至少 30 分钟。

（3）音乐疗法

阳虚体质之人宜听一些激扬、高亢、欢快的音乐，以调动情绪，可多听角音、徵音的音乐，以振奋阳气，增加人体活力，角音可以振奋精神，让人豁然开朗，代表曲目有《列子御风》《庄周梦蝶》《春风得意》《江南丝竹乐》等，徵音可导气养神，代表曲目有古琴曲《渔樵问答》《四大景》《欸乃》等。

（4）代茶饮

肉桂杜仲茶

原料：肉桂 3 g、杜仲 3 g。

方法：将上述两味茶材加适量水，小火熬煮 30 分钟左右，代茶饮用。

功效：温补肝肾，散寒止痛。

（5）药膳

肉桂羊肉汤

原料：羊肉 500 g、肉桂 6 g、盐适量。

方法：把羊肉洗净切块，加入肉桂，加水煮沸，沸腾后转小火炖煮，煮至肉酥烂，香味出，加适量盐调味即可。

功效：补火助阳。

（6）足浴方

原料：生姜 10 g、肉桂 5 g、丁香 15 g。

方法：将所有药材放入锅中，加水煎煮 30 分钟，去渣取汁，将汁液倒入浴盆中，再加入适量开水，先熏蒸，后浴足、熏泡，后待水温合适后（40 ℃左右）进行脚部按摩。每晚睡前泡脚半小时左右。

注意事项：糖尿病患者要特别留意水温的高低，泡脚时间不能太长，以身上微微汗出为宜；饭后半小时内不宜泡脚，避免影响胃的消化吸收功能；泡脚用具最好选取能让双脚舒服地平放的，水位以浸泡到小腿为宜；皮肤有外伤者忌用此方法；患有严重疾病者请在医生指导下应用。

(7) 中医外治法

① 耳穴压豆

取穴：腰骶椎、皮质下、内分泌、胆、肾、神门。

方法：耳廓常规消毒后，将胶布剪成 0.8 cm×0.8 cm 大小，放 1 粒王不留行籽粘上，随即贴压在所选耳穴上，由轻到重按压数十下。患者每日自己按压耳贴 3~5 次，每次每穴按压 1~2 分钟。

疗程：每隔 1~2 天换贴压另一侧耳穴。10 次为一疗程。休息 10~15 天，再做下一疗程治疗。

② 穴位按摩

• 足三里

取穴方法：将膝关节屈膝，可以摸到胫骨外侧有一个明显的凹陷，将除拇指外的其余四指并拢，在凹陷往下大概四横指的位置，胫骨外侧边缘约一中指宽的地方就能找到足三里穴了。

操作方法：找准足三里位置后，可用拇指端按揉，轻重以自觉酸胀为度，次数不计，闲暇时都可操作。或用手空心握拳，左右交替击打足三里，轻重、次数同上所述。

• 气海穴

取穴方法：取仰卧姿势，在前正中线上，肚脐以下两横指处即是此穴。

操作方法：用大拇指揉按气海穴，让穴位的局部有酸胀的感觉即可，每次 2~3 分钟，每天可以 2 次或 3 次。

• 肾俞穴

取穴方法：患者可采取俯卧位，肾俞穴位于人体背腰部，在第二腰椎棘突旁开 1.5 寸处。

操作方法：双手拇指点按肾俞穴，用拇指腹部或指尖做按压转动的动作，需要轻柔、均匀、和缓，大约 50 次，以感觉胀痛为宜。

③ 针刺治疗

取穴：合谷、内关、曲池、足三里、太冲、然谷、肾俞。

方法：各穴均用平补平泻法，以补法为主，针刺每次留针 20 分钟。

疗程：隔日 1 次，连续治疗 10 次。

④ 穴位贴敷

取穴：神阙。

组成：韭子 50 g、肉桂 20 g、丁香 10 g、冰片 3 g、白酒适量。

方法：将韭菜子用盐水拌湿润，炒干后与其他药物共研为细末，储瓶备用，敷贴时取药末 15 g，温水或白酒调成膏状，每晚睡前敷于脐中神阙穴，外用胶布固定即可。

疗程：每天 1 换，10 次为 1 个疗程。

⑤ 艾灸

取穴：合谷、曲池、气海、命门、足三里、关元、神阙、肾俞。

灸法：每次随症选取 1 个或 2 个穴，艾条温和灸，每穴 2~3 分钟，或艾炷灸 3~5 壮。

疗程：每日或隔日灸治 1 次，7 次为一疗程，疗程间隔 3~5 天。

⑥ 刮痧

取穴：足三里、脾俞、肾俞、命门、志室。

操作方法：仰卧位，刮足三里穴，以皮肤潮红为度。俯卧位，刮脾俞、肾俞、命门、志室穴。刮痧采用补法，刮至皮肤有热感即可，肌肤深部有热感，温肾阳效果更佳。刮痧后嘱患者多饮白开水，当天勿洗浴，注意保暖。

疗程：初次治疗时间不宜过长。一般 10 次为一疗程。

⑦ 拔罐

取穴：肾俞、关元、足三里。

方法：选择中号或大号拔火罐，用闪火法将罐吸拔于肾俞、关元、足三里穴，留罐 10~20 分钟，至皮肤充血或轻度瘀血为止，也可选用负压罐或橡胶罐等。此法有补肾壮阳、健脾益阳的作用。

疗程：每月拔罐 1 次。

2. 中医辨证治疗

病机：阳气亏虚，温煦失职。

症状：平素畏冷，手足不温，喜热饮食，精神不振，舌淡胖嫩，脉沉迟。

治疗原则：温补肾阳，利水消肿。

方药：右归丸加减。

3. 医案

高某，女，68 岁，于 2021 年 4 月来我院就诊。主诉：双下肢浮肿 4 月

第二章 中医九种体质学说在糖尿病慢病管理中的应用

余。现病史：患者糖尿病病史9年，糖尿病肾病病史3年余，4月前出现双下肢浮肿。刻下症：双下肢凹陷性水肿，乏力，畏寒恶风，腰膝冷痛，手足凉，纳少，眠可，小便清长，有泡沫，大便稀。舌淡胖，苔薄白，脉沉细无力。中医诊断：消渴，水肿。证型：肾阳虚衰。治疗原则：温补肾阳，利水消肿。西医诊断：2型糖尿病，糖尿病肾病。体质分类：阳虚体质。方药：右归丸加减。组成：制附子6 g，肉桂6 g，熟地黄30 g，山茱萸15 g，山药30 g，枸杞子15 g，鹿角胶15 g，菟丝子15 g，杜仲15 g，茯苓30 g，桂枝10 g，黄芪30 g，白术30 g，大枣10 g，甘草6 g，7剂，水煎服，日1剂。患者服中药一周后复诊，浮肿、乏力明显改善，四肢发凉缓解，仍觉腰膝酸痛，上方加牛膝15 g、桑寄生15 g，继服7剂。

五、糖尿病周围神经病变

（一）血瘀质

1. 养生保健

（1）饮食注意事项

血瘀体质之人血行迟缓不流畅，宜少吃收涩、寒凉、生冷的食物，如冰制品、荸荠、冬瓜、绿豆、梨子、柿子、田螺、螺蛳等，以免凝滞血脉。宜多吃行气活血的食物，以促进体内血液循环，如山楂、香菜、芹菜、萝卜等。日常生活中应少油少盐，多饮水，防止血黏度增高。糖尿病周围神经病变患者可以多食用一些富含维生素B_1的食物，如豆类、坚果、芹菜等，还有富含维生素B_{12}的食物，如牛肉、鸡肉、蛋类等。

（2）运动疗法

血瘀体质之人气血运行不畅，运动疗法是促进血液运行最简便的调体方法。通过运动可使全身经络、气血通畅及脏腑调和。平时应坚持进行促进气血运行的锻炼，如太极拳、太极剑、八段锦及各种健身操等，以达到改善体质的目的。血瘀体质之人心血管功能较弱，不适合做强度负荷大的体育锻炼，并且在运动过程中要及时补充水分。糖尿病周围神经病变患者运动时尤其要注意穿着舒适柔软的鞋子，关注足部皮肤，如果足部皮肤有破溃，则不适宜运动。

（3）音乐疗法

血瘀体质之人宜多听舒缓流畅的音乐，如收听角音、徵音的音乐。角音入肝，肝主疏泄。角音朝气蓬勃，生机盎然，可为木鱼、古箫、竹笛等乐。角音代表曲目有《庄周梦蝶》《江南好》《春风得意》《江南丝竹乐》等。徵音入心，心主血脉，其华在面，丝弦、唢呐与管弦乐的演奏多为徵音音乐，如古琴曲《四大景》《渔樵问答》《山居吟》等。

（4）代茶饮

川芎红花茶

原料：川芎5 g、红花3 g、茶叶5 g。

方法：将川芎、红花分别用清水洗净，加水煮沸，取煎煮液泡茶饮用。

功效：活血化瘀，行气止痛。

（5）药膳

三七炖鸡

原料：鸡肉500 g、三七5 g、调味品若干。

方法：将鸡肉洗净，三七磨粉备用。锅中加水烧开，加入鸡肉煮大约5分钟，然后转至小火炖至鸡肉熟透。加入三七粉及适量的葱、食盐、味精调味后即可食用。

功效：活血化瘀，补脾益气。

（6）足浴方

原料：三棱、莪术各15 g，丹参10 g。

方法：将所有药材放入锅中，加水煎煮30分钟，去渣取汁，将汁液倒入浴盆中，再加入适量开水，先熏蒸，后浴足、熏泡，后待水温合适后（40 ℃左右）进行脚部按摩。每晚睡前泡脚半小时左右。

注意事项：糖尿病患者要特别留意水温的高低，泡脚时间不能太长，以身上微微汗出为宜；饭后半小时内不宜泡脚，避免影响胃的消化吸收功能；泡脚用具最好选取能让双脚舒服地平放的，水位以浸泡到小腿为宜；皮肤有外伤者忌用此方法；患有严重疾病者请在医生指导下应用。

（7）中医外治法

① 耳穴压豆

取穴：三焦、交感、内分泌、心、肝、脾、肾、胆。

方法：耳廓常规消毒后，将胶布剪成0.8 cm×0.8 cm大小，放1粒王不留行籽粘上，随即贴压在所选耳穴上，由轻到重按压数十下。患者每日自己按压耳贴3~5次，每次每穴按压1~2分钟。

疗程：每隔1~2天换贴压另一侧耳穴。10次为一疗程。休息10~15天，再做下一疗程治疗。

② 穴位按摩

- 三阴交

取穴方法：取此穴位时可采用正坐的姿势。该穴位于足内踝尖上3寸，胫骨后方凹陷处。

操作方法：将左脚架于右腿上，用右手的拇指或中指指端用力按压左侧三阴交穴，一压一放为1次，按压50次；然后改为先顺时针方向、后逆时针方向各按揉此穴5分钟，也可以使用按摩棒或光滑的木棒按揉，注意力量柔和，以感觉酸胀为度，不可力量过大，以免伤及皮肤。然后换右脚，方法同上。

- 肝俞穴

取穴方法：取俯卧姿势，后正中线，人的肩胛骨下角平对第七胸椎，向下数两个椎体就是第九胸椎，在棘突下左右旁开两横指即是该穴。

操作方法：需他人以两手大拇指点压此穴，自觉局部有酸、麻、胀感觉时，以顺时针方向按摩，坚持每分钟按摩80次，每日按摩2~3次。

- 涌泉穴

取穴方法：可采用正坐或仰卧、跷足的姿势，涌泉穴位于足前部凹陷处，第2、3趾趾缝纹头端与足跟连线的前三分之一处。

操作方法：用拇指指腹垂直指压足心涌泉穴，按下30秒，再提起，一按一放，以能承受为准。也可用手掌心摩擦涌泉穴，直到脚心发热为止。

③ 针刺治疗

取穴：内关、血海、太冲、三阴交、阳陵泉、解溪。

方法：各穴均用平补平泻法，以泻法为主，针刺每次留针20分钟。此法有益气行气、活血化瘀的作用。

疗程：隔日1次，连续治疗10次。

④ 艾灸

取穴：膻中、气海、肝俞、膈俞、足三里、次髎。

灸法：每次随症选取1个或2个穴，艾条温和灸，每穴2~3分钟，或艾炷灸3~5壮。神阙用隔姜灸或隔盐灸，每次5~7壮。

疗程：每日或隔日灸治1次，7次为一疗程，疗程间隔3~5天。

⑤ 刮痧

取穴：血海、阳陵泉、地机、肝俞、肾俞、命门、大肠俞、八髎。

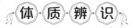

操作方法：仰卧位，刮血海、阳陵泉、地机穴，以皮肤潮红为度。俯卧位，刮肝俞、肾俞、命门、大肠俞、八髎穴，以皮肤潮红为度。刮痧采用平补平泻法，刮至皮肤微有热感或皮肤微微发红即可，不必刻意追求出痧。刮痧后嘱患者多饮白开水，当天勿洗浴，注意保暖。

疗程：初次治疗时间不宜过长。一般10次为一疗程。

⑥ 拔罐疗法

取穴：膈俞、肝俞、三阴交。

方法：操作时，病人取坐位，选取中口径玻璃罐以闪火法吸拔诸穴10～15分钟。此法有活血化瘀的作用。

疗程：每月治疗1次，3次为一疗程。

2. 中医辨证治疗

病机：由于气虚、气滞、血寒等原因血行不畅，凝滞成瘀。

症状：肤色晦暗，色素沉着，容易出现瘀斑，口唇黯淡，舌黯或有瘀点，舌下络脉紫黯或增粗，脉涩。

治疗原则：活血化瘀，益气通络。

方药：黄芪桂枝五物汤合四味健步汤加减。

3. 医案

杨某，男，65岁，于2021年3月来我院就诊。主诉：双下肢麻木7月余。现病史：患者糖尿病病史6年，7月前因肢体麻木于当地医院就诊，诊为"糖尿病周围神经病变"。刻下症：双下肢麻木，刺痛，右下肢为甚，活动后加重，脚踩棉花感，气短，乏力，纳眠可，二便调，舌暗红，苔薄白，脉涩。中医诊断：消渴，痹症。证型：气虚血瘀。治疗原则：活血化瘀，益气通络。西医诊断：2型糖尿病，糖尿病周围神经病变。体质分类：血瘀体质。方药：黄芪桂枝五物汤合四味健步汤加减。组成：生黄芪30 g，桂枝15 g，白芍15 g，生姜6 g，丹参30 g，石斛20 g，怀牛膝30 g，红花9 g，地龙12 g，7剂，水煎服，日1剂。患者服中药一周后复诊，双下肢麻木改善，仍疼痛，乏力减轻，上方加用独活9 g、鸡血藤30 g。继服7剂。

（二）痰湿质

1. 养生保健

（1）饮食注意事项

痰湿质的糖尿病周围神经病变患者饮食宜清淡，适当多摄取健脾化湿、通利三焦的食物，如冬瓜、荷叶、山楂、赤小豆、扁豆、萝卜、薏苡仁、粳米、莴笋等，少食肥甘厚味，不宜多饮酒类，切勿过饱，限制动物内脏、蛋黄等富含胆固醇食物的摄入等。

（2）运动疗法

痰湿质的糖尿病周围神经病变患者应尽量选择中低强度、有连续性的运动，如散步、慢跑、游泳、乒乓球、太极拳、太极剑等。痰湿质的糖尿病周围神经病变患者体型一般偏肥胖，在锻炼时要注意运动的节奏，循序渐进，切不可一次性长时间高强度运动，运动以全身微微出汗、不感觉过度疲惫为宜，尤其要注意在运动过程中随身携带补充能量的小零食，谨防低血糖发生。

（3）音乐疗法

痰湿质的糖尿病周围神经病变患者适宜多听角音的音乐。角音音乐生机盎然，清和而高畅，可以振奋精神，让人豁然开朗，如古琴曲《列子御风》《庄周梦蝶》《江南好》《春风得意》《江南丝竹乐》等。

（4）代茶饮

陈皮山楂绞股蓝茶

原料：陈皮、山楂、绞股蓝各 5 g。

方法：将上述药材用清水洗净，然后放入茶杯中，加适量沸水冲泡。盖盖浸泡半小时后，代茶饮用。

功效：祛湿化痰，健脾行气。

（5）药膳

鲜拌莴笋

原料：莴笋、蒜、木耳各适量。

方法：木耳泡发，莴笋切丝，将蒜末、莴笋丝、木耳加入醋、酱油、盐调味。

功效：祛湿化痰。

（6）足浴方

陈皮白术汤

组成：陈皮、白术各 15 g，厚朴 10 g，紫苏、生姜各 20 g。

方法：将所有药材放入锅中，加水煎煮 30 分钟，去渣取汁，将汁液倒入浴盆中，再加入适量开水，先熏蒸，后浴足、熏泡，后待水温合适后（40 ℃左右）进行脚部按摩。每晚睡前泡脚半小时左右。

注意事项：糖尿病周围神经病变患者要特别留意水温的高低，泡脚时间不能太长，以身上微微汗出为宜；饭后半小时内不宜泡脚，避免影响胃的消化吸收功能；泡脚用具最好选取能让双脚舒服地平放的，水位以浸泡到小腿为宜；皮肤有外伤者忌用此方法；患有严重疾病者请在医生指导下应用。

(7) 中医外治法

① 耳穴压豆

取穴：肺、大肠、脾、三焦、肾、内分泌。

方法：每次取 3 个或 4 个穴。耳廓常规消毒后，将胶布剪成 0.8 cm × 0.8 cm 大小，放 1 粒王不留行籽粘上，随即贴压在所选耳穴上，由轻到重按压数十下。痰湿证用中等刺激强度。患者每日自己按压耳贴 3～5 次，每次每穴按压 1～2 分钟。

疗程：每隔 1～2 天换贴压另一侧耳穴。10 次为一疗程。休息 10～15 天，再做下一疗程治疗。

② 穴位按摩

● 中脘穴

取穴方法：中脘在上腹部，前正中线上，脐上 4 寸。取穴的时候，可采用仰卧的姿势，胸骨下端和肚脐连接线中点即为此穴。

操作方法：用指端或掌根在穴上揉 2～5 分钟。力度轻柔、均匀、和缓。

③ 贴敷

取穴：丰隆、太冲、太溪、昆仑、解溪。

组成：苍术 15 g，泽泻 10 g，蒲黄 15 g，生地 9 g。

方法：将上述药材研磨成末，加入适量姜汁搅成膏状，用穴位贴贴敷于相应穴位。

④ 艾灸

取穴：天枢、上巨虚、三阴交、曲池、丰隆、足三里、脾俞、阴陵泉、隐白。

灸法：每次随症选取 1 个或 2 个穴，艾条温和灸，每穴 2～3 分钟，或艾炷灸 3～5 壮。

2. 中医辨证治疗

病机：痰湿瘀阻。

症状：形体肥胖，胸脘痞闷，恶心纳呆，头晕目眩，手足麻木，舌体胖嫩，舌质淡暗，苔白腻，脉沉涩。

治疗原则：燥湿化痰，散瘀通络。

方药：平胃散合桃红四物汤加鸡血藤、全蝎、蜈蚣。

3. 医案

沈某，女，65岁，于2020年11月来我院就诊。主诉：双下肢麻木5月余，加重7天。既往史：既往糖尿病史22年余，高脂血症18年余。现病史：5月前无明显诱因出现双下肢麻木，患者未予重视，近7天双下肢麻木加重，伴有刺痛、蚁行感，遂来我院就诊。刻下症：头晕目眩，乏力，胸闷脘痞，手足发凉，双下肢麻木、刺痛、蚁行感，纳眠差，小便调，大便稀溏，舌暗苔白腻，脉沉涩。中医诊断：消渴病痹症。证型：痰湿瘀阻。治疗原则：燥湿化痰，散瘀通络。西医诊断：糖尿病周围神经病变。体质分类：痰湿体质。方药：平胃散合桃红四物汤加减。组成：当归15 g，川芎12 g，赤芍15 g，生地15 g，桃仁9 g，红花9 g，茯苓15 g，猪苓15 g，泽泻12 g，炒白术15 g，桂枝9 g，苍术9 g，厚朴9 g，陈皮6 g，炙甘草6 g，14剂，水煎服，日1剂。复诊：下肢麻木症状改善，上方加鸡血藤12 g、全蝎9 g、蜈蚣9 g，继服。

（三）湿热质

1. 养生保健

（1）饮食注意事项

湿热质的糖尿病周围神经病变患者饮食应清淡，多吃性偏甘寒或甘平的食物，如绿豆、空心菜、苋菜、芹菜、黄瓜、冬瓜、莲藕等。不宜食用辛辣燥烈、肥甘厚味的食物，如大热的辣椒、姜、葱、蒜等及大补的牛羊肉、狗肉、鹿肉等温阳食物。

（2）运动疗法

湿热质的糖尿病周围神经病变患者可以适当选做消耗量较大的运动，如中长跑、游泳、爬山、各种球类、武术等，但须注意运动过程中如感觉不适，应立即停止锻炼，原地休息。糖尿病患者应随身携带可以补充能量的小零食，谨防运动过度出现的低血糖反应。在运动的时候可以适当多用腹式呼吸不仅可以加快体内脏器的蠕动，还可以促进食物的消化和排空，有助于脾胃的运化。

（3）音乐疗法

湿热质的糖尿病周围神经病变患者适宜听宫音、羽音的音乐。宫音能促进全身气机的稳定，调和脾胃，促使心情归于平和，达到自然放松的状态。

宫音的代表曲目有《梅花三弄》《阳春》《鸥鹭忘机》《月儿高》等。羽音音乐高洁澄净，淡荡清邈，有行云流水之势。羽音代表曲目有《二泉映月》《梁祝》《汉宫秋月》《乌夜啼》《雉朝飞》等。

（4）代茶饮

赤小豆清热茶

原料：赤小豆 15 g、薏苡仁 15 g、淡竹叶 9 g、马齿苋 9 g。

方法：将所有原料加入一杯热开水中，浸泡约 10 分钟后，过滤即可饮用。

功效：清热解毒，祛湿化浊。

（5）药膳

金菇田螺汤

原料：豆腐、田螺、金针菇各取适量。

方法：将田螺洗净，豆腐切成块状，锅内加水烧开，加入金针菇、精盐，煮开后放入香葱段，关火，最后撒上胡椒粉即可食用。

功效：清热利水。

（6）足浴方

苦参桑叶汤

组成：苦参 30 g、桑叶 20 g。

方法：将所有药材放入锅中，加水煎煮 30 分钟，去渣取汁，将汁液倒入浴盆中，再加入适量开水，先熏蒸，后浴足、熏泡，后待水温合适后（40 ℃左右）进行脚部按摩。每晚睡前泡脚半小时左右。

注意事项：糖尿病周围神经病变患者要特别留意水温的高低，泡脚时间不能太长，以身上微微汗出为宜；饭后半小时内不宜泡脚，避免影响胃的消化吸收功能；泡脚用具最好选取能让双脚舒服地平放的，水位以浸泡到小腿为宜；皮肤有外伤者忌用此方法；患有严重疾病者请在医生指导下应用。

（7）中医外治法

① 耳穴压豆

取穴：胃、大肠、直肠下段、内分泌、肾。

方法：耳廓常规消毒后，将胶布剪成 0.8 cm×0.8 cm 大小，放 1 粒王不留行籽粘上，随即贴压在所选耳穴上，由轻到重按压数十次。湿热证用中等刺激强度。患者每日自己按压耳贴 3~5 次，每次每穴按压 1~2 分钟。

疗程：每隔 1~2 天换贴压另一侧耳穴。10 次为一疗程。休息 10~15 天，再做下一疗程治疗。

② 穴位按摩
- 足三里

取穴方法：在小腿外侧，犊鼻下3寸，犊鼻与解溪连线上，胫骨前嵴外一横指（拇指）。

操作方法：可使用左掌或右掌的大鱼际根部，来回施以顺时针揉法，令该部位有热感即可。

③ 贴敷

取穴：阳陵泉、足三里、曲泉、三阴交。

组成：黄连、黄柏、白术各9 g。

方法：将上述药材研磨成末，加入适量姜汁搅成膏状，用穴位贴贴敷于相应穴位。

④ 艾灸

取穴：手三里、曲泉、三阴交。

灸法：每次随症选取1个或2个穴，艾条温和灸，每穴2～3分钟，或艾炷灸3～5壮。

2. 中医辨证治疗

病机：湿毒内蕴。

症状：脘腹胀闷，纳呆，恶心欲吐，口苦口黏，渴不多饮，便溏不爽，小便短黄，肢体困重，患肢皮肤色暗红，触之灼热，疼痛，或可见发热口渴，舌红苔黄腻，脉数。

治疗原则：清热解毒，利湿。

方药：四妙勇安汤合五味消毒饮加减。

3. 医案

钱某，女，73岁，于2020年9月来我院就诊。主诉：双下肢麻木疼痛3月余。现病史：既往糖尿病史30余年，空腹血糖最高达18 mmol/L，3月前无明显诱因出现双下肢麻木疼痛，局部皮肤灼热，遂来我院就诊。刻下症：口干口渴，头晕，乏力，脘腹胀闷，纳少，双下肢麻木疼痛，触之灼热，眠可，小便发黄，大便黏滞，舌红苔黄腻，脉滑数。中医诊断：消渴病痹症。证型：湿毒内蕴。治疗原则：清热解毒，利湿。西医诊断：糖尿病周围神经病变。体质分类：湿热体质。方药：四妙勇安汤合五味消毒饮加减。组成：金银花15 g，野菊花15 g，蒲公英30 g，紫花地丁12 g，玄参15 g，当归15 g，甘草6 g，7剂，水煎服，日1剂。服药后，双下肢麻木症状改善，上方继服。

（四）阴虚质

1. 养生保健

（1）饮食注意事项

阴虚体质之人往往阴液不足，易生虚火，故饮食上宜少吃辛辣刺激、性味温热的食物，如辣椒、花椒、羊肉、韭菜、桂圆等，以防耗伤阴液。亦应避免煎炸烧烤等烹饪方式，采用蒸煮等清淡的烹饪方式对阴虚体质之人更为有益。可多食冬瓜、百合、荸荠等甘凉滋润的食物，以达到生津止渴、滋阴润燥的目的。糖尿病周围神经病变患者可以多食用一些富含维生素 B_1 的食物，如豆类、坚果、芹菜等，还有富含维生素 B_{12} 的食物，如牛肉、鸡肉、蛋类等。

（2）运动疗法

阴虚体质是由体内津液精血等阴液不足造成的，运动的时候往往容易出现出口渴干燥、面色潮红、小便少等症状。所以阴虚体质的人只适合做中小强度、间断性的身体练习。阴虚质的人大部分消瘦，容易上火，皮肤干燥等。可以适当进行游泳锻炼，这样可以及时滋润肌肤，缓解皮肤干燥。还可以选择太极拳、太极剑、八段锦、气功等动静结合的传统健身项目。锻炼时要控制出汗量，及时补充水分，忌夏练三伏和蒸桑拿。糖尿病周围神经病变患者运动时尤其要注意穿着舒适柔软的鞋子，关注足部皮肤，如果足部皮肤有破溃，则不适宜运动。

（3）音乐疗法

阴虚体质之人宜多听羽音、商音的音乐。羽音入肾，肾为水之下源，羽音多为水声、鼓声等乐，羽音古琴曲有《乌夜啼》《雉朝飞》等。商音入肺，肺为水之上源，金属、石制的古乐器发出的清脆之声多为商音，商音古琴曲有《长清》《石上流泉》《潇湘水云》等。

（4）代茶饮

二冬山药茶

原料：天冬 15 g、麦冬 15 g、炒山药 10 g。

方法：将上述三味药加适量水，小火熬煮 30 分钟左右，代茶饮用。

功效：生津润燥，益气健脾。

(5) 药膳

干贝鲜芹

原料：干贝 50 g、鲜芹菜 30 g、调料适量。

方法：将干贝温水泡发洗净，鲜芹菜叶洗净；锅内加入清水 300 mL、白酒 15 mL、酱油 20 g、姜、葱适量；将干贝放入锅中，盖上芹菜叶，煮熟即成。

功效：滋阴补肾。

(6) 足浴方

原料：玉竹、生地、鸡血藤各 15 g。

方法：将所有药材放入锅中，加水煎煮 30 分钟，去渣取汁，将汁液倒入浴盆中，再加入适量开水，先熏蒸，后浴足、熏泡，后待水温合适后（40 ℃左右）进行脚部按摩。每晚睡前泡脚半小时左右。

注意事项：糖尿病周围神经病变患者要特别留意水温的高低，泡脚时间不能太长，以身上微微汗出为宜；饭后半小时内不宜泡脚，避免影响胃的消化吸收功能；泡脚用具最好选取能让双脚舒服地平放的，水位以浸泡到小腿为宜；皮肤有外伤者忌用此方法；患有严重疾病者请在医生指导下应用。

(7) 中医外治法

① 耳穴压豆

取穴：胆、肝、脾、胃、内分泌、神门。

方法：耳廓常规消毒后，将胶布剪成 0.8 cm×0.8 cm 大小，放 1 粒王不留行籽粘上，随即贴压在所选耳穴上，由轻到重按压数十次。患者每日自己按压耳贴 3～5 次，每次每穴按压 1～2 分钟。

疗程：每隔 1～2 天换贴压另一侧耳穴。10 次为一疗程。休息 10～15 天，再做下一疗程治疗。

② 穴位按摩

• 太溪穴

取穴方法：正坐，平放足底，该穴位于足内侧，内踝后方与跟骨筋腱之间的凹陷处，即在脚的内踝与跟腱之间的凹陷处。双侧对称。

操作方法：右手大拇指紧按右踝太溪穴，用拇指腹部或指尖做按压转动的动作，同时做顺时针滑动。然后换左手按摩左踝太溪穴，动作要领相同。需要轻柔、均匀、和缓，力度以感舒适为度。每次按摩 100～160 次，每日早晚各 1 遍，左右两穴都须按摩。

- 阴陵泉

取穴方法：患者应采用正坐或仰卧的取穴姿势，该穴位于人体的小腿内侧，膝下胫骨内侧凹陷中，与阳陵泉相对。

操作方法：右手大拇指紧按右腿阴陵泉穴，用拇指腹部或指尖做按压转动的动作，同时做顺时针滑动。然后换左手按摩左腿阴陵泉，动作要领相同。需要轻柔、均匀、和缓，力度以感舒适为度。每次按摩 100～160 次，每日早晚各 1 遍，两腿都须按摩。

- 涌泉穴

取穴方法：可采用正坐或仰卧、跷足的姿势，涌泉穴位于足前部凹陷处，第 2、3 趾趾缝纹头端与足跟连线的前 1/3 处。

操作方法：用拇指指腹垂直指压足心涌泉穴，按下 30 秒，再提起，一按一放，以能承受为准。也可用手掌心摩擦涌泉穴，直到脚心发热为止。

③ 针刺治疗

取穴：神门、内关、足三里、复溜、三阴交、太溪、胰俞、肾俞。

方法：各穴均用平补平泻法，以补法为主，针刺每次留针 20 分钟。

疗程：隔日 1 次，连续治疗 10 次。

④ 穴位贴敷

取穴：神阙。

组成：五倍子 30 g、何首乌 30 g。

方法：将上两味药研末醋调，取适量于晚上临睡前贴敷神阙穴，外盖塑料薄膜，再用胶布密封固定。敷 1 天后取下。

疗程：每日 1 次。

⑤ 刮痧疗法

取穴：内关、神门、三阴交、阴陵泉、太溪、肾俞。

操作方法：仰卧位，刮内关、神门、三阴交、太溪、阴陵泉穴，以皮肤潮红为度。俯卧位，刮肾俞穴，以皮肤潮红为度。刮痧采用平补平泻法，刮至皮肤微有热感或皮肤微微发红即可，不必刻意追求出痧。刮痧后嘱患者多饮白开水，当天勿洗浴，注意保暖。

疗程：初次治疗时间不宜过长。一般 10 次为一疗程。

⑥ 拔罐疗法

取穴：心俞、肾俞、三阴交。

方法：操作时，病人取坐位，选取中口径玻璃罐以闪火法吸拔诸穴 10 分钟。此法有滋阴降火的作用。

疗程：一般每日或隔日1次，10次为一疗程。

2. 中医辨证治疗

病机：阴液亏损，燥热偏盛。

症状：手足心热，口燥咽干，鼻微干，喜冷饮，大便干燥，舌红少苔，脉细数。

治疗原则：滋阴活血，柔肝补肾。

方药：芍药甘草汤合桃红四物汤加减。

3. 医案

丁某，男，61岁，于2021年3月来我院就诊。主诉：双下肢麻木3月余。既往史：既往糖尿病病史7年。现降糖方案为：二甲双胍0.5 g，每日3次；阿卡波糖片50 mg，每日3次。现空腹血糖控制在7.0 mmol/L左右，餐后血糖控制在9.2 mmol/L左右。肌电图检查示：轻度糖尿病周围神经病变。刻下症：双下肢麻木，偶有刺痛，口干咽燥，潮热盗汗，时有乏力，眼干眼涩，腰部疼痛，纳眠可，夜尿多，大便调，舌暗红少苔，脉数。中医诊断：消渴。证型：肝肾阴虚夹瘀证。治疗原则：滋阴活血，柔肝补肾。西医诊断：2型糖尿病，糖尿病周围神经病变。体质分类：阴虚体质。方药：芍药甘草汤合桃红四物汤加减。组成：白芍30 g，甘草12 g，当归15 g，熟地黄15 g，川芎12 g，桃仁9 g，红花9 g，鸡血藤18 g，杜仲12 g，地龙9 g，7剂，水煎服，日1剂。患者服中药一周后复诊，双下肢麻木减轻，口干缓解，仍双眼干涩，上方加用菊花15 g，7剂，水煎服，日1剂。

六、糖尿病心血管病变

（一）血瘀质

1. 养生保健

（1）饮食注意事项

血瘀体质之人血行迟缓不流畅，宜少吃收涩、寒凉、生冷的食物，如冰制品、荸荠、冬瓜、绿豆、梨子、柿子、田螺、螺蛳等，以免凝滞血脉。宜多吃行气活血的食物，以促进体内血液循环，如山楂、香菜、芹菜、萝卜等。日常生活中应少油少盐，多饮水，防止血黏度增高。对于糖尿病心血管疾病的患者，应该减少动物脂肪摄入，限油限甜，切勿暴饮暴食。

（2）运动疗法

血瘀体质之人气血运行不畅，运动疗法是促进血液运行最简便的调体方法。可通过运动使全身经络、气血通畅及脏腑调和。平时应坚持进行促进气血运行的锻炼，如太极拳、太极剑、八段锦及各种健身操等，以达到改善体质的目的。血瘀体质之人心血管功能较弱，不适合做强度负荷大的体育锻炼，并且在运动过程中要及时补充水分。

（3）音乐疗法

血瘀体质之人宜多听舒缓流畅的音乐，如听角音、徵音的音乐。角音入肝，肝主疏泄。角调朝气蓬勃，生机盎然，可为木鱼、古箫、竹笛等乐。角音代表曲目有《庄周梦蝶》《江南好》《春风得意》《江南丝竹乐》等。徵音入心，心主血脉，其华在面，丝弦、唢呐与管弦乐的演奏多为徵音音乐，如古琴曲《四大景》《玉楼春晓》《醉渔唱晚》等。

（4）代茶饮

丹七茶

原料：三七 5 g、丹参 3 g、花茶 3 g。

用法：将三七、丹参加适量水，小火熬煮 30 分钟左右，用其煎煮液泡茶饮用，冲饮至味淡。

功能：活血化瘀，止痛定悸。

（5）药膳

桃仁红花粳米饭

原料：桃仁 9 g、红花 9 g、粳米 100 g。

方法：将桃仁捣泥，将红花一并煎煮，滤渣取汁，加适量水，放入洗净的粳米煮熟即可，作为主食食用。

功效：活血化瘀，补气健脾。

（6）足浴方

原料：桃仁、红花、丹参各 15 g。

方法：将所有药材放入锅中，加水煎煮 30 分钟，去渣取汁，将汁液倒入浴盆中，再加入适量开水，先熏蒸，后浴足、熏泡，后待水温合适后（40 ℃左右）进行脚部按摩。每晚睡前泡脚半小时左右。

注意事项：糖尿病患者要特别留意水温的高低，泡脚时间不能太长，以身上微微汗出为宜；饭后半小时内不宜泡脚，避免影响胃的消化吸收功能；泡脚用具最好选取能让双脚舒服地平放的，水位以浸泡到小腿为宜；皮肤有外伤者忌用此方法；患有严重疾病者请在医生指导下应用。

(7) 中医外治法

① 耳穴压豆

取穴：交感、内分泌、心、肝、脾、肾、胆。

方法：耳廓常规消毒后，将胶布剪成0.8 cm×0.8 cm大小，放1粒王不留行籽粘上，随即贴压在所选耳穴上，由轻到重按压数十次。患者每日自己按压耳贴3~5次，每次每穴按压1~2分钟。

疗程：每隔1~2天换贴压另一侧耳穴。10次为一疗程。休息10~15天，再做下一疗程治疗。

② 穴位按摩

● 三阴交

取穴方法：取此穴位时可采用正坐的姿势，该穴位于足内踝尖上3寸，胫骨后方凹陷处。

操作方法：将左脚架于右腿上，用右手的拇指或中指指端用力按压左侧三阴交穴，一压一放为1次，按压50次；然后改为先顺时针方向、后逆时针方向各按揉此穴5分钟，也可以使用按摩棒或光滑的木棒按揉，注意力量柔和，以感觉酸胀为度，不可力量过大，以免伤及皮肤。然后换右脚，方法同上。

● 肝俞

取穴方法：取俯卧姿势，后正中线，人的肩胛骨下角平对第七胸椎，向下数两个椎体就是第九胸椎，在棘突下左右旁开两横指即是此穴。

操作方法：需他人以两手大拇指点压此穴，自觉局部有酸、麻、胀感觉时，以顺时针方向按摩，坚持每分钟按摩80次，每日按摩2~3次。

● 然谷穴

取穴方法：患者应采用正坐或仰卧的取穴姿势，然谷穴位于足内侧，足舟骨粗隆下方，赤白肉际处。

操作方法：首先要准确地找到然谷穴，用大拇指用力往下按，按下去后马上放松。当大拇指按下去的时候，穴位周围乃至整个腿部的肾经上都会有强烈的酸胀感，但随着手指的放松，酸胀感会马上消退。等酸胀感消退后，再按上面的方法按摩，如此重复10~20次。双脚上的然谷穴都要按。

● 心俞穴

取穴方法：取俯卧姿势，在第5胸椎棘突下，后正中线旁开1.5寸（约2横指）。

操作方法：需他人以两手大拇指点压此穴，自觉局部有酸、麻、胀感觉时，以顺时针方向按摩，坚持每分钟按摩 80 次，每日按摩 2~3 次。

③ 针刺治疗

取穴：内关、血海、太冲、太溪、三阴交、神门、膻中。

方法：各穴均用平补平泻法，以泻法为主，针刺每次留针 20 分钟。此法有益气行气、活血化瘀的作用。

疗程：隔日 1 次，连续治疗 10 次。

④ 艾灸

取穴：膻中、气海、肝俞、膈俞、足三里、次髎。

灸法：每次随症选取 1 个或 2 个穴，艾条温和灸，每穴 2~3 分钟，或艾炷灸 3~5 壮。神阙用隔姜灸或隔盐灸，每次 5~7 壮。

疗程：每日或隔日灸治 1 次，7 次为一疗程，疗程间隔 3~5 天。

⑤ 刮痧

取穴：血海、阳陵泉、地机、肝俞、肾俞、命门、大肠俞、八髎。

操作方法：仰卧位，刮血海、阳陵泉、地机穴，以皮肤潮红为度。俯卧位，刮肝俞、肾俞、命门、大肠俞、八髎穴，以皮肤潮红为度。刮痧采用平补平泻法，刮至皮肤微有热感或皮肤微微发红即可，不必刻意追求出痧。刮痧后嘱患者多饮白开水，当天勿洗浴，注意保暖。

疗程：初次治疗时间不宜过长。一般 10 次为一疗程。

⑥ 拔罐疗法

取穴：膈俞、肝俞、心俞、三阴交。

方法：操作时，病人取坐位，选取中口径玻璃罐以闪火法吸拔诸穴 10~15 分钟。此法有活血化瘀的作用。

疗程：每月治疗 1 次，3 次为一疗程。

2. 中医辨证治疗

病机：由于气虚、气滞、血寒等原因致血行不畅，凝滞成瘀。

症状：肤色晦暗，色素沉着，容易出现瘀斑，口唇黯淡，舌黯或有瘀点，舌下络脉紫黯或增粗，脉涩。

治疗原则：活血化瘀，行气止痛。

方药：丹参饮合血府逐瘀汤加减。

3. 医案

汪某，女，59 岁，于 2020 年 11 月来我院就诊。主诉：胸闷 1 周。既往史：患者糖尿病病史7年，冠状动脉粥样硬化性心脏病病史2年。刻下症：胸闷，夜间加重，偶有心前区刺痛，烦躁易怒，偶有胁肋胀痛，纳可，眠差，二便调，舌质紫暗，有瘀点，脉弦涩。中医诊断：消渴，胸痹心痛。证型：气滞血瘀。治疗原则：活血化瘀，行气止痛。西医诊断：2型糖尿病合并心血管病变。体质分类：血瘀体质。方药：丹参饮合血府逐瘀汤加减。组成：丹参15 g，檀香6 g，砂仁9 g，桃仁12 g，红花12 g，当归15 g，川芎12 g，赤芍9 g，柴胡9 g，枳壳9 g，牛膝9 g，桔梗9 g，甘草6 g，7剂，水煎服，日1剂。患者服中药一周后复诊，诸症改善，嘱继服7剂，服完中药后继服复方丹参滴丸以巩固。

（二）气虚质

1. 养生保健

（1）饮食注意事项

气虚质的糖尿病心血管病变患者在饮食上应注意低糖饮食，主食提倡用糙米杂粮代替精细米面，多食黄瓜、菠菜等富含维生素的食物。低脂饮食，少吃胆固醇含量高的食品，如肝、脑等动物内脏及蛋黄、鱼子等，以减轻心血管负担。同时，气虚质的糖尿病心血管病变患者可多吃益气健脾的食物，如山药、鸡肉、豆类、香菇、莲子、薏苡仁、芡实等。少食生冷性凉、油腻厚味、辛辣刺激等容易耗气破气的食物，如薄荷、香菜、胡椒、大蒜、柚子、槟榔等。

（2）运动疗法

对于气虚质的糖尿病心血管病变患者来说，运动的时间不宜过久，以每次运动半小时左右为宜，运动前后要进行充分的热身，不宜选用强度较大的运动，以柔缓、低强度的有氧运动为主，如健步走、太极拳、太极剑、八段锦等，不管选择哪一种运动锻炼，都要量力而行，微微出汗即可，不宜出汗过多。在运动过程中，应随身携带小饼干等含糖食品，谨防低血糖的发生，锻炼期间如有任何不适，应立即中断运动，原地休息。

（3）音乐疗法

气虚质的糖尿病心血管病变患者适宜收听宫音、商音、徵音的音乐。宫音音乐平和而流畅，敦厚而辽阔。气虚体质的患者多听宫调音乐，可以达到调和脾胃、补气养血的目的，使心情归于平和，摆脱焦虑，从而达到舒适放松的状态。宫音的代表曲目有《梅花三弄》《阳春》《月儿高》等。商音和润清脆，编钟、三角铁等敲击的声音多为商音，聆听商音可以达到通畅精神的作用。商音的代表曲目有《潇湘水云》《风雷引》《长清》《春江花月夜》等。徵音入心，清朗活泼，可以起到益气养心的作用。徵音代表曲目有《四大景》《文王操》《步步高》《狂欢》等。

(4) 代茶饮

① 灵芝茶

原料：取灵芝 5~8 片、黄芪 15 g、玉米须 9 g。

方法：将上述药材用清水洗净，然后放入茶杯中，加适量沸水冲泡。盖盖浸泡半小时后，代茶饮用。

功效：益气养心，降糖安神。

② 党参白术绞股蓝茶

原料：党参、白术、绞股蓝各 5 g。

方法：将上述药材用清水洗净，然后放入茶杯中，加适量沸水冲泡。盖盖浸泡半小时后，代茶饮用。

功效：益气健脾，养心降糖。

(5) 药膳

参芪老鸭汤

原料：老鸭 1 只，黄芪 15 g，沙参 15 g，莲藕一节。

方法：老鸭洗净切大块，用热水焯，捞出冲洗干净血沫，莲藕洗净切块，所有食材一同置于砂锅中，加入清水和少许料酒。

功效：益气养阴，补中养心。

(6) 足浴方

四味养心汤

组成：黄芪、丹参、白芍、桑寄生各 20 g。

方法：将所有药材放入锅中，加水煎煮 30 分钟，去渣取汁，将汁液倒入浴盆中，再加入适量开水，先熏蒸，后浴足、熏泡，后待水温合适后（40 ℃左右）进行脚部按摩。每晚睡前泡脚半小时左右。

注意事项：糖尿病患者要特别留意水温的高低，泡脚时间不能太长，以身上微微汗出为宜；饭后半小时内不宜泡脚，避免影响胃的消化吸收功能；泡脚用具最好选取能让双脚舒服地平放的，水位以浸泡到小腿为宜；皮肤有外伤者忌用此方法；患有严重疾病者请在医生指导下应用。

(7) 中医外治法

① 耳穴压豆

取穴：内分泌、肺、脾、神门、肾上腺、心。

方法：耳廓常规消毒后，将胶布剪成0.8 cm×0.8 cm大小，放1粒王不留行籽粘上，随即贴压在所选耳穴上，由轻到重按压数十次。气虚证用中刺激补法。患者每日自己按压耳贴3~5次，每次每穴按压1~2分钟。

疗程：每隔1~2天换贴压另一侧耳穴。10次为一疗程。休息10~15天，再做下一疗程治疗。

② 穴位按摩

• 关元穴

取穴方法：在前正中线上，脐下3寸。

操作方法：用指腹或指尖在相应穴位上做按压转动的动作，需要轻柔、均匀、和缓的力度。每次按摩2~3分钟，每日按摩3~5次。

③ 贴敷

取穴：膻中、中脘、气海。

组成：黄芪15 g、党参12 g、白术9 g、丹参9 g、三七6 g。

方法：将上述药材研磨成末，加入适量姜汁搅成膏状，用穴位贴贴敷于相应穴位。

④ 艾灸

取穴：神阙、气海、关元、三阴交。

灸法：每次随症选取1个或2个穴，艾条温和灸，每穴2~3分钟，或艾炷灸3~5壮。神阙用隔姜灸或隔盐灸，每次5~7壮。

2. 中医辨证治疗

病机：消渴病日久不愈，耗伤心气。

症状：神疲乏力，少气懒言，气短，头晕目眩，自汗，动则诸症加剧，舌质淡嫩，脉虚。

治疗原则：益气活血通脉。

方药：补阳还五汤加减。

3. 医案

孙某，女，62岁，于2020年8月来我院就诊。主诉：胸闷心悸1月余。

现病史：患者1月前因劳累诱发胸闷心悸，休息后缓解。既往史：既往糖尿病病史15年，高血压病病史15年，冠状动脉粥样硬化性心脏病病史8年。

刻下症：胸闷心悸，气短喘促，活动劳累后加重，心前区疼痛，乏力，动则汗出，面色无华，纳可眠差，舌暗苔薄白，脉沉细。中医诊断：消渴病、胸痹。证型：气虚血瘀。治疗原则：益气活血通脉。西医诊断：糖尿病合并冠心病。体质分类：气虚体质。方药：补阳还五汤加减。组成：黄芪30 g，当归15 g，赤芍15 g，地龙9 g，川芎12 g，红花9 g，桃仁9 g，14剂，水煎服，日1剂。复诊：胸闷心悸气短好转，心前区疼痛未发作，但仍乏力，故上方改黄芪为45 g，7剂。再诊，患者诸症明显改善，上方继服，巩固疗效。

（三）气郁质

1. 养生保健

（1）饮食注意事项

气郁质的糖尿病心血管病变患者平时可进食有助于理气解郁的食物，如荞麦、蘑菇、佛手、洋葱、玫瑰花等，少食具有收敛酸涩之性的食物，如阳桃、柠檬、乌梅、酸枣等。同时，可多吃富含维生素的水果和蔬菜，摄入优质蛋白，如鸡蛋清、鱼类、瘦肉等，降低心血管疾病的死亡率。

（2）运动疗法

气郁质的糖尿病心血管病变患者运动锻炼不求强度，只求耐力和时间，可适当进行散步、太极拳、八段锦等舒缓运动。运动时要注意循序渐进，若运动过程中出现面色苍白、头晕、大汗淋漓、胸闷心慌、气短等应立即停止运动，及时处理。同时，在运动过程中应谨防低血糖的发生，随身携带可以补充能量的小零食。

（3）音乐疗法

气郁质的糖尿病心血管病变患者适宜多听角音和徵音的音乐。角音入肝，高畅而清和，能疏肝理气，听之令人心情舒畅，乐观向上。角音乐曲代表曲目有《列子御风》《庄周梦蝶》《江南好》《春风得意》《江南丝竹乐》等。徵音入心，可促进全身气机的升提，帮助调节心脏功能，有助脾胃，利肺气，可振作精神。徵音代表曲目有《山居吟》《文王操》《樵歌》《渔歌》《步步高》《狂欢》等。

（4）代茶饮

① 三花茶

原料：玫瑰花、菊花、梅花各6 g。

方法：将上述药材用清水洗净，然后放入茶杯中，加适量沸水冲泡。盖盖浸泡半小时后，代茶饮用。

功效：疏肝行气。

（5）药膳

芹菜萝卜汤

原料：芹菜、萝卜适量。

方法：芹菜切段，白萝卜去皮切片。汤锅放在火上，倒入适量清水，下入芹菜、白萝卜同煮，煮约1小时，加入少许精盐调味即成。

功效：健脾开胃理气。

（6）足浴方

乳没行气方

组成：乳香、没药、紫苏各10 g。

方法：将所有药材放入锅中，加水煎煮30分钟，去渣取汁，将汁液倒入浴盆中，再加入适量开水，先熏蒸，后浴足、熏泡，后待水温合适后（40 ℃左右）进行脚部按摩。每晚睡前泡脚半小时左右。

注意事项：糖尿病患者要特别留意水温的高低，泡脚时间不能太长，以身上微微汗出为宜；饭后半小时内不宜泡脚，避免影响胃的消化吸收功能；泡脚用具最好选取能让双脚舒服地平放的，水位以浸泡到小腿为宜；皮肤有外伤者忌用此方法；患有严重疾病者请在医生指导下应用。

（7）中医外治法

① 耳穴压豆

取穴：肝、胆、脾、胃、三角窝、心。

方法：每次取3个或4个穴。耳廓常规消毒后，将胶布剪成0.8 cm×0.8 cm大小，放1粒王不留行籽粘上，随即贴压在所选耳穴上，由轻到重按压数十次。气郁证用中等刺激强度。患者每日自己按压耳贴3～5次，每次每穴按压1～2分钟。

疗程：每隔1～2天换贴压另一侧耳穴。10次为一疗程。休息10～15天，再做下一疗程治疗。

② 穴位按摩

• 膻中穴

取穴方法：男性膻中穴在两乳头之间中点；女性乳头位置不确定，可由锁骨向下数第三条肋骨下间隙，与前胸正中汇合处，即平第四肋间，前正中线处。

操作方法：用指腹或指尖在相应穴位上做按压转动的动作，需要轻柔、均匀、和缓的力度。每次按摩 2~3 分钟，每日按摩 3~5 次。

③ 贴敷

取穴：大包、期门、章门。

组成：川芎 12 g、香附 10 g、柴胡 6 g。

方法：将上述药材研磨成末，加入适量姜汁搅成膏状，用穴位贴贴敷于相应穴位。

④ 艾灸

取穴：阳陵泉、期门、次髎。

灸法：每次随症选取 1 个或 2 个穴，艾条温和灸，每穴 2~3 分钟，或艾炷灸 3~5 壮。

2. 中医辨证治疗

病机：肝气郁滞。

症状：胁肋胀痛，其发作多与精神因素有关，头晕目眩，食欲减退，善太息，女性可见月经不调、乳房胀痛，舌红苔薄黄，脉弦。

治疗原则：疏肝解郁，健脾养血。

方药：红花逍遥散加减。

3. 医案

于某，女，75 岁，于 2021 年 5 月来我院就诊。主诉：心前区疼痛 7 天。既往史：既往糖尿病病史 17 年，冠状动脉粥样硬化性心脏病病史 15 年。现病史：患者 7 天前因生气诱发心前区疼痛，发作持续 10 秒，口服硝酸甘油缓解。刻下症：心胸憋闷疼痛，两胁胀痛，头晕目眩，口燥咽干，神疲乏力，平素急躁易怒，纳眠差，二便调，舌暗苔薄黄，脉弦细。中医诊断：消渴病，胸痹。证型：肝气郁滞。治疗原则：疏肝解郁，健脾养血。西医诊断：糖尿病合并冠心病。体质分类：气郁体质。方药：红花逍遥散加减。组成：北柴胡 9 g，当归 15 g，茯苓 15 g，芍药 9 g，炒白术 15 g，桃仁 9 g，红花 9 g，炒酸枣仁 30 g，炙甘草 6 g，7 剂，水煎服，日 1 剂。复诊：服药后，心前区疼痛未发作，情绪较前平和，眠可，但仍有乏力，纳少，故上方加黄芪 30 g、陈皮 15 g，7 剂。再诊，患者诸症明显改善，上方继服。

七、糖尿病脑血管病变

（一）阳虚质

1. 养生保健

（1）饮食注意事项

阳虚体质之人往往阳气不足，阳气的温煦作用下降，身体容易出现寒象，故饮食上宜少吃性味苦寒的食物，如苦瓜、冬瓜、梨、西瓜、螃蟹、绿豆等性味寒凉的食物，同样也应少吃生冷食物，避免损伤人体阳气，增加体内寒气。饮食上尽量选择性味温热的食物，可多食羊肉、狗肉、鲫鱼、韭菜、大葱等，能够起到温阳散寒的作用。糖尿病脑血管病变的患者在低盐低脂低糖饮食的前提下，可多吃富含纤维素和维生素的食物，可适当多吃一些豆制品，有助于降低胆固醇，保护血管。

（2）运动疗法

阳虚体质之人宜选择振奋阳气的运动方式，动则生阳。由于阳虚体质易受寒邪侵袭，故而运动时要注意防风保暖，尽量选择阳光充足，较为温暖的天气进行户外活动，根据"春夏养阳，秋冬养阴"的中医理论，最好选择在春夏季节进行锻炼，如散步、慢跑、球类活动等，秋冬季节的锻炼宜在阳光充足的上午，或是防寒避风的室内，秋冬可适当减少体能消耗，选择节奏稍慢的运动项目，如太极拳、五禽戏、八段锦等，以振奋阳气，促进阳气的生发和流通。注意年老体弱之人，运动量不可过大，以防汗出伤阳。糖尿病脑血管病变患者尽量选择低强度运动，避免剧烈运动，以免加重脑血管病变。

（3）音乐疗法

阳虚体质之人宜听一些激扬、高亢、欢快的音乐，以调动情绪，可多听角音、徵音音乐，以振奋阳气，增加人体活力。角音代表曲目有《列子御风》《庄周梦蝶》《春风得意》《江南丝竹乐》等。徵音可振奋精神，导气养神，代表曲目有古琴曲《四大景》《玉楼春晓》《醉渔唱晚》等。

（4）代茶饮

鹿茸山药茶

原料：鹿茸 1 g、炒山药 5 g。

方法：将上述两味茶材加适量水，小火熬煮30分钟左右，代茶饮用。
功效：温阳补肾，益气健脾。

（5）药膳

淫羊藿炖猪心

原料：猪心500 g，淫羊藿30 g，葱、姜、卤汁、调味品适量。

方法：将猪心洗净切片备用，把淫羊藿加水煎煮，收取药液，将猪心放入，加入葱姜，煮至六成熟捞出，再加入卤汁调味品煮熟即可食用。

功效：温肾补阳，养心安神。

（6）足浴方

原料：生姜20 g、淫羊藿15 g、白术15 g。

方法：将所有药材放入锅中，加水煎煮30分钟，去渣取汁，将汁液倒入浴盆中，再加入适量开水，先熏蒸，后浴足、熏泡，后待水温合适后（40 ℃左右）进行脚部按摩。每晚睡前泡脚半小时左右。

注意事项：糖尿病患者要特别留意水温的高低，泡脚时间不能太长，以身上微微汗出为宜；饭后半小时内不宜泡脚，避免影响胃的消化吸收功能；泡脚用具最好选取能让双脚舒服地平放的，水位以浸泡到小腿为宜；皮肤有外伤者忌用此方法；患有严重疾病者请在医生指导下应用。

（7）中医外治法

① 耳穴压豆

取穴：腰骶椎、皮质下、内分泌、胰胆、肾、神门、枕。

方法：耳廓常规消毒后，将胶布剪成0.8 cm×0.8 cm大小，放1粒王不留行籽粘上，随即贴压在所选耳穴上，由轻到重按压数十次。患者每日自己按压耳贴3~5次，每次每穴按压1~2分钟。

疗程：每隔1~2天换贴压另一侧耳穴。10次为一疗程。休息10~15天，再做下一疗程治疗。

② 穴位按摩

• 足三里

取穴方法：将膝关节屈膝，可以摸到胫骨外侧有一个明显的凹陷，将除拇指外的其余四指并拢，在凹陷往下大概四横指的位置，胫骨外侧边缘约一拇指宽的地方就是足三里穴了。

操作方法：找准足三里位置后，可用拇指端按揉，轻重以自觉酸胀为度，次数不计，闲暇时都可操作。或用手空心握拳，左右交替击打足三里，轻重、次数同上所述。

- 气海

取穴方法：取仰卧姿势，在前正中线上，肚脐以下两横指即是此穴。

操作方法：用大拇指揉按气海穴，让穴位的局部有酸胀的感觉即可，每次2～3分钟，每天可以2次或3次。

- 劳宫穴

取穴方法：劳宫穴位于人体的手掌心，横平第三掌指关节近端，第2、3掌骨之间偏于第3掌骨，半握拳中指尖下即是此穴。

操作方法：右手拇指指腹点按于左手劳宫穴上，按而揉之，使穴位产生局部酸胀痛感，并活动左手手指，以加强指压的感觉，再指腹轻揉局部放松。左右交替，反复操作，每次约10分钟，每日1次或2次。

③ 针刺治疗

取穴：合谷、内关、曲池、足三里、太冲、然谷、劳宫。

方法：各穴均用平补平泻法，以补法为主，针刺每次留针20分钟。

疗程：隔日1次，连续治疗10次。

④ 穴位贴敷

取穴：神阙。

组成：韭子50 g、肉桂20 g、丁香10 g、冰片3 g、白酒适量。

方法：将韭菜子用盐水拌湿润，炒干与其他药物共研为细末，储瓶备用，敷贴时取药末15 g，温水或白酒调成膏状，每晚睡前敷于脐中神阙穴，外用胶布固定即可。

疗程：每天1换，10次为1个疗程。

⑤ 艾灸

取穴：合谷、曲池、气海、命门、足三里、关元、神阙。

灸法：每次随症选取1个或2个穴，艾条温和灸，每穴2～3分钟，或艾炷灸3～5壮。

疗程：每日或隔日灸治1次，7次为一疗程，疗程间隔3～5天。

⑥ 刮痧

取穴：足三里、脾俞、肾俞、命门、志室。

操作方法：仰卧位，刮足三里穴，以皮肤潮红为度。俯卧位，刮脾俞、肾俞、命门、志室穴。刮痧采用补法，刮至皮肤有热感即可，肌肤深部有热感温肾阳效果更佳。刮痧后嘱患者多饮白开水，当天勿洗浴，注意保暖。

疗程：初次治疗时间不宜过长。一般10次为一疗程。

⑦ 拔罐

取穴：肾俞、关元、足三里。

方法：选择中号或大号拔火罐，用闪火法将罐吸拔于肾俞、关元、足三里穴，留罐 10～20 分钟，至皮肤充血或轻度瘀血为止，也可选用负压罐或橡胶罐等。此法有补肾壮阳、健脾益阳的作用。

疗程：每月拔罐 1 次。

2. 中医辨证治疗

病机：阳气亏虚，温煦失职。

症状：平素畏冷，手足不温，喜热饮食，精神不振，舌淡胖嫩，脉沉迟。

治疗原则：温阳益气，活血化瘀。

方药：黄芪桂枝五物汤加鸡血藤、威灵仙。

3. 医案

唐某，男，63 岁，于 2021 年 9 月来我院就诊。主诉：头晕 6 日。既往史：患者糖尿病病史 8 年。行颅脑 CT 示：陈旧性脑梗死。刻下症：头晕，乏力，少气懒言，面色无华，畏寒喜热，腰膝酸冷，偶有肢体麻木，纳眠可，小便调，大便稀，舌淡苔薄，脉沉迟而涩。中医诊断：消渴病，中风。证型：阳虚血瘀证。治疗原则：温阳益气，活血化瘀。西医诊断：2 型糖尿病合并脑血管病变。体质分类：阳虚体质。方药：黄芪桂枝五物汤加鸡血藤、威灵仙。组成：黄芪 30 g，桂枝 15 g，白芍 15 g，生姜 6 g，威灵仙 30 g，鸡血藤 30 g，杜仲 12 g，党参 15 g，甘草 3 g，7 剂，水煎服，日 1 剂。患者服中药一周后复诊，诸症改善，继服 7 剂。

（二）血瘀质

1. 养生保健

（1）饮食注意事项

血瘀体质之人血行迟缓不流畅，宜少吃收涩、寒凉、生冷的食物，如冰制品、荸荠、冬瓜、绿豆、梨子、柿子、田螺、螺蛳等，以免凝滞血脉。宜多吃行气活血的食物，以促进体内血液循环，如山楂、香菜、芹菜、萝卜等。日常生活中应少油少盐，多饮水，防止血黏度增高。糖尿病脑血管病变的患者在低盐低脂低糖饮食的前提下，可多吃富含纤维素和维生素的食物，可适当多吃一些豆制品，有助于降低胆固醇，保护血管。

(2) 运动疗法

血瘀体质之人气血运行不畅,运动疗法是促进血液运行最简便的调体方法。运动可使其全身经络、气血通畅,脏腑调和。血瘀体质之人平时应坚持进行促进气血运行的锻炼,如太极拳、太极剑、八段锦及各种健身操等,以达到改善体质的目的。血瘀体质之人心血管功能较弱,不适合做强度负荷大的体育锻炼,并且在运动过程中要及时补充水分。糖尿病脑血管病变患者应尽量选择低强度运动,避免剧烈运动,以免加重脑血管病变。

(3) 音乐疗法

血瘀体质之人宜多听舒缓流畅的音乐,如收听角音、徵音音乐。角音入肝,肝主疏泄。角音朝气蓬勃,生机盎然,可为木鱼、古箫、竹笛等乐。角音代表曲目有《庄周梦蝶》《江南好》《春风得意》《江南丝竹乐》等。徵音入心,心主血脉,其华在面,丝弦、唢呐与管弦乐的演奏,多为徵音音乐,如古琴曲《四大景》《醉渔唱晚》《渔樵问答》等。

(4) 代茶饮

丹参山楂饮

原料:丹参 5 g、山楂 5 g。

方法:将上述两味茶材分别用清水洗净,然后放入茶杯中,加适量沸水冲泡。盖盖浸泡半小时后,代茶饮用。

功效:活血化瘀,化浊降脂。

(5) 药膳

猪心丹参山楂汤

原料:猪心 1 个、丹参 20 g、山楂 20 g。

制法:将猪心洗净,切片备用,与丹参、山楂一并入锅,加水适量,小火炖至猪心熟烂后离火,加适量调料调味。

功效:活血通经,降脂化瘀。

(6) 足浴方

原料:三棱、红花、丹参各 15 g。

方法:将所有药材放入锅中,加水煎煮 30 分钟,去渣取汁,将汁液倒入浴盆中,再加入适量开水,先熏蒸,后浴足、熏泡,后待水温合适后(40 ℃左右)进行脚部按摩。每晚睡前泡脚半小时左右。

注意事项:糖尿病患者要特别留意水温的高低,泡脚时间不能太长,以身上微微汗出为宜;饭后半小时内不宜泡脚,避免影响胃的消化吸收功能;泡脚用具最好选取能让双脚舒服地平放的,水位以浸泡到小腿为宜;皮肤有外伤者忌用此方法；患有严重疾病者请在医生指导下应用。

（7）中医外治法

① 耳穴压豆

取穴：交感、内分泌、心、肝、脾、肾、胰胆、枕。

方法：耳廓常规消毒后，将胶布剪成0.8 cm×0.8 cm大小，放1粒王不留行籽粘上，随即贴压在所选耳穴上，由轻到重按压数十次。患者每日自己按压耳贴3～5次，每次每穴按压1～2分钟。

疗程：每隔1～2天换贴压另一侧耳穴。10次为一疗程。休息10～15天，再做下一疗程治疗。

② 穴位按摩

• 三阴交

取穴方法：取此穴位时可采用正坐的姿势，该穴位于足内踝尖上3寸（即食指、中指、无名指、小指并起来的宽度），胫骨后方凹陷处。

操作方法：将左脚架于右腿上，用右手的拇指或中指指端用力按压左侧三阴交穴，一压一放为1次，按压50次；然后改为先顺时针方向、后逆时针方向各按揉此穴5分钟，也可以使用按摩棒或光滑的木棒按揉，注意力量柔和，以感觉酸胀为度，不可力量过大，以免伤及皮肤。然后换右脚，方法同上。

• 肝俞

取穴方法：取俯卧姿势，后正中线，人的肩胛骨下角平对第七胸椎，向下数两个椎体就是第九胸椎，在第九胸椎棘突下左右旁开两横指即是该穴。

操作方法：需他人以两手大拇指点压此穴，自觉局部有酸、麻、胀感觉时，以顺时针方向按摩，坚持每分钟按摩80次，每日按摩2～3次。

• 然谷穴

取穴方法：患者应采用正坐或仰卧的取穴姿势，然谷穴位于足内侧，足舟骨粗隆下方，赤白肉际处。

操作方法：首先要准确地找到然谷穴，用大拇指用力往下按，按下去后马上放松。当大拇指按下去的时候，穴位周围乃至整个腿部的肾经上都会有强烈的酸胀感，但随着手指的放松，酸胀感会马上消退。等酸胀感消退后，再按上面的方法按摩，如此重复10～20次。双脚上的然谷穴都要按。

• 劳宫穴

取穴方法：劳宫穴位于人体的手掌心，横平第三掌指关节近端，第2、3掌骨之间偏于第3掌骨，半握拳中指尖下即是此穴。

操作方法：右手拇指指腹点按于左手劳宫穴上，按而揉之，使穴位产生局部酸胀痛感,并活动左手手指,以加强指压的感觉,再指腹轻揉局部放松。左右交替,反复操作,每次约10分钟,每日1~2次。

③ 针刺治疗

取穴:内关、血海、太冲、太溪、三阴交、劳宫。

方法:各穴均用平补平泻法,以泻法为主,针刺每次留针20分钟。此法有益气行气、活血化瘀的作用。

疗程:隔日1次,连续治疗10次。

④ 艾灸

取穴:膻中、气海、肝俞、膈俞、足三里、次髎。

灸法:每次随症选取1个或2个穴,艾条温和灸,每穴2~3分钟,或艾炷灸3~5壮。神阙用隔姜灸或隔盐灸,每次5~7壮。

疗程:每日或隔日灸治1次,7次为一疗程,疗程间隔3~5天。

⑤ 刮痧

取穴:血海、阳陵泉、地机、肝俞、肾俞、命门、大肠俞、八髎。

操作方法:仰卧位,刮血海、阳陵泉、地机穴,以皮肤潮红为度。俯卧位,刮肝俞、肾俞、命门、大肠俞、八髎穴,以皮肤潮红为度。刮痧采用平补平泻法,刮至皮肤微有热感或皮肤微微发红即可,不必刻意追求出痧。刮痧后嘱患者多饮白开水,当天勿洗浴,注意保暖。

疗程:初次治疗时间不宜过长。一般10次为一疗程。

⑥ 拔罐疗法

取穴:膈俞、肝俞、三阴交。

方法:操作时,病人取坐位,选取中口径玻璃罐以闪火法吸拔诸穴10~15分钟。此法有活血化瘀的作用。

疗程:每月治疗1次,3次为一疗程。

2. 中医辨证治疗

病机:气虚、气滞、血寒等原因所致的血行不畅、凝滞成瘀。

症状:肤色晦暗,色素沉着,容易出现瘀斑,口唇黯淡,舌黯或有瘀点,舌下络脉紫黯或增粗,脉涩。

治疗原则:补气活血通络。

方药:补阳还五汤加减。

3. 医案

朱某,女,74岁,于2021年7月来我院就诊。主诉:右下肢活动不利

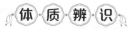
在**糖尿病**慢病管理中的应用

1年余。既往史：患者糖尿病病史7年，脑梗死病史2年。刻下症：右下肢活动不利，伴有麻木刺痛，乏力，下肢尤甚，时有头晕，面色暗淡无华，纳眠可，二便调，舌暗苔薄，有瘀斑，脉细涩。中医诊断：消渴病，中风。证型：气虚血瘀，瘀血阻络。治疗原则：补气活血通络。西医诊断：2型糖尿病合并脑血管病变。体质分类：血瘀体质。方药：补阳还五汤加减。组成：黄芪45 g，当归10 g，赤芍10 g，川芎12 g，地龙12 g，桃仁9 g，红花9 g，川牛膝15 g，全蝎9 g，7剂，水煎服，日1剂。患者服药一周后复诊，效可，诸症缓解，改黄芪为60 g，加水蛭6 g，继服7剂。

（三）气虚质

1. 养生保健

（1）饮食注意事项

气虚质的糖尿病脑血管病变患者在饮食上以低脂肪、低蛋白质为主，应少食用高胆固醇食物，如蛋黄、动物内脏、虾、蟹黄、墨鱼。同时，气虚质的糖尿病脑血管病变患者可多吃益气健脾的食物，如山药、鸡肉、豆类、香菇、莲子、薏苡仁、芡实等。少食生冷性凉、油腻厚味、辛辣刺激等容易耗气破气的食物，如薄荷、香菜、胡椒、大蒜、柚子、槟榔等。

（2）运动疗法

对于气虚质的糖尿病脑血管病变患者来说，运动的时间不宜过久，以每次运动时间半小时左右为宜，运动前后要进行充分的热身，不宜选用强度较大的运动，以柔缓低强度的有氧运动为主，如健步走、太极拳、太极剑、八段锦等。不管选择哪一种运动锻炼，都要量力而行，微微出汗即可，不宜汗出过多。在运动过程中，应随身携带小饼干等含糖食品，谨防低血糖的发生，锻炼期间如有任何不适，立即中断运动，原地休息。

（3）音乐疗法

气虚质的糖尿病脑血管病变患者适宜收听宫音、商音、徵音的音乐。宫音音乐平和而流畅，敦厚而辽阔。气虚体质的患者多听宫音音乐，可以达到调和脾胃、补气养血的目的，使心情归于平和，摆脱焦虑，从而达到舒适放松的状态。宫音的代表曲目有《梅花三弄》《阳春》《鹤鸣九皋》《月儿高》等。商音和润清脆，编钟、三角铁等敲击的声音多为商音，聆听商音可以达到通畅精神的作用。商音的代表曲目有《慨古吟》《长清》《春江花月夜》等。徵音明快活泼，可愉悦心神，丝弦、唢呐与管弦乐的演奏多为徵音，如

《四大景》《醉渔唱晚》《渔樵问答》等。

(4) 代茶饮

① 参麦茶

原料：太子参 15 g、麦冬 10 g、葛根 10 g、山楂 15 g。

方法：将上述药材用清水洗净，然后放入茶杯中，加适量沸水冲泡。盖盖浸泡半小时后，代茶饮用。

功效：益气养阴。

② 芪参益气茶

原料：黄芪、西洋参、三七粉各 9 g。

方法：将上述药材用清水洗净，然后放入茶杯中，加适量沸水冲泡。盖盖浸泡半小时后，代茶饮用。

功效：益气活血。

(5) 药膳

丹参枸杞子粥

原料：丹参 15 g、枸杞子 20 g、粳米 150 g。

方法：将丹参切成薄片，枸杞子淘净，粳米淘净。将丹参、枸杞子、粳米放入锅内，加 800 mL 水，用武火烧沸，再用文火炖煮 35 分钟。

功效：滋阴活血。

(6) 足浴方

芪参活血方

组成：黄芪、丹参、红花、桃仁各 20 g。

方法：将所有药材放入锅中，加水煎煮 30 分钟，去渣取汁，将汁液倒入浴盆中，再加入适量开水，先熏蒸，后浴足、熏泡，后待水温合适后（40 ℃左右）进行脚部按摩。每晚睡前泡脚半小时左右。

注意事项：糖尿病患者要特别留意水温的高低，泡脚时间不能太长，以身上微微汗出为宜；饭后半小时内不宜泡脚，避免影响胃的消化吸收功能；泡脚用具最好选取能让双脚舒服地平放的，水位以浸泡到小腿为宜；皮肤有外伤者忌用此方法；患有严重疾病者请在医生指导下应用。

(7) 中医外治法

① 耳穴压豆

取穴：内分泌、肺、脾、神门、肾上腺、脑干、枕。

方法：耳廓常规消毒后，将胶布剪成 0.8 cm×0.8 cm 大小，放 1 粒王不留行籽粘上，随即贴压在所选耳穴上，由轻到重按压数十次。气虚证用中刺激补法。患者每日自己按压耳贴3~5次，每次每穴按压1~2分钟。

疗程：每隔1~2天换贴压另一侧耳穴。10次为一疗程。休息10~15天，再做下一疗程治疗。

② 穴位按摩

- 足三里穴

取穴方法：在小腿前外侧，外膝眼下3寸、距胫骨前缘一横指处。

操作方法：用指腹或指尖在相应穴位上做按压转动的动作，需要轻柔、均匀、和缓的力度。每次按摩2~3分钟，每日按摩3~5次。

③ 贴敷

取穴：膻中、中脘、气海。

组成：黄芪15 g、党参12 g、丹参9 g、三七6 g、红花6 g。

方法：将上述药材研磨成末，加入适量姜汁搅成膏状，用穴位贴贴敷于相应穴位。

④ 艾灸

取穴：神阙、气海、关元、三阴交。

灸法：每次随症选取1个或2个穴，艾条温和灸，每穴2~3分钟，或艾炷灸3~5壮。神阙用隔姜灸或隔盐灸，每次5~7壮。

2. 中医辨证治疗

病机：气阴两虚。

症状：神疲乏力，少气懒言，气短，头晕目眩，面色苍白，咽干口燥，自汗，动则诸症加剧，舌淡红苔少，脉沉细。

治疗原则：益气养阴，活血通络。

方药：生脉散合补阳还五汤加减。

3. 医案

宋某，女，68岁，于2020年8月来我院就诊。主诉：头晕2月余。既往史：糖尿病病史20余年，脑梗死病史8年。刻下症：头晕，健忘，双目干涩，无视物模糊，神疲乏力，汗出，手足发麻，无间歇性跛行，纳可眠差，尿少便干，舌淡红苔少，脉沉细。中医诊断：消渴病，中风。证型：气阴两虚。治疗原则：益气养阴，活血通络。西医诊断：糖尿病，脑梗死。体质分类：气虚体质。方药：生脉散合补阳还五汤加减。组成：黄芪30 g，当归15 g，党参15 g，麦冬15 g，赤芍15 g，地龙9 g，川芎12 g，红花9 g，桃仁9 g，炒酸枣仁30 g，14剂，水煎服，日1剂。复诊：患者诸症明显减轻，上方继服。

八、糖尿病视网膜病变

（一）阴虚质

1. 养生保健

（1）饮食注意事项

阴虚体质之人往往阴液不足，易生虚火，故饮食上宜少吃辛辣刺激、性味温热的食物，如辣椒、花椒、羊肉、韭菜、桂圆等，以防耗伤阴液，亦应避免煎炸烧烤等烹饪方式，采用蒸煮等清淡的烹饪方式对阴虚体质之人更为有益。可多食冬瓜、百合、荸荠等甘凉滋润的食物，以达到生津止渴、滋阴润燥的目的。糖尿病视网膜病变的患者可多食富含维生素 A 和维生素 C 的食物，如胡萝卜、菠菜、青椒等，对眼睛有益，不吃或少吃甜腻辛辣等刺激性大的食物，防止损害视神经。

（2）运动疗法

阴虚体质是体内津液精血等阴液不足造成的，阴虚体质之人运动的时候往往容易出现出口渴干燥、面色潮红、小便少等症状，所以只适合做中小强度、间断性的身体练习。阴虚质的人大部分消瘦，容易上火，皮肤干燥等。可以适当进行游泳锻炼，这样可以及时滋润肌肤，缓解皮肤干燥。还可以选择太极拳、太极剑、八段锦、气功等动静结合的传统健身项目。锻炼时要控制出汗量，及时补充水分，忌夏练三伏和蒸桑拿。糖尿病视网膜病变的患者尽量选择平坦的运动场地，限制升高血压及胸腹腔压力的运动，避免眼压升高，限制震动强度大的运动，如跳绳、拳击等。

（3）音乐疗法

阴虚体质之人宜多听羽音、商音的音乐。羽音入肾，肾为水之下源，多为水声、鼓声等乐。羽音古琴曲有《乌夜啼》《雉朝飞》等。商音入肺为水之上源，金属、石制品的古乐器，发出的清脆之声多为商音。商音古琴曲有《长清》《石上流泉》《潇湘水云》等。

（4）代茶饮

枸杞菊花茶

原料：枸杞 10 g、菊花 8 g。

方法：将上述两味茶材加适量水，小火熬煮30分钟左右，代茶饮用。

功效：养阴明目。

（5）药膳

菊花枸杞瘦肉汤

原料：猪瘦肉500 g、枸杞20 g、菊花15 g、调味料适量。

方法：将瘦肉洗净切块，枸杞、菊花浸泡，一起放入锅中，加适量水炖煮，根据喜好加适量调味料。

功效：滋阴明目，补肾生津。

（6）足浴方

原料：麦冬、枸杞、决明子各15 g。

方法：将所有药材放入锅中，加水煎煮30分钟，去渣取汁，将汁液倒入浴盆中，再加入适量开水，先熏蒸，后浴足、熏泡，后待水温合适后（40 ℃左右）进行脚部按摩。每晚睡前泡脚半小时左右。

注意事项：糖尿病患者要特别留意水温的高低，泡脚时间不能太长，以身上微微汗出为宜；饭后半小时内不宜泡脚，避免影响胃的消化吸收功能；泡脚用具最好选取能让双脚舒服地平放的，水位以浸泡到小腿为宜；皮肤有外伤者忌用此方法；患有严重疾病者请在医生指导下应用。

（7）中医外治法

① 耳穴压豆

取穴：胆、肝、脾、胃、内分泌、神门、眼。

方法：耳廓常规消毒后，将胶布剪成0.8 cm×0.8 cm大小，放1粒王不留行籽粘上，随即贴压在所选耳穴上，由轻到重按压数十次。患者每日自己按压耳贴3~5次，每次每穴按压1~2分钟。

疗程：每隔1~2天换贴压另一侧耳穴。10次为一疗程。休息10~15天，再做下一疗程治疗。

② 穴位按摩

• 太溪穴

取穴方法：正坐，平放足底，该穴位于足内侧，内踝后方与跟骨筋腱之间的凹陷处。也就是说在内踝与跟腱之间的凹陷处。双侧对称。

操作方法：右手大拇指紧按右踝太溪穴，用拇指腹部或指尖做按压转动的动作，同时做顺时针滑动。然后换左手按摩左踝太溪穴，动作要领相同。需要轻柔、均匀、和缓，力度以感舒适为度。每次按摩100~160次，每日早晚各1遍，左右两穴都须按摩。

- 阴陵泉

取穴方法：患者应采用正坐或仰卧的取穴姿势，该穴位于人体的小腿内侧，膝下胫骨内侧凹陷中，与阳陵泉相对。

操作方法：右手大拇指紧按右腿阴陵泉穴，用拇指腹部或指尖做按压转动的动作，同时做顺时针滑动。然后换左手按摩左腿阴陵泉，动作要领相同。需要轻柔、均匀、和缓，力度以感舒适为度。每次按摩 100～160 次，每日早晚各 1 遍，两腿都须按摩。

- 睛明穴

取穴方法：睛明穴位于面部，目内眦角稍上方凹陷处。

操作方法：用大拇指和食指指端按、揉、拿、捏此穴，注意轻柔、均匀、和缓，每次按摩 2 分钟。

③ 针刺治疗

取穴：神门、内关、手三里、复溜、三阴交、太溪、睛明、上星。

方法：各穴均用平补平泻法，以补法为主，针刺每次留针 20 分钟。

疗程：隔日 1 次，连续治疗 10 次。

④ 穴位贴敷

取穴：神阙。

组成：五倍子 30 g，何首乌 30 g。

方法：将上两味药研末醋调，取适量于晚上临睡前贴敷神阙穴，外盖塑料薄膜，再用胶布密封固定，敷 1 天后取下。

疗程：每日 1 次。

⑤ 刮痧疗法

取穴：内关、神门、三阴交、阴陵泉、太溪、肾俞、肝俞。

操作方法：仰卧位，刮内关、神门、三阴交、太溪、阴陵泉穴，以皮肤潮红为度。俯卧位，刮肾俞穴、肝俞穴，以皮肤潮红为度。刮痧采用平补平泻法，刮至皮肤微有热感或皮肤微微发红即可，不必刻意追求出痧。刮痧后嘱患者多饮白开水，当天勿洗浴，注意保暖。

疗程：初次治疗时间不宜过长。一般 10 次为一疗程。

⑥ 拔罐疗法

取穴：心俞、肾俞、三阴交。

方法：操作时，病人取坐位，选取中口径玻璃罐以闪火法吸拔诸穴 10 分钟。此法有滋阴降火的作用。

疗程：一般每日或隔日 1 次，10 次为一疗程。

2. 中医辨证治疗

病机：阴液亏损，燥热偏盛。

症状：手足心热，口燥咽干，鼻微干，喜冷饮，大便干燥，舌红少苔，脉细数。

治疗原则：益阴补血，滋补肝肾。

方药：杞菊地黄汤合二至丸加减。

3. 医案

张某，女，60 岁，于 2020 年 4 月来我院就诊。主诉：视物模糊半年。现病史：患者糖尿病病史 7 年，因双眼干涩及视物模糊曾于当地医院眼科，诊为糖尿病视网膜病变。刻下症：视物模糊，眼干眼涩，口干，潮热盗汗，偶有眩晕耳鸣、腰膝酸软，纳眠可，二便调，舌淡少苔，脉细数。中医诊断：视瞻昏渺，消渴。证型：肝阴血亏。治疗原则：益阴补血，滋补肝肾。西医诊断：糖尿病视网膜病变，2 型糖尿病。体质分类：阴虚体质。方药：杞菊地黄汤合二至丸加减。组成：枸杞子 24 g，菊花 15 g，熟地 15 g，酒萸肉 12 g，山药 15 g，丹皮 12 g，泽泻 12 g，茯苓 10 g，旱莲草 15 g，女贞子 15 g，黄芪 15 g，当归 12 g，麦冬 18 g，14 剂，水煎服，日 1 剂。患者服中药两周后复诊，视物模糊改善，眼干眼涩减轻，嘱服用中成药杞菊地黄丸，随诊。

（二）气郁质

1. 养生保健

（1）饮食注意事项

气郁质的糖尿病视网膜病变患者平素饮食宜以清淡为主，忌食过于肥甘之品以阻碍气的运行，也不宜过食辛香走窜之物以免耗气散气。应多食山楂、醋、玫瑰花等，少食肥肉等油腻之品。同时，应多食富含维生素 A 的食物，如胡萝卜、菠菜、苋菜、南瓜、青椒等，不吃或少吃刺激性大的食物，如辣椒、大蒜、胡椒、煎炸食物、咖喱、浓茶等。

（2）运动疗法

气郁质的糖尿病视网膜病变患者应该适当增加户外活动和群体活动，可进行长时间、活动量较大的体育锻炼，如跑步、登山、游泳、打球、武术等，以起到鼓动气血、疏肝行气、促进食欲、改善睡眠的作用。要注意在运动过程中保持平和心态，防止过于疲劳和受伤。

(3) 音乐疗法

气郁质的糖尿病视网膜病变患者适宜多听角音和徵音的音乐。角音入肝，高畅而清和，能疏肝理气，听之令人心情舒畅，乐观向上。角音代表曲目有《列子御风》《庄周梦蝶》《江南好》《春风得意》《江南丝竹乐》等。徵音婉愉流利，雅而柔顺，欢快活泼，能促进全身气机的升提、振作精神。徵音代表曲目有《山居吟》《文王操》《樵歌》《渔歌》《步步高》《狂欢》等。

(4) 代茶饮

玫瑰陈皮茶

原料：玫瑰花、陈皮各6 g。

方法：将上述药材用清水洗净，然后放入茶杯中，加适量沸水冲泡。盖盖浸泡半小时后，代茶饮用。

功效：疏肝行气

(5) 药膳

菊花鸡肝汤

原料：银耳15 g、菊花10 g、茉莉花10 g、鸡肝。

方法：银耳洗净撕成小片，清水浸泡待用，菊花、茉莉花温水洗净，鸡肝洗净切薄片备用。将水烧开，先入料酒、姜汁、食盐，随即下入银耳和鸡肝，烧沸，打去浮沫，待鸡肝熟，调味，再入菊花、茉莉花烧沸即可。

功效：疏肝清热，健脾宁心。

(6) 足浴方

紫苏香附汤

组成：紫苏、香附、玫瑰花各10 g。

方法：将所有药材放入锅中，加水煎煮30分钟，去渣取汁，将汁液倒入浴盆中，再加入适量开水，先熏蒸、后浴足、熏泡，后待水温合适后（40 ℃左右）进行脚部按摩。每晚睡前泡脚半小时左右。

注意事项：糖尿病患者要特别留意水温的高低，泡脚时间不能太长，以身上微微汗出为宜；饭后半小时内不宜泡脚，避免影响胃的消化吸收功能；泡脚用具最好选取能让双脚舒服地平放的，水位以浸泡到小腿为宜；皮肤有外伤者忌用此方法；患有严重疾病者请在医生指导下应用。

(7) 中医外治法

① 耳穴压豆

取穴：肝、胆、脾、胃、三角窝、眼。

方法：每次取3个或4个穴。耳廓常规消毒后，将胶布剪成0.8 cm×0.8 cm大小，放1粒王不留行籽粘上，随即贴压在所选耳穴上，由轻到重按压数十次。气郁证用中等刺激强度。患者每日自己按压耳贴3~5次，每次每穴按压1~2分钟。

疗程：每隔1~2天换贴压另一侧耳穴。10次为一疗程。休息10~15天，再做下一疗程治疗。

② 穴位按摩

· 合谷穴

取穴方法：在手背，第1、2掌骨间，当第二掌骨桡侧的中点处。

操作方法：用指腹或指尖在相应穴位上做按压转动的动作，需要轻柔、均匀、和缓的力度。每次按摩2~3分钟，每日按摩3~5次。

③ 贴敷

取穴：中脘、气海、大包。

组成：芍药、青皮、枳壳各6 g。

方法：将上述药材研磨成末，加入适量姜汁搅成膏状，用穴位贴贴敷于相应穴位。

④ 艾灸

取穴：肝俞、三阴交、膻中、气海。

灸法：每次随症选取1个或2个穴，艾条温和灸，每穴2~3分钟，或艾炷灸3~5壮。

2. 中医辨证治疗

病机：气机郁滞。

症状：胁肋胀痛，其发作多与精神因素有关，善太息，脉弦。

治疗原则：疏肝解郁，养肝明目。

方药：逍遥散合杞菊地黄丸加减。

3. 医案

林某，男，62岁，于2020年10月来我院就诊。主诉：视物模糊1月余。现病史：既往糖尿病病史12年，空腹血糖最高达17 mmol/L。患者1月前久视后出现视物模糊，查空腹血糖10.3 mmol/L，左眼视力0.3，右眼视力0.5，眼底动脉硬化，散在小出血灶。刻下症：头晕目眩，视物模糊，情绪急躁易怒，口干口渴，乏力，纳眠可，夜尿频多，大便秘结，舌红苔薄，脉弦细。中医诊断：消渴病眼病。证型：气机郁滞。治疗原则：疏肝解郁，养肝明目。西医诊断：糖尿病视网膜病变。体质分类：气郁体质。方药：逍遥散合杞菊地黄丸加减。组成：枸杞子15 g，菊花15 g，熟地黄15 g，酒萸肉12 g，牡丹皮15 g，炒山药15 g，茯苓15 g，泽泻15 g，当归15 g，茯苓15 g，芍药12 g，炒白术15 g，北柴胡9 g，炙甘草6 g，14剂，水煎服，日1剂。复诊：患者服药后，自述症状明显减轻，上方继服以巩固疗效。

(三) 气虚质

1. 养生保健

(1) 饮食注意事项

气虚质的糖尿病视网膜病变患者在饮食上应注意增补元气、低盐低糖低脂饮食，选择营养丰富且易于消化的食物，多食性平偏温、健脾益气的食物，如胡萝卜、山药、香菇、莲子、白扁豆、黄豆、鸡肉、鸡蛋、牛肉、粳米、鳝鱼等，饮食不宜过于滋腻，尽量避免食用空心菜、槟榔、生萝卜等耗气的食物，不宜多食生冷苦寒、辛辣燥热的食物。日常可多食富含维生素C的新鲜蔬菜和水果，如苦瓜、冬瓜、洋葱、芹菜、嫩南瓜、黄瓜、西红柿、豆芽、菠菜、银耳、木耳、香菇、蘑菇等。

(2) 运动疗法

对于气虚质的糖尿病视网膜病变患者来说，运动的时间不宜过久，以每次运动时间半小时左右为宜，运动前后要进行充分的热身，一般不建议进行跑步、跳绳、跳远等较为剧烈的运动，因为可能会导致视网膜脱落或玻璃体积血等，运动当以柔缓低强度的有氧运动为主，如散步、太极拳、太极剑、八段锦等，不管选择哪一种运动锻炼，都要量力而行，微微出汗即可，不宜汗出过多。在运动过程中，应随身携带小饼干等含糖食品，谨防低血糖的发生，锻炼期间如有任何不适，立即中断运动，原地休息。

(3) 音乐疗法

气虚质的糖尿病视网膜病变患者适宜收听宫音、商音、角音的音乐。宫音音乐平和而流畅，敦厚而辽阔，气虚体质的患者多听宫音音乐，可以达到调和脾胃、补气养血的目的，使心情归于平和，摆脱焦虑，从而达到舒适放松的状态。宫音的代表曲目有《梅花三弄》《阳春》《鹤鸣九皋》《月儿高》等。商音和润清脆，编钟、三角铁等敲击的声音多为商音，聆听商音可以达到通畅精神的作用。商音的代表曲目有《慨古吟》《长清》《春江花月夜》等。角音高畅而清和，其声波能量入肝胆之经。角音乐曲代表曲目有《列子御风》《庄周梦蝶》《江南好》《春风得意》《江南丝竹乐》等。

(4) 代茶饮

① 桑芪菊花茶

原料：桑叶 9 g、黄芪 6 g、当归 6 g、菊花 9 g。

方法：将上述药材用清水洗净，然后放入茶杯中，加适量沸水冲泡。盖盖浸泡半小时后，代茶饮用。

功效：益气明目降糖。

② 参菊决明茶

原料：党参 15 g、菊花 9 g、决明子 9 g。

方法：将上述药材用清水洗净，然后放入茶杯中，加适量沸水冲泡。盖盖浸泡半小时后，代茶饮用。

功效：益气健脾，清肝明目。

(5) 药膳

菊花莲子银耳粥

原料：菊花 15 g，莲子 30 g，银耳、粳米适量。

方法：将莲子、粳米、银耳浸泡，莲子、粳米先放，大火熬开，小火慢煮，出锅前 15 分钟放银耳、菊花，煮熟即可。

功效：益气明目。

(6) 足浴方

芪术桑菊方

组成：黄芪 30 g、白术 10 g、菊花 15 g、桑叶 15 g。

方法：将所有药材放入锅中，加水煎煮 30 分钟，去渣取汁，将汁液倒入浴盆中，再加入适量开水，先熏蒸，后浴足、熏泡，后待水温合适后（40 ℃左右）进行脚部按摩。每晚睡前泡脚半小时左右。

注意事项：糖尿病患者要特别留意水温的高低，泡脚时间不能太长，以身上微微汗出为宜；饭后半小时内不宜泡脚，避免影响胃的消化吸收功能；泡脚用具最好选取能让双脚舒服地平放的，水位以浸泡到小腿为宜；皮肤有外伤者忌用此方法；患有严重疾病者请在医生指导下应用。

(7) 中医外治法

① 耳穴压豆

取穴：内分泌、肺、脾、神门、肾上腺、肝、眼。

方法：耳廓常规消毒后，将胶布剪成 0.8 cm×0.8 cm 大小，放 1 粒王不留行籽粘上，随即贴压在所选耳穴上，由轻到重按压数十次。气虚证用中刺激补法。患者每日自己按压耳贴3~5次，每次每穴按压1~2分钟。

疗程：每隔1~2天换贴压另一侧耳穴。10次为一疗程。休息10~15天，再做下一疗程治疗。

② 穴位按摩

• 承泣穴

取穴方法：在面部，瞳孔直下，当眼球与眶下缘之间。

操作方法：用指腹或指尖在相应穴位上做按压转动的动作，需要轻柔、均匀、和缓的力度。每次按摩2~3分钟，每日按摩3~5次。

③ 贴敷

取穴：气海、关元、足三里。

组成：黄芪15 g、当归15 g、党参12 g、白术9 g、菊花9 g。

方法：将上述药材研磨成末，加入适量姜汁搅成膏状，用穴位贴贴敷于相应穴位。

④ 艾灸

取穴：神阙、气海、足三里、肝俞。

灸法：每次随症选取1个或2个穴，艾条温和灸，每穴2~3分钟，或艾炷灸3~5壮。神阙用隔姜灸或隔盐灸，每次5~7壮。

2. 中医辨证治疗

病机：气阴两虚。

症状：多饮、多尿、多食症状不典型，口咽干燥，视物模糊，神疲乏力，少气懒言，眠少汗多，大便干结，或头晕耳鸣，或肢体麻木，舌淡红苔薄白或舌红少苔，中有裂纹，脉细或细而无力。

治疗原则：益气养阴明目。

方药：生脉散合白蒺藜、桑叶、菊花、木贼草。

3. 医案

周某，男，65岁，于2020年6月来我院就诊。主诉：双眼视物模糊1月余。既往史：糖尿病病史15年，规律服用降糖药物。辅助检查：视力，右眼0.2，左眼0.25；双眼视网膜见微血管瘤，较多点片状出血，黄斑区轻度水肿。刻下症：口干口渴，头晕，视物模糊，神疲乏力，腰膝酸软，纳可眠差，大便干结，舌淡红，苔薄白，脉细数。中医诊断：消渴目病。证型：气阴两虚。治疗原则：益气养阴明目。西医诊断：糖尿病视网膜病变。体质分类：气虚体质。方药：生脉散合白蒺藜、桑叶、菊花、木贼草。组成：党参 15 g，麦冬 15 g，五味子 9 g，炒蒺藜 15 g，桑叶 15 g，菊花 15 g，木贼草 12 g，7 剂，水煎服，日 1 剂。复诊：服药后，视物模糊改善，双眼视网膜出血灶明显被吸收，黄斑区水肿减轻。上方加黄芪 30 g、枸杞子 15 g、决明子 15 g，7 剂。再诊，患者诸症明显减轻，上方继服以巩固疗效。

九、糖尿病胃肠病变

（一）阳虚质

1. 养生保健

（1）饮食注意事项

阳虚体质之人往往阳气不足，阳气的温煦作用下降，身体容易出现寒象，故饮食上宜少吃性味苦寒的食物，如苦瓜、冬瓜、梨、西瓜、螃蟹、绿豆等，同样也应少吃生冷食物，避免损伤人体阳气，增加体内寒气。饮食上尽量选择性味温热的食物，可多食羊肉、狗肉、鸡肉、鲫鱼、韭菜、大葱等，能够起到温阳散寒的作用。糖尿病胃肠病变的患者应尽量不吃生冷、辛辣等刺激性食物，少吃容易导致胃肠胀气的食物，如牛奶、豆类等，避免摄入过量膳食纤维，饮食以清淡、易消化为原则。

（2）运动疗法

阳虚体质之人宜选择振奋阳气的运动方式，动则生阳。由于阳虚体质易受寒邪侵袭，故而运动时要注意防风保暖，尽量选择阳光充足，较为温暖的天气进行户外活动，根据"春夏养阳，秋冬养阴"的中医理论，最好选择在春夏季节进行锻炼，如散步、慢跑、球类活动等，秋冬季节的锻炼宜在阳光充足的上午，或是防寒避风的室内，秋冬可适当减少体能消耗，选择节奏稍慢的运动项目，如太极拳、五禽戏、八段锦等，可振奋阳气，促进阳气的生发和流通。注意年老体弱之人，运动量不可过大，以防汗出伤阳。糖尿病胃肠病变的患者宜选择较为舒缓的运动，尽量不要空腹运动，也要避免饭后立即运动。

（3）音乐疗法

阳虚体质之人宜听一些激扬、高亢、欢快的音乐，以调动情绪，如多听角音、徵音音乐，以振奋阳气，增加人体活力。角音可以疏肝理气，生发阳气。代表曲目有《列子御风》《庄周梦蝶》《春风得意》《江南丝竹乐》等。徵音可振奋精神，导气养神，代表曲目有古琴曲《欸乃》《四大景》《渔樵问答》《玉楼春晓》等。

(4) 代茶饮

温阳健胃茶

原料：干姜5 g、高良姜5 g、丁香5 g。

方法：将上述三味茶材加适量水，小火熬煮30分钟左右，代茶饮用。

功效：温中止呕。

(5) 药膳

老姜仔鸡

原料：仔鸡1只、老姜300 g、调味品适量。

方法：将仔鸡清理干净后备用，把老姜捣碎后用纱布包好，挤出姜汁，放入仔鸡腹中，锅内加水，烧沸后转小火炖熟，加适量调料调味即可。

功效：温阳散寒，温中止呕。

(6) 足浴方

原料：干姜15 g、花椒10 g、丁香10 g。

方法：将所有药材放入锅中，加水煎煮30分钟，去渣取汁，将汁液倒入浴盆中，再加入适量开水，先熏蒸，后浴足、熏泡，后待水温合适后（40 ℃左右）进行脚部按摩。每晚睡前泡脚半小时左右。

注意事项：糖尿病患者要特别留意水温的高低，泡脚时间不能太长，以身上微微汗出为宜；饭后半小时内不宜泡脚，避免影响胃的消化吸收功能；泡脚用具最好选取能让双脚舒服地平放的，水位以浸泡到小腿为宜；皮肤有外伤者忌用此方法；患有严重疾病者请在医生指导下应用。

(7) 中医外治法

① 耳穴压豆

取穴：腰骶椎、皮质下、内分泌、胆、肾、神门、胃。

方法：耳廓常规消毒后，将胶布剪成0.8 cm×0.8 cm大小，放1粒王不留行籽粘上，随即贴压在所选耳穴上，由轻到重按压数十次。患者每日自己按压耳贴3~5次，每次每穴按压1~2分钟。

疗程：每隔1~2天换贴压另一侧耳穴。10次为一疗程。休息10~15天，再做下一疗程治疗。

② 穴位按摩

- 足三里

取穴方法：将膝关节屈膝，可以摸到胫骨外侧有一个明显的凹陷，将除拇指外的其余四指并拢，在凹陷往下大概四横指的位置，胫骨外侧边缘约一拇指宽的地方就是足三里穴了。

操作方法：找准足三里位置后，可用拇指端按揉，轻重以自觉酸胀为度，次数不计，闲暇时都可操作。或用手空心握拳，左右交替击打足三里，轻重、次数同上所述。

- 气海

取穴方法：取仰卧姿势，在前正中线上，肚脐以下两横指处即是此穴。

操作方法：用大拇指揉按气海穴，让穴位的局部有酸胀的感觉即可，每次 2~3 分钟，每天可以按揉 2 次或 3 次。

- 胃俞穴

取穴方法：取俯卧姿势，在背部，第 12 胸椎棘突下，后正中线旁开 1.5 寸（约二指宽）处即是此穴。

操作方法：用两手掌按压此穴，再以画圈的方法揉按此穴，每次 2~3 分钟，每天可以按揉 2 次或 3 次。

③ 针刺治疗

取穴：合谷、内关、曲池、足三里、太冲、然谷、胃俞。

方法：各穴均用平补平泻法，以补法为主，针刺每次留针 20 分钟。

疗程：隔日 1 次，连续治疗 10 次。

④ 穴位贴敷

取穴：神阙。

组成：韭子 50 g、肉桂 20 g、丁香 10 g、冰片 3 g、白酒适量。

方法：将韭菜子用盐水拌湿润，炒干后与其他药物共研为细末，储瓶备用，敷贴时取药末 15 g，温水或白酒调成膏状，每晚睡前敷于脐中神阙穴，外用胶布固定即可。

疗程：每天 1 换，10 次为 1 个疗程。

⑤ 艾灸

取穴：合谷、曲池、气海、命门、足三里、关元、神阙、胃俞。

灸法：每次随症选取 1 个或 2 个穴，艾条温和灸，每穴 2~3 分钟，或艾炷灸 3~5 壮。

疗程：每日或隔日灸治 1 次，7 次为一疗程，疗程间隔 3~5 天。

⑥ 刮痧

取穴：足三里、脾俞、胃俞、肾俞、命门、志室。

操作方法：仰卧位，刮足三里穴，以皮肤潮红为度。俯卧位，刮脾俞、胃俞、肾俞、命门、志室穴。刮痧采用补法，刮至皮肤有热感即可，肌肤深部有热感温肾阳效果更佳。刮痧后嘱患者多饮白开水，当天勿洗浴，注意保暖。

疗程：初次治疗时间不宜过长。一般10次为一疗程。

⑦拔罐

取穴：肾俞、关元、太溪、胃俞。

方法：选择中号或大号拔火罐，用闪火法将罐吸拔于肾俞、胃俞、关元、太溪穴，留罐10~20分钟，至皮肤充血或轻度瘀血为止，也可选用负压罐或橡胶罐等。此法有补肾壮阳、健脾益阳的作用。

疗程：每月拔罐1次。

2. 中医辨证治疗

病机：阳气亏虚，温煦失职。

症状：平素畏冷，手足不温，喜热饮食，精神不振，舌淡胖嫩，脉沉迟。

治疗原则：温中散寒。

方药：理中汤合四神丸加减。

3. 医案

王某，男，62岁，于2020年10月来我院就诊。主诉：腹泻1年余。现病史：患者糖尿病病史6年，6年前查体发现空腹血糖9 mmol/L，诊为"2型糖尿病"。刻下症：腹泻，无疼痛，3~4次每日，偶有恶心，乏力，畏寒喜温，四肢发凉，食欲不佳，眠可，小便调，舌淡苔白，脉沉。中医诊断：消渴病。证型：中焦虚寒。治疗原则：温中散寒。西医诊断：糖尿病胃肠病变。体质分类：阳虚体质。方药：理中汤合四神丸加减。组成：党参20 g，干姜12 g，炙甘草12 g，炒白术15 g，肉豆蔻6 g，补骨脂12 g，吴茱萸6 g，五味子9 g，炒山药15 g，7剂，水煎服，日1剂。患者服中药一周后复诊，腹泻明显改善，上方继服14剂，不适随诊。

（二）湿热质

1. 养生保健

（1）饮食注意事项

湿热质的糖尿病胃肠病变患者饮食以清淡为主，注意顾护脾胃，平素可食用清热利湿的食物，如薏苡仁、莲子、茯苓、赤小豆、绿豆、冬瓜、丝瓜、苦瓜、黄瓜、白菜、芹菜、卷心菜、空心菜、鸭肉、鲫鱼等，忌食辣椒、生姜、大葱、大蒜等辛辣燥烈的食物，牛肉、狗肉、鹿肉等温阳食物也宜少食。

（2）运动疗法

湿热质的糖尿病胃肠病变患者可以适当选做消耗量较大的运动，如中长跑、游泳、爬山、各种球类、武术等，但注意运动过程中如感觉不适，应立即停止锻炼，原地休息。糖尿病患者应随身携带可以补充能量的小零食，谨防运动过度出现的低血糖反应。在运动的时候可以适当多用腹式呼吸，不仅可以加快体内脏器的蠕动，还可以促进食物的消化和排空，有助于脾胃的运化。

（3）音乐疗法

湿热质的糖尿病胃肠病变患者适宜听宫音、羽音的音乐。宫音能促进全身气机的稳定，调和脾胃，促使心情归于平和，达到自然放松的状态。宫音的代表曲目有《梅花三弄》《阳春》《月儿高》等。羽音音乐高洁澄净，淡荡清邈，有行云流水之势。羽音代表曲目有《二泉映月》《梁祝》《汉宫秋月》《乌夜啼》《雉朝飞》等。

（4）代茶饮

三叶茶

原料：荷叶、桑叶、淡竹叶各 10 g。

方法：将荷叶、桑叶、淡竹叶加入一杯热开水中，浸泡约十分钟后，过滤即可饮用。

功效：清热利尿。

（5）药膳

泥鳅炖豆腐

原料：泥鳅 500 g、豆腐 250 g。

方法：把泥鳅去鳃及内脏，洗净；豆腐切块。泥鳅入锅，加盐、清水适量，置武火上，炖至五成熟时，加入豆腐，再炖至泥鳅熟烂即可。

功效：清热利湿。

（6）足浴方

苏参三黄方

组成：紫苏、苦参、黄连、黄柏、黄芩各 20 g。

方法：将所有药材放入锅中，加水煎煮 30 分钟，去渣取汁，将汁液倒入浴盆中,再加入适量开水,先熏蒸,后浴足、熏泡,后待水温合适后(40 ℃左右)进行脚部按摩。每晚睡前泡脚半小时左右。

注意事项:糖尿病患者要特别留意水温的高低,泡脚时间不能太长,以身上微微汗出为宜;饭后半小时内不宜泡脚,避免影响胃的消化吸收功能;泡脚用具最好选取能让双脚舒服地平放的,水位以浸泡到小腿为宜;皮肤有外伤者忌用此方法;患有严重疾病者请在医生指导下应用。

(7) 中医外治法

① 耳穴压豆

取穴:脾、胃、大肠、直肠下段、内分泌。

方法:耳廓常规消毒后,将胶布剪成0.8 cm×0.8 cm大小,放1粒王不留行籽粘上,随即贴压在所选耳穴上,由轻到重按压数十次。湿热证用中等刺激强度。患者每日自己按压耳贴3~5次,每次每穴按压1~2分钟。

疗程:每隔1~2天换贴压另一侧耳穴。10次为一疗程。休息10~15天,再做下一疗程治疗。

② 穴位按摩

• 支沟穴

取穴方法:支沟穴位于前臂背侧,当阳池与肘尖的连线上,腕背横纹上3寸,尺骨与桡骨之间。

操作方法:可使用左掌或右掌的大鱼际根部,来回施以顺时针揉法,令该部位有热感即可。

③ 贴敷

取穴:期门、阳陵泉、足三里、曲泉。

组成:大黄、栀子、苦参、白术。

方法:将上述药材研磨成末,加入适量姜汁搅成膏状,用穴位贴贴敷于相应穴位。

④ 艾灸

取穴:阴陵泉、阳陵泉、足三里、三阴交。

灸法:每次随症选取1个或2个穴,艾条温和灸,每穴2~3分钟,或艾炷灸3~5壮。

疗程:每日或隔日灸治1次,7次为一疗程,疗程间隔3~5天。

2. 中医辨证治疗

病机:痰热内蕴。

症状：形体肥胖，腹部胀大，口干口渴，喜冷饮，饮水量多，脘腹胀满，易饥多食，心烦口苦，大便干结，小便色黄，舌质淡红，苔黄腻，脉弦滑。

治疗原则：清热化湿，和胃降浊。

方药：小陷胸汤合葛根芩连汤加减。

3. 医案

李某，男，41岁，于2020年8月来我院就诊。主诉：胃脘胀满10余天。既往史：既往糖尿病病史5年，慢性非萎缩性胃炎病史3年。现病史：患者平素饮食不节，嗜食肥甘厚味，10天前食后出现胃脘胀满，未予系统治疗。刻下症：胃脘胀满，口干口渴，心烦易怒，纳差，呃逆，喜冷饮，眠可，小便发黄，大便干结，舌红苔黄腻，脉弦滑数。中医诊断：消渴病，痞满。证型：痰热内蕴。治疗原则：清热解毒利湿。西医诊断：糖尿病胃肠病变。体质分类：湿热体质。方药：小陷胸汤合葛根芩连汤加减。组成：葛根15 g，黄连15 g，黄芩15 g，清半夏9 g，瓜蒌9 g，甘草6 g，7剂，水煎服，日1剂。复诊：服药后，胃脘胀满减轻，二便调，但仍纳少，故上方加陈皮15 g、茯苓15 g，7剂。再诊：患者诸症改善，上方继服以巩固疗效。

（三）气郁质

1. 养生保健

（1）饮食注意事项

气郁质的糖尿病胃肠病变患者平时可进食理气解郁、调理脾胃的食品，如荞麦、蘑菇、佛手、洋葱、玫瑰花之类。少食具有收敛酸涩之性的食物，如石榴、阳桃、柠檬、乌梅、酸枣等。饮食以清淡养胃为主，忌食生冷辛辣、油甘厚腻等食物，注意顾护脾胃。

（2）运动疗法

气郁质的糖尿病胃肠病变患者应该适当增加户外活动和群体活动，可进行长时间、活动量较大的体育锻炼，如跑步、登山、游泳、打球、武术等，可以起到鼓动气血、疏肝行气、促进食欲、改善睡眠的作用。要注意在运动过程中保持平和心态，防止过于疲劳和受伤。

（3）音乐疗法

气郁质的糖尿病胃肠病变患者适宜多听角音、徵音、宫音的音乐。角音入肝，高畅而清和，能疏肝理气，听之令人心情舒畅，乐观向上。角音乐曲代表曲目有《列子御风》《庄周梦蝶》《江南好》《春风得意》《江南丝竹乐》等。徵音婉愉流利，雅而柔顺，欢快活泼，可促进全身气机的升提，振作精神。徵音代表曲目有《山居吟》《文王操》《樵歌》《渔歌》《步步高》《狂欢》等。宫音能促进全身气机的稳定，调节脾胃功能，聆听宫音音乐，可以促使心情归于平和，调节身心，稳定心理状态，使人达到自然放松的状态。宫音的代表曲目有《梅花三弄》《阳春》《流水》《月儿高》等。

（4）代茶饮

① 玫陈普洱茶

原料：玫瑰花、陈皮各 6 g，普洱茶适量。

方法：将上述药材用清水洗净，然后放入茶杯中，加适量沸水冲泡。盖盖浸泡半小时后，代茶饮用。

功效：疏肝行气。

（5）药膳

洋葱炒鳝鱼

原料：鳝鱼 3 条、洋葱 2 个。

方法：鳝鱼处理内脏后切块备用，洋葱洗净切条。起锅放入鳝鱼煎至微微发黄，再加入洋葱翻炒，加适量盐、酱油调味，稍加清水焖熟即可。

功效：理气健脾。

（6）足浴方

香术合欢汤

组成：香附、白术、合欢皮各 10 g。

方法：将所有药材放入锅中，加水煎煮 30 分钟，去渣取汁，将汁液倒入浴盆中，再加入适量开水，先熏蒸，后浴足、熏泡，后待水温合适后（40 ℃左右）进行脚部按摩。每晚睡前泡脚半小时左右。

注意事项：糖尿病患者要特别留意水温的高低，泡脚时间不能太长，以身上微微汗出为宜；饭后半小时内不宜泡脚，避免影响胃的消化吸收功能；泡脚用具最好选取能让双脚舒服地平放的，水位以浸泡到小腿为宜；皮肤有外伤者忌用此方法；患有严重疾病者请在医生指导下应用。

（7）中医外治法

① 耳穴压豆

取穴：肝、胆、脾、胃、三角窝。

方法：每次取 3 个或 4 个穴。耳廓常规消毒后，将胶布剪成 0.8 cm × 0.8 cm 大小，放 1 粒王不留行籽粘上，随即贴压在所选耳穴上，由轻到重按压数十次。气郁证用中等刺激强度。患者每日自己按压耳贴 3~5 次，每次每穴按压 1~2 分钟。

疗程：每隔 1~2 天换贴压另一侧耳穴。10 次为一疗程。休息 10~15 天，再做下一疗程治疗。

② 穴位按摩

- 太冲穴

取穴方法：位于足背侧，当第 1 跖骨间隙的后方凹陷处。

操作方法：用指腹或指尖在相应穴位上做按压转动的动作，需要轻柔、均匀、和缓的力度。每次按摩 2~3 分钟，每日按摩 3~5 次。

③ 贴敷

取穴：肝俞、阳陵泉、期门。

组成：川芎 12 g、青皮 6 g、枳壳 6 g。

方法：将上述药材研磨成末，加入适量姜汁搅成膏状，用穴位贴贴敷于相应穴位。

④ 艾灸

取穴：期门、肝俞、三阴交、气海。

灸法：每次随症选取 1 个或 2 个穴，艾条温和灸，每穴 2~3 分钟，或艾炷灸 3~5 壮。

2. 中医辨证治疗

病机：肝气乘脾。

症状：腹痛腹泻，大便溏薄，伴有郁闷不舒，或两胁胀满疼痛，舌淡苔白，脉弦。

治疗原则：疏肝健脾。

方药：四逆散合四君子汤。

3. 医案

邢某，女，41 岁，于 2021 年 4 月来我院就诊。主诉：腹泻 5 天余。既往史：糖尿病病史 4 年。现病史：患者平素性情焦虑抑郁，饮食稍有不节则致腹泻，5 天前因心情抑郁加之食用生冷诱发腹泻，遂来我院就诊。刻下症：腹痛腹泻，腹泻前有急迫感，泻后痛减，大便日行 4 次或 5 次，伴有郁闷不舒，或两胁胀满疼痛，乏力，纳少，舌淡苔白，脉弦。中医诊断：消渴病，泄泻。证型：肝气乘脾。治疗原则：疏肝健脾。西医诊断：糖尿病性腹泻。体质分类：气郁体质。方药：四逆散合四君子汤。组成：柴胡 12 g，芍药

9 g,炒枳实 15 g,党参 15 g,炒白术 15 g,茯苓 15 g,炙甘草 6 g,7 剂,水煎服,日 1 剂。复诊:患者自述服药后,腹痛腹泻改善,上方继服以巩固疗效。

十、总　结

近年来,随着人们生活水平的提高和生活方式的改变,糖尿病的发病率日益增高,且越来越呈现年轻化态势,对人们的生命健康造成严重威胁,同时加重了全社会的医疗负担。阴永辉教授一直致力于研究如何更好地防治糖尿病,以减轻患者的痛苦。中医九种体质学说是目前医学界公认的中医体质分类方法,具有全面性、整体性、特异性等优点,将中医九种体质学说应用于糖尿病的防治,在辨证用药的同时加以生活方式、中医特色外治等辅助方法,可真正实现"以人为本",最终达到控制病情、提高患者生活质量、减轻患者医疗负担的目的。

阴永辉教授基于"未病先防、既病防变、瘥后防复"思想,根据多年临床经验,针对不同时期不同体质的糖尿病人群从饮食、运动、音乐、中医特色外治等多个方面制定了个性化的健康管理方案,进而提高了病情控制效果,改善了患者的生活质量,为糖尿病等慢性病健康管理事业做出了卓越贡献。

【参考文献】

[1] 杨渤,戴娜,吴媛. 汕头地区中年人糖尿病前期体质分型调查研究[J]. 光明中医,2021,36(9):1376-1378.

[2] 曹艳华. 2 型糖尿病患者的中医体质研究[D]. 济南:山东中医药大学,2015.

[3] 余军,杨军,邱笑琼,等. 早期糖尿病肾病中医体质分布特点及与 FB g、Alb、Hb 指标相关性研究[J]. 新中医,2021,53(4):98-102.

[4] 李文龙. 中医治未病治疗痰湿体质早期 2 型糖尿病的临床观察[J]. 中国民族民间医药,2020,29(20):127-130.

[5] 祁华琼,郑粤文,阙艳. 中医体质调护在 2 型糖尿病患者中的应用分析[J]. 光明中医,2017,32(4):580-581.

[6] 吴良勇,刘薇,刘学霞. 中医体质辨识对高血压及 2 型糖尿病患者的干预研究[J]. 内蒙古中医药,2019,38(8):77-80.

[7] 赵志轩,张高秋,孙琳林,等. 血府逐瘀丸对老年 2 型糖尿病血瘀体质患者的干预[J]. 中国中医药现代远程教育,2021,19(16):78-81.

第三章 药人体质学说在糖尿病慢病管理中的应用

一、概　述

(一) 药人体质的定义及分类

黄煌教授几十年来致力于经方的教研与临床，其研究经方的视角独树一帜，在"以人为本"的医学思想指导下，创造性地提出了"药人"体质学说。药人体质，就是适合长期服用某种药物及其类方的体质类型。黄煌教授遵循临床经验观察，将人群进行体质分类，以药之特性与人的体质相结合，形成一系列观察指标。例如，大黄体质的人一般有体格健壮、肌肉丰满、食欲旺盛、容易出现腹胀或大便秘结等体质特征，此类患者在疾病状态中多表现为伤食积滞。中药大黄的功效为泻热通肠、凉血解毒、逐瘀通经等，它的药性可以对人体的失衡状态进行"纠偏"，正好解决了大黄体质人群所存在的问题，因此将此类人的体质类型称为大黄体质。在应用过程中，我们可以对患者按照药人体质类型迅速进行体质分类，并根据体质类型进行辨证论治以及选方用药。

药人体质可以分为以下几类：

（1）黄芪体质，是指黄芪证及黄芪类方方证的出现频度比较高的一种体质类型。外观特征：体型偏胖，精神疲惫，面色黄暗或暗红，缺乏光泽；肌肉松弛，皮肤缺乏弹性，湿润；腹部松软，腹肌萎缩而脂肪堆积，按之无抵抗感及痛胀感；面部及下肢多有浮肿；舌质多淡红及淡胖，或紫暗。中老年人较多见。好发症状：易疲乏，易出汗，易头晕，胸闷气短，运动后尤为明显；能大量进食而不耐饥饿；大便不成形，或先干后溏；易于浮肿，特别是下肢浮肿；畏风，易于鼻塞、气喘；手足易麻木，骨关节疼痛；溃疡难以愈合。现代人倾向于多种脑力工作，长期缺乏体育锻炼，生活环境常温和宜人，因此往往肌肤疏松，精神不振，体态虚胖浮肿，逐渐形成黄芪体质。

（2）桂枝体质，是指桂枝证及桂枝类方方证的出现频度比较高的一种体质类型。外观特征：体型偏瘦，皮肤比较白，纹理比较细，少油光，肌表湿润；腹壁薄而无力，腹部多扁平，腹肌比较紧张；目有神采；唇淡红或暗，舌体柔软淡红或暗淡，舌面润，苔薄白；脉象常浮大，轻按即得，按之软弱，脉多缓或迟。好发症状：易出冷汗，汗后疲乏无力；易心腹部悸动，易头昏晕厥；易腹痛；易失眠多梦；易胸闷气促；易身体疼痛，对寒冷敏感。

（3）麻黄体质，是易出现麻黄证的一种体质类型。外观特征：体格壮实，肌肉发达或肥胖，面色黄暗或有浮肿貌，皮肤较粗糙、干燥。腹肌有弹性，腹壁脂肪较厚，脉象有力，唇暗或紫红，舌体偏大，舌质淡红。好发症状：易闭汗或汗出不畅，易受寒，易喘，易鼻塞流清涕，肌肉有酸重感，全身有困倦感，感觉不敏感，反应较迟钝，身体有沉重感，有浮肿倾向。

（4）石膏体质，是易出现石膏证的一种体质类型。石膏证：烦渴喜饮，恶寒多汗，舌面干燥，脉洪大、浮滑。现代人饮食结构不合理，辛辣油腻食物过多摄入，加之现代人工作压力较大、精神紧张，总体呈现出饮食不节、情志失调、劳欲过度的生活状态。长此以往，内生火热，煎熬阴液，便会逐步进入糖尿病的状态。这一类人群往往有大量出汗、口渴、烦躁、身热喜饮等症状，可以从石膏证角度进行体质调理与治疗。

（5）黄连体质，是指黄连证及黄连类方方证的出现频度比较高的一种体质类型。外貌特征：一般体格相对强健；皮肤常有痤疮；肌肉紧张，腹部按之有力，胸胁脘痞不适；面色红，伴油光，目睛或下眼睑充血，晶体多混浊，口唇暗红；多喜冷恶热，情绪烦躁、焦虑；舌质暗红或红且质坚老，舌苔黄厚或黄腻。烦躁不安是黄连证的重要体征，现代人多从事脑力工作，平时易精神焦虑，睡眠质量差。随着生活水平的提高，人们已经不再局限于温饱，而更注重于食物的味道（辛辣、油腻），因而导致心火与胃火炽盛，长此以往便可形成黄连体质。

（6）半夏体质，是指半夏证及半夏类方方证的出现频度比较高的一种体质类型。外观特征：营养状况良好，肥胖者居多；目睛大而有光，眼神飘忽，肤色滋润或油腻，或暗黄，或有浮肿貌；脉象大多正常，或滑利；舌象多数正常，或舌苔偏厚，或干腻，或滑苔黏腻。好发症状：主诉较多而怪异，多为自觉症状。易精神紧张，好疑多虑，易惊恐，易眩晕、心悸，易恶心呕吐，咽喉异物感，易咳喘多痰，易失眠多梦，易肢体麻木疼痛等。

（7）大黄体质，是指大黄证及大黄类方方证的出现频度比较高的一种体质类型。外观特征：体格健壮或胖壮，肌肉丰满，面色红有油光；腹部充实饱满，按之硬或胀痛；唇厚暗红，舌质暗红坚老，舌苔黄厚而干燥，甚或焦黄。好发症状：平素畏热喜凉，食欲旺盛，易烦躁易怒，易发眩晕，易头痛，易腹痛便秘，易胸闷，易口干苦，痰液唾液黏稠；易出血，易皮肤感染；血脂、血压偏高；女性多见月经不调或闭经，如经来不畅、漏下不止。

（8）柴胡体质，是指柴胡证及柴胡类方方证的出现频度比较高的一种体质类型。外观特征：体型中等或偏瘦，面色微暗黄，或青黄色，或青白色，缺乏光泽；神情抑郁或紧张；皮肤比较干燥，肌肉比较坚紧；上腹部或两胁按之有抵抗感或压痛或肌紧张；舌质坚老、暗而紫点、舌体不淡胖；脉象多弦细。好发症状：主诉以自觉症状为多。如对气温变化的反应敏感；或寒热交替感，情绪波动较大，食欲性欲易受情绪的影响；胸胁部时有气塞满闷感或有触痛，肩颈部常有酸重感、拘挛感，四肢常冷，少腹部易胀痛；女性月经周期不准，经前多见胸闷乳胀、烦躁、经前腹痛、经血暗或有血块；易腹痛腹泻；易全身疼痛。

（9）干姜体质，是易出现干姜证的一种体质类型。干姜证：呕吐物、唾液、痰液、大便、尿液清稀，无恶臭；腹胀、腹痛、恶心、呕吐，或咳喘；口干口渴，恶寒喜热，精神萎靡；舌质淡或淡红，舌上有腻苔，苔多白腻，或灰黑腻，或白滑（干姜舌）。

（10）附子体质，是易出现附子证的一种体质类型。附子证：精神萎靡，倦卧欲寐；畏寒感，四肢厥冷，尤其是下半身、膝以下清冷；脉微弱，沉伏，细弱，或脉突然浮大而空软无力。

（二）药人体质辨识及调理在糖尿病中的应用

随着人们生活水平的提高以及对医疗保健需求逐渐增加，以慢性病为主的中医服务群体不断增加，慢性病服用药物的周期长、病情易变化，运用中医药对慢性病进行管理，体现了中医"治未病"思想，引入药人体质辨识可以发挥中医"整体观念"的优势，对于防治慢性病与改善慢性病患者生活质量及延长其生命有重要意义。糖尿病是一种与遗传因素、环境因素及生活习惯密切相关的，以高血糖为特征的慢性、代谢性疾病。血糖的控制情况与患者饮食、生活习惯、用药情况等密切相关，通过体质辨识，对慢性病患者进行一对一的饮食、运动、中医保健等干预具有个体化意义。将药人体质辨识引入糖尿病的防治，可以迅速地将复杂的糖尿病及其并发症症状简化，从中找到共通点，以药人体质将其串联在一起，分类后加以管理，按照"药人"思维结合中医保健思想干预,会有良好的效果。除此之外,让患者了解了自己的体质,积极参与糖尿病及并发症的防治,根据体质指南进行自我监管,可以提高患者的积极性与参与感,有利于病情的控制。以下根据糖尿病前期、糖尿病期以及糖尿病并发症期三期特征,从药人体质角度入手,对患者进行中医保健干预指导。

二、糖尿病前期

(一) 石膏体质

1. 养生保健

(1) 饮食注意事项

饮食以清淡为宜,少食油腻辛辣之物。推荐可多食山药、藕、粳米、梨、银耳等养阴清热的食物。肉类中猪肉和鸭肉是滋阴的,但在做的过程中应当少放调料,以免生内热。

(2) 运动疗法

石膏体质人群易表现出阳偏盛的症状,因而运动当以平缓安静为主,达到调养心神、养阴祛火的目的。宜进行书法、散步、太极、瑜伽、易筋经、八段锦等的训练,不宜过度出汗。

(3) 音乐疗法

推荐听一些舒缓旋律的音乐,不宜听说唱、摇滚乐等旋律过于激昂的音乐类型。代表曲目有《春之声圆舞曲》《蓝色多瑙河》及理查德·克莱德曼的现代钢琴曲等。

(4) 代茶饮

银花饮

原料:金银花、蒲公英、知母、百合各 3 g。

方法:上述四种冲泡 200 mL,每日饮 2~3 次。

功效:清热泻火。

(5) 药膳

甘蔗山药粥

原料:鲜榨甘蔗汁、山药、粳米、莲子等。

方法：将甘蔗榨汁去渣，山药切丁，后将其与莲子、粳米一起加水放置20分钟，以文火慢熬煮制成粥。

功效：清热祛湿。

（6）足疗方

地芍散

原料：当归、生地、甘草、石膏、黄柏各10 g。

方法：将所有药材放入锅中，加水煎煮30分钟，去渣取汁，将汁液倒入浴盆中，再加入适量开水，先熏蒸，待水温合适（40 ℃左右）后浴足，熏泡后进行脚部按摩。每晚睡前泡脚半小时左右。

功效：清热安神。

（7）中医外治法

① 耳穴压豆

取穴：心、神门、交感、脾、胃、小肠。

方法：耳廓常规消毒后，将胶布剪成0.8 cm×0.8 cm大小，放1粒王不留行籽粘上，随即贴压在所选耳穴上，由轻到重按压数十次。湿热证用中等刺激强度。患者每日自己按压耳贴3~5次，每次每穴按压1~2分钟。

疗程：每隔1~2天换贴压另一侧耳穴。10次为一疗程。休息10~15天，再做下一疗程治疗。

② 穴位按摩

• 大椎穴

取穴方法：取定穴位时正坐低头，该穴位于人体的颈部下端，第七颈椎棘突下凹陷处。

操作方法：使用左掌或右掌的大鱼际根部，来回施以顺时针揉法60次，每天2次。

③ 经络拍打

• 足太阳膀胱经

膀胱经，全名足太阳膀胱经，全经共有60多个穴位，是人体覆盖面积最大的一条经络。本经起于目内眦睛明穴，向上至额部，左右交会并与督脉相会于头顶部百会穴。直行主干从头顶部分别向后行至枕骨处，进入颅腔，络脑，回出至后项部左右分开向下。一支沿肩胛内侧，脊柱两旁旁开1.5寸，到达腰部，进入脊柱两旁的肌肉，深入体腔，络肾，属膀胱。另一支经肩胛内侧，从附分穴挟脊旁开3寸下行至髀枢，大部分位于脑后、背后、下肢后侧。拍打时，从头顶沿后背中线两侧2指至4指区域进行拍打，下沿至大腿、小腿后侧正中,每次拍打5遍,每天两次。

2. 中医辨证治疗

病机:气郁化火,津亏热盛。

症状:汗自出,胸闷烦躁,身热喜饮,舌干,脉洪大而浮滑。

治疗原则:清热泻火,养阴生津。

方药:白虎汤加减。

3. 医案

王某,男,32岁。1个月以来自觉烘热汗出,大渴喜饮,常大汗出,口干舌燥,口苦,口臭,周身酸痛,双腿无力,无体重下降,食欲良好,大便自调。血压略高,空腹血糖为 6.5 mmol/L。舌红,苔薄白少津,右脉滑数,左脉滑。中医诊断:消渴病。证型:阳明热盛,阴分耗伤。治疗原则:养阴清热。西医诊断:糖调节受损。予白虎加人参汤加减,处方:生石膏 50 g,知母 10 g,炙甘草 6 g,粳米 20 g,沙参 12 g,5 剂,水煎温服。5 剂服完,效可,诸症缓解。

(二) 黄芪体质

1. 养生保健

(1) 饮食注意事项

黄芪体质人群饮食宜多食用补气的食物,如山药、栗子、白扁豆、大枣、粳米、红糖、羊肉、牛肉、鲤鱼等,少食过苦及寒凉之物。如果生活中体力劳动较多或者近期精神疲乏明显,可多食含蛋白较多的肉类,以形补形。

(2) 运动疗法

黄芪体质人群可通过运动加速气血运行,提高免疫力。但是如果气虚、倦怠乏力明显影响了生活,运动就要适度。中医认为劳则气耗,疲劳状态下运动只能适得其反,运动的标准前提是不消耗人体正气。

(3) 音乐疗法

推荐听一些节奏明快的音乐,比如《朋友,再见》《龙猫》。

(4) 代茶饮

参芪术茶

原料:党参 5 g,黄芪 5 g,白术 3 g,淮山药 3 g,升麻 3 g,花茶 5 g。

方法:用前五味药的煎煮液 400 mL 泡茶饮用,冲饮至味淡。

功效：补脾益气。

（5）药膳

芪参羊肉汤

原料：西洋参10 g，生姜6 g，当归10 g，黄芪10 g，羊肉400 g。

方法：将羊肉清理干净，切块，放入开水中焯去血水和多余油脂。在炖锅中放入适量清水，放入诸药和排骨开始炖，大火沸腾后转小火持续30分钟，出锅前5分钟放入适量盐与生抽调味。

功效：健脾益气。

（6）足浴方

芪术散

组成：黄芪20 g，白术15 g，五味子、炙甘草各10 g。

方法：将所有药材放入锅中，加水煎煮30分钟，去渣取汁，将汁液倒入浴盆中，再加入适量开水，先趁热用药蒸气熏蒸，待水温合适（40 ℃左右）后浴足，熏泡后进行脚部按摩。每晚睡前泡脚半小时左右。

注意事项：足浴时间不能太长，以身上微微汗出为宜。足浴的时候，由于足部血管受热扩张，会使头部血液供应量减少，患者可能会出现头晕的症状，此时可令患者停止足浴，休息片刻或冷水洗脚，使足部血管收缩，以缓解症状。足浴前应该用温热清水洗脚，清洗掉足部的细菌、污垢及汗液后，方能进行足浴。饭后半小时内不宜泡脚，避免影响胃的消化吸收功能。泡脚用具最好选取能让双脚舒服地平放的，水位以浸泡到小腿为宜。

（7）中医外治法

① 耳穴压豆

取穴：脾、心、肺、肾、交感。

方法：耳廓常规消毒后，将胶布剪成0.8 cm×0.8 cm大小，放1粒王不留行籽粘上，随即贴压在所选耳穴上，由轻到重按压数十次。患者每日自己按压耳贴3~5次，每次每穴按压1~2分钟。

疗程：每隔1~2天换贴压另一侧耳穴。10次为一疗程。休息10~15天，再做下一疗程治疗。

② 穴位按摩

- 足三里穴

足三里穴为保健要穴，它具有调理脾胃、补中益气、通经活络、疏风化湿、扶正祛邪之功能。足三里穴位于小腿前外侧，当犊鼻下3寸，距胫骨前缘一横指处。可用大拇指或中指按压足三里穴一次，每次每穴按压5~10分钟，每分钟按压 15~20 次，注意每次按压要使足三里穴有针刺一样的酸胀、发热的感觉。

③ 经络拍打

● 足太阴脾经

具体方法：采取坐位，将一只脚的脚踝压在另一条大腿上，手握空拳，以掌根拍打，自足大趾内侧端起始，然后沿小腿内侧正中线上行，再至大腿内侧前缘，然后至腹部，拍打时要用力适中，双侧都要敲，每侧敲打 10 分钟。

2. 中医辨证治疗

病机：表虚湿盛，卫气不固。

症状：易疲乏，易出汗，易头晕，胸闷气短，运动后尤为明显；能大量进食而不耐饥饿；大便不成形，或先干后溏。易于浮肿，特别是下肢浮肿；畏风，易于鼻塞、气喘；手足易麻木，骨关节疼痛；溃疡难以愈合。

治疗原则：健脾化湿，补气固表。

方药：玉屏风散加减。

3. 医案

刘某，男，55 岁。主诉：口渴多饮年，反复双下肢水肿 3 个月，加重 1 周。现病史：近 3 个月来患者反复出现双下肢浮肿，1 周前患者自觉症状加重。空腹血糖在 6~7 mmol/L 之间。现症见：口渴不多饮，双下肢轻度浮肿，尿液色白浑浊，腰膝酸软，精神倦怠，纳呆畏寒，舌体胖大有齿痕，舌红苔白腻，脉沉无力。中医诊断：消渴病。证型：脾肾阳虚证。治疗原则：温肾化气，通利行水。西医诊断：糖调节受损。给予玉屏风散合六味地黄汤加减，处方：黄芪 30 g，白术 30 g，防风 15 g，生地黄 30 g，山茱萸 30 g，山药 30 g，川牛膝 20 g，牡丹皮 15 g，泽泻 20 g，车前子 15 g，茯苓 30 g，桂枝 10 g，干姜 10 g，大枣 10 g，甘草 10 g。7 剂，水煎服，日 1 剂。

（三）半夏体质

1. 养生保健

（1）饮食注意事项

半夏体质人群可选择健脾祛湿的食材进行烹饪，如鲫鱼、薏苡仁、胡萝卜、苹果、山药、莲子、百合、芡实、芦笋、扁豆、橘子、冬瓜等。少吃不容易消化吸收的食物，如奶酪、糯米、动物内脏等。

(2) 运动疗法

半夏体质人群适合做大强度、大运动量的锻炼，比如中长跑、游泳、爬山、各种球类运动、武术等，可以消耗体内多余的热量，排泄多余的水分，达到清热除湿的目的。在运动的时候要适当地多用腹式呼吸，腹式呼吸可以使膈肌和腹肌的活动幅度增加，不仅可以加快体内脏器的蠕动，还可以促进食物的消化和排空，有助于脾胃的运化功能。

(3) 音乐疗法

宫音，相当于简谱中的"do"，居五音之首。宫音悠扬谐和，具有"土"的特性。宫音乐曲流畅、柔和而典雅，如同大地辽阔而敦厚，孕育万物，包容一切。宫音入脾，属于土音，与脾之气机相和，能够促进消化，滋补气血，安定情绪。宫音代表曲目有《梅花三弄》《阳春》《高山》《流水》等。闲暇之余，应多听宫音音乐，可以促进全身气机的稳定，不仅能令心情愉悦，使气血和平，也可调养身心，有养生保健之功效。

(4) 代茶饮

① 化湿饮

原料：茯苓15 g，桂枝10 g，白术15 g，甘草6 g，红枣10 g。

方法：将上述五味茶材分别用清水洗净，然后放入茶杯中，加适量沸水冲泡。盖盖浸泡半小时后，代茶饮用。

功效：化湿降浊。

② 陈皮茯苓茶

原料：陈皮、茯苓各10 g。

方法：将上述两味茶材分别用清水洗净，然后放入茶杯中，加适量沸水冲泡。盖盖浸泡半小时后，代茶饮用。

功效：淡渗利湿。

(5) 药膳

养气化湿粥

原料：茯苓10 g，炒谷芽10 g，炒麦芽10 g，神曲10 g，粳米60 g，山药30 g。

方法：制作时先将诸药水煎开锅后，文火煮30分钟后取药汁，再加粳米煮粥。

功效：补气化湿。

(6) 足疗方

桂术散

组成：桂皮10 g，白术15 g，生姜10 g，陈皮10 g，茯苓30 g。

方法：将所有药材放入锅中，加水煎煮30分钟，去渣取汁，将汁液倒入浴盆中，再加入适量开水，先趁热用药蒸气熏蒸，待水温合适（40 ℃左右）后浴足，熏泡后进行脚部按摩。每晚睡前泡脚半小时左右。

功效：理气通阳化湿。

(7) 中医外治法

① 耳穴压豆

取穴：脾、胃、交感、内分泌。

方法：耳廓常规消毒后，将胶布剪成0.8 cm×0.8 cm大小，放1粒王不留行籽粘上，随即贴压在所选耳穴上，由轻到重按压数十次。患者每日自己按压耳贴3~5次，每次每穴按压1~2分钟。

疗程：每隔1~2天换贴压另一侧耳穴。10次为一疗程。休息10~15天，再做下一疗程治疗。

② 穴位按摩

- 丰隆穴

丰隆穴系足阳明胃经的络穴。丰即丰满，隆指突起，足阳明经多气多血，气血于本穴会聚而隆起，肉渐丰厚，故名之。《会元针灸学》云："丰隆者，阳血聚之而隆起，化阴络，交太阴，有丰满之象，故名丰隆。"丰隆具有化湿祛痰作用，是祛痰要穴。取穴方法：从腿的外侧找到外膝眼和外踝这两个点，连成一条线，然后取这条线的中点；接下来找到腿上的胫骨，胫骨前缘外侧1.5寸，大约是两指的宽度处，和刚才所说中点平齐的地方就是丰隆穴，每天按压1~3分钟。

③ 经络拍打

- 足太阴脾经

具体方法：采取坐位，将一只脚的脚踝压在另一条大腿上，手握空拳，以掌拍打，足大趾内侧端起始，然后沿小腿内侧正中线上行，再至大腿内侧前缘，然后至腹部，拍打时要用力适中，双侧都要敲，每侧敲打10分钟。

2. 中医辨证治疗

病机：痰湿壅盛。

症状：惊恐、眩晕、心悸、恶心呕吐、腹部满闷、咽喉异物感、咳喘多痰、失眠多梦、肢体麻木疼痛。

治疗原则：化湿降浊。

方药：二陈汤合四君子汤加减。

3. 医案

王某，男，46岁。患者空腹血糖波动在 7 mmol/L 左右，现口服降糖药控制血糖。主诉：头晕 7 天。现症见：头晕，目眩，耳鸣，偶有恶心，时吐清水或痰涎，倦怠乏力，食欲不振，睡眠质量差，二便调，舌质淡胖，舌苔白腻，脉滑。就诊时测血糖 6.8 mmol/L，血压 140/70 mmHg。中医诊断：消渴病。证型：脾虚湿蕴。治疗原则：健脾利湿。西医诊断：糖调节受损。给予二陈汤合四君子汤化裁，处方：茯苓 30 g，人参 10 g，炒白术 15 g，姜半夏 12 g，生姜 5 g，陈皮 10 g，泽泻 15 g，炙甘草 10 g。5 剂，每日 1 剂，水煎后分早晚 2 次口服。

（四）柴胡体质

1. 养生保健

（1）饮食注意事项

患者平时可以多吃一些健脾益气、降肝火、疏肝理气的食物，如白萝卜、薏苡仁、芹菜、香菜、扁豆、橙子、南瓜、丝瓜、黄花菜、柚子等。少吃油腻辛辣、滋味厚腻之物，防止湿热互结，加重体质症状。可少量饮酒，以活动血脉，改善情绪。

（2）运动疗法

运动可以疏通经络、调畅气机。体育锻炼的目的也就是调理气机、舒畅情志。柴胡体质人群应该增加户外活动和群体活动，可坚持较大量的运动锻炼。锻炼方法主要有大强度大负荷练习法、专项兴趣爱好锻炼法和体娱游戏法。大强度大负荷的练习是一种很好的发泄式锻炼，如跑步、登山、游泳、打球、武术等，有鼓动气血、梳理肝气、促进食欲、改善睡眠的作用。有意识地学习某一项技术性体育项目，定时间进行练习，从提高技术水平上体会体育锻炼的乐趣，是较好的方法。

养生操，简单易操作，长久坚持，可收到明目聪耳、固齿健脑、健脾和胃的效果，所有人皆可使用，具体做法如下。

第一节：对两手掌呵气两口，搓热，摩擦两鼻旁、双眼十五通。将两耳揉捏扯拽，卷向前后十五遍。

第二节：两手抱脑后，用中食二指弹击脑后 24 下。

第三节：耸肩舒臂，作开弓势，左右交替各八遍。

第四节：上下牙相互叩击35下，嘴尽量张大，力量适中。待津液满口时，分3次缓缓咽下。

第五节：按摩腹部，顺时针、逆时针各50下。

结束后，饮用热水一杯。

（3）音乐疗法

乐器中木鱼、竹笛、古箫等木系乐器音质属角。角音代表曲目有《江南好》《姑苏行》《庄周梦蝶》《春之声圆舞曲》《蓝色多瑙河》及理查德·克莱德曼的现代钢琴曲等。

（4）代茶饮

养血理气饮

原料：玫瑰花6 g，佛手3 g，陈皮6 g，山楂6 g。

方法：将上诸药水煎煮沸10分钟后倾入茶壶或水杯，反复冲泡，饮用。

（5）药膳

① 凉拌萝卜丝

原料：白萝卜1~2根，胡萝卜半根，盐、白醋、酱油适量。

方法：将白萝卜和胡萝卜洗净，切成细丝，焯水，然后浸在凉开水中过凉，放盐拌匀，腌10分钟左右，把萝卜出的水滤除，最后浇入醋与酱油拌匀即可。

② 玫瑰大枣粥

原料：玫瑰花5 g，远志4 g，百合6 g，炒酸枣仁12 g，大枣（切开）5枚，粳米60 g。

方法：玫瑰花、远志、百合、炒酸枣仁浸泡，水烧开后，煎煮四味药10分钟取汁，去渣后与粳米、大枣同入锅内煮粥。

（6）足疗方

原料：佩兰10 g，玫瑰花10 g，佛手10 g，木香10 g，橘皮10 g。

做法：将所有药材放入锅中，加水煎煮30分钟，去渣取汁，将汁液倒入浴盆中，再加入适量开水，先趁热用药蒸气熏蒸，待水温合适（40 ℃左右）后浴足，熏泡后进行脚部按摩。每晚睡前泡脚半小时左右。

（7）中医外治法

① 耳穴压豆

取穴：肝、胆、三焦等穴位。

方法：耳廓常规消毒后，将胶布剪成0.8 cm×0.8 cm大小，放1粒王不留行籽粘上，随即贴压在所选耳穴上，由轻到重按压数十次。患者每日自己按压耳贴3~5次,每次每穴按压1~2分钟。

疗程:每隔1~2天换贴压另一侧耳穴。10次为一疗程。休息10~15天,再做下一疗程治疗。

② 穴位按摩

- 太冲穴

中医认为,肝为"将军之官",主"怒"。"怒"指的就是发火郁而不发,干生闷气。人体能量在"怒"时往往走的是"肝经"路线。太冲是肝经的原穴,从理论上讲,原穴往往调控着该经的总体气血。人生气之时,肝也会受到影响,太冲这个肝经的原穴便会显现出一些信号,表现为有压痛感,温度或色泽发生变化,对外界更为敏感,甚至于软组织的张力发生异常。经常按压太冲具有平肝息风、清热利湿、通络止痛之功。

取穴方法:在足背,第1、第2跖骨间,跖骨结合部前方凹陷中,或触及动脉搏动处。

操作方法:取正坐姿势,拇指指面紧贴太冲穴,顺时针按揉3~5分钟,力量不宜过大,以局部发热为佳。

③ 经络拍打

- 足厥阴肝经

足厥阴肝经简称肝经,是联系肝脏与其他脏腑的重要通路,通过敲打肝经,可以起到疏肝理气、补益肝脏、调节体质的作用。

具体方法:可平坐亦可站立,手握空拳,以掌根拍打,自头顶沿着头两侧至两胁,再向下沿着大腿内侧至内踝,以上为一次。每天循经拍打左右肝经各100次。力度要适中,可随时随地进行操作,不必拘泥。

2. 中医辨证治疗

病机:肝郁气滞。

症状:情绪波动较大,食欲、性欲易受情绪的影响;胸胁部时有气塞满闷感,或有触痛,肩颈部常有酸重感、拘挛感,四肢常冷,少腹部易胀痛;女性月经周期不准,经前多见胸闷乳胀、烦躁、经前腹痛、经血暗或有血块;易腹痛腹泻;易全身疼痛。

治疗原则:疏肝理气。

方药:柴胡疏肝散加减。

3. 医案

刘某,女,54岁。现病史:患者自诉1年前因出现口干、多饮,于医院就诊,空腹血糖常达到 6.5~7 mmol/L。1 个月前开始逐渐出现上腹胀满,进食后可加重,时有恶心、呕吐不适,偶有反酸烧心,完善消化道钡餐后考虑为慢性胃炎,晨起恶心、呕吐。刻下症见:恶心欲呕,上腹部胀满不舒,胸胁满闷,口干口苦,倦怠乏力,情志不畅,大便秘结,3 天 1 次,小便多。睡眠欠佳,夜间易醒,醒后难以入睡,近期体重减轻 8 kg。舌质红,舌苔白腻,脉弦滑。中医诊断:消渴病。证型:肝气犯胃。治疗原则:疏肝和胃。西医诊断:糖调节受损。予以小柴胡汤加减,处方:北柴胡 10 g,黄芩 10 g,半夏 12 g,厚朴 10 g,枳实 10 g,代赭石 20 g,党参 15 g,甘草 6 g,炒白术 15 g,茯苓 15 g,共 7 剂,水煎服。

(五)黄连体质

1. 养生保健

(1)饮食注意事项

这类体质的人群在日常生活中要注意及时饮水,多吃水果,饮食清淡不油腻,少食葱、姜、蒜、辣椒、酒、奶油、动物内脏等辛辣油腻的食物,勿过量饮食。所吃水果,可选用哈密瓜、枇杷、苹果、橙子、梨等。应戒除吸烟,尽量不要熬夜。

(2)运动疗法

该体质之人应加强体育锻炼并持之以恒,应多采用一些有益于安神定志的运动项目,如游泳、交谊舞、太极拳、八段锦、瑜伽等,以全身关节都能活动到的运动为佳。通过运动可以使全身经络、气血通畅,五脏六腑调和。坚持经常性锻炼,以达到改善体质的目的,不宜做大强度、大负荷的体育锻炼。

(3)音乐疗法

适合舒缓旋律的音乐进行身心调理。

(4)代茶饮

连栀茶

原料:黄连 3 g,栀子 3 颗。

方法:上述 2 味药,热水冲泡,每次饮 200 mL,每日饮 2~3 次。

功效:清热祛湿。

(5)药膳

莲子百合薏苡粥

原料：莲子50 g，百合30 g，薏苡仁30 g，红枣6枚。

方法：莲子、百合、薏苡仁、大枣淘洗净，同入砂锅内，加适量水煮沸，转用文火煮成粥。喜好甜食且不忌糖者，可于粥将熟时入适量冰糖（或白糖），再煮沸即可。

（6）足疗方

清热散

组成：黄连9 g，黄柏9 g，荷叶9 g，栀子6 g。

方法：将以上药材放入锅中，加水煎煮20分钟，取药液倒入药桶内，泡脚用具选取能让双脚舒服地平放的，水位以浸泡到小腿为宜，药液最低要没过脚踝，水温以40 ℃为宜，以全身微微出汗为佳。

（7）中医外治法

① 耳穴压豆

取穴：心、肝、脾、胃、小肠

方法：耳廓常规消毒后，将胶布剪成0.8 cm×0.8 cm大小，放1粒王不留行籽粘上，随即贴压在所选耳穴上，由轻到重按压数十次。湿热证用中等刺激强度。患者每日自己按压耳贴3～5次，每次每穴按压1～2分钟。

疗程：每隔1～2天换贴压另一侧耳穴。10次为一疗程。休息10～15天，再做下一疗程治疗。

② 穴位按摩

• 劳宫穴

劳宫穴是手厥阴心包经的常用腧穴之一，首见于《灵枢·本输第二》。劳宫穴，劳，意为劳动；宫，指宫殿，这里指掌心为心神居住的地方。

穴位定位：在手掌心，当第2、3掌骨之间偏于第3掌骨，握拳屈指的中指尖处。

简便取穴法：劳宫穴位于手掌心，握拳屈指时，中指和无名指的指尖所触部位即是。

功能主治：心包经的热气在此传递，刺激劳宫穴，具有清心除火、开窍醒神的功效。

操作方法：清泻心火要用强刺激，可内外劳宫（手心为内劳宫，对应手背处即为外劳宫）同时掐按，并朝第三掌骨桡侧方向用力，当麻胀感蹿至中指尖时就到火候了。一般按揉劳宫穴3～5分钟，可起到清热解毒、镇静安神的作用。对易心烦意乱、遇事易急、夜间浑身燥热及失眠、多梦、焦虑等症状有很好的疗效。

③ 经络拍打

• 足少阴肾经

先拍打腘窝位置，再顺着经络的走向进行补拍，或者是倒着经络的方向泄拍，在腹部以上的部位手法要轻一些。拍打足少阴肾经的时间在酉时最好，也就是17点到19点之间，这个时间段是肾经当令之时，在这个时间段不应该做剧烈活动，也不要大量喝水。拍打可以用手掌或者按摩锤。

2. 中医辨证治疗

病机：湿热蕴结，心火炽盛，肝胃不和。

症状：多喜冷恶热，情绪烦躁、焦虑；舌质暗红或红且质坚老，舌苔黄厚或黄腻。

治疗原则：清热燥湿。

方药：清胃散合葛根芩连汤加减。

3. 医案

陈某，女，39岁。主诉：发现血糖升高1月余。现病史：患者1月前体检发现血糖升高，空腹血糖（FBG）6.8 mmol/L，未服药治疗。刻下症见：自感觉手臂皮肤发痒，口干口苦，饮水多，纳眠可，小便可，大便干。苔白腻略厚，舌底瘀。脉沉数略滑。中医诊断：消渴病。证型：湿热蕴脾证。治疗原则：健脾利湿。西医诊断：糖调节受损。予以葛根芩连汤加减，处方：葛根24 g，黄芩9 g，黄连9 g，炙甘草3 g，干姜1.5 g，五味子15 g，红曲6 g。服药2周，效可。

三、糖尿病期

（一）黄芪体质

1. 养生保健

（1）饮食注意事项

黄芪体质的糖尿病患者应三餐饮食规律，保持低糖分的摄入，保证优质蛋白与脂肪的足够摄入量。宜食平性或温性食物，四季饮食都应加热后食用。应该少吃螃蟹、白萝卜、西瓜、梨、苦瓜、丝瓜、绿豆、海带、冷饮、凉茶、山楂、桂皮、八角茴香等生冷、耗气的食物，以及油炸、烧烤等油腻的食物。

（2）运动疗法

黄芪体质的糖尿病患者应保持精神舒畅，注意休息，节制性生活。宜加强体质锻炼，适当在空气新鲜的地方散步、慢跑、练太极拳、做操、练气功等。运动时应循序渐进，贵在坚持。

- 八段锦

八段锦为传统医学中导引按跷之瑰宝，共有八节。锦者，誉其似锦之柔和优美。"锦"字，由"金""帛"组成，以表示其精美华贵。除此之外，"锦"字还可理解为单个导引术式的汇集，如丝锦那样连绵不断，是一套完整的健身方法。八段锦的具体做法如下。

第一段　双手托天理三焦：

① 两脚平行开立，与肩同宽。两臂徐徐分别自左右身侧向上高举过头，十指交叉，翻转掌心极力向上托，使两臂充分伸展，不可紧张，恰似伸懒腰状。同时缓缓抬头上观，要有擎天柱地的神态，此时缓缓吸气。

② 翻转掌心朝下，在身前正落至胸高时，随落随翻转掌心再朝上，微低头，眼随手运。同进配以缓缓呼气。

如此两掌上托下落，练习4~8次。

第二段　左右开弓似射雕：

① 两脚平行开立，略宽于肩，成马步站式。上体正直，两臂平屈于胸前，左臂在上，右臂在下。

② 手握拳，食指与拇指呈八字形撑开，左手缓缓向左平推，左臂展直，同时右臂屈肘向右拉回，右拳停于右肋前，拳心朝上，如拉弓状。眼看左手。

③、④动作与①、②动作同，唯左右相反。如此左右各开弓4~8次。

第三段　调理脾胃臂单举：

① 左手自身前成竖掌向上高举，继而翻掌上撑，指尖向右，同时右掌心向下按，指尖朝前。

② 左手俯掌在身前下落，同时引气血下行，全身随之放松，恢复自然站立。

③、④动作与①、②动作同，唯左右相反。如此左右手交替上举各4~8次。

第四段　五劳七伤往后瞧：

① 两脚平行开立，与肩同宽。两臂自然下垂或叉腰。头颈带动脊柱缓

缓向左拧转，眼看后方，同时配合吸气。

② 头颈带动脊柱徐徐向右转，恢复前平视。同时配合呼气，全身放松。

③、④动作与①、②动作同，唯左右相反。如此左右后瞧各 4~8 次。

第五段　摇头摆尾去心火：

① 马步站立，两手叉腰，缓缓呼气后拧腰向左，屈身下俯，将余气缓缓呼出。动作不停，头自左下方经体前至右下方，像小勺舀水似的引颈前伸，自右侧慢慢将头抬起，同时配以吸气；拧腰向左，身体恢复马步桩，缓缓深长呼气。同时全身放松，呼气末尾，两手同时做节律性掐腰动作数次。

② 动作与①动作同，唯左右相反。如此①、②动作交替进行各做 4~8 次。

第六段　双手攀足固肾腰：

① 两脚平行开立，与肩同宽，两掌分按脐旁。

② 两掌沿带脉分向后腰。

③ 上体缓缓前倾，两膝保持挺直，同时两掌沿尾骨、大向下按摩至脚跟。沿脚外侧按摩至脚内侧。

④ 上体展直，同时两手沿两大腿内侧按摩至脐两旁。

如此反复俯仰 4~8 次。

第七段　攒拳怒目增气力：

预备姿势：两脚开立，成马步桩，两手握拳分置腰间，拳心朝上，两眼睁大。

① 左拳向前方缓缓击出，成立拳或俯拳皆可。击拳时宜微微拧腰向右，左肩随之前顺展拳变掌臂外旋握拳抓回，呈仰拳置于腰间。

② 与①动作同，唯左右相反。如此左右交替各击出 4~8 次。

第八段　背后七颠百病消：

预备姿势：两脚平行开立，与肩同宽，或两脚相并。

两臂自身侧上举过头，脚跟提起，同时配合吸气。两臂自身前下落，脚跟亦随之下落，并配合呼气，全身放松。如此起落 4~8 次。

（3）音乐疗法

该类患者宜多收听宫音、商音、徵音音乐，因为宫音入脾、商音入肺、徵音入心。肺主气，脾胃为后天之本，气血需要心脉的推动。可多收听古琴曲中的《流水》《阳春》《长清》《鹤鸣九皋》《文王操》《醉渔唱晚》等。

(4) 代茶饮

① 玉屏风茶

原料：黄芪 5 g，白术 5 g，防风 3 g。

方法：将 3 味直接放入砂锅中，加水煎煮 20 分钟即可。

功效：益气止汗，补虚固表。

② 参芪茶

原料：党参 10 g，黄芪 10 g。

方法：两味药放入保温杯泡茶饮用，冲饮至味淡。

功效：补脾益气。

③ 人参茶

原料：人参 1 g，大枣 2 枚。

方法：红枣去核，人参和大枣放入杯中，水开后关火，但是不要开盖，再焖制 15 分钟即可。

功效：补气养血，养肝护肝。

(5) 药膳

黄芪山药老鸭汤

原料：1~3 年老鸭 1 只，黄芪 50 g，长山药 250 g，枸杞 20 g，黑木耳 20 g，矿泉水若干，盐少量。

方法：将老鸭清理干净，切块，放入开水中焯去血水和多余油脂。在炖锅中放入适量矿泉水，放入鸭块、黄芪开始炖，大火沸腾后转小火持续 30 分钟。放入山药、枸杞、黑木耳继续炖 30 分钟，出锅前放入少量盐调味即可。

(6) 足疗方

① 芪味方

组成：黄芪 20 g，党参、白术各 15 g，五味子、炙甘草、炒白芍各 10 g。

功效：益气滋阴。

② 芪骨方

组成：黄芪 20 g，补骨脂、白术各 15 g，五味子、炙甘草、参须各 10 g。

功效：益气健脾。

操作方法：将以上药材放入锅中，加水煎煮 20 分钟，取药液倒入药桶内，泡脚用具最好选取能让双脚舒服地平放的，水位以浸泡到小腿为宜，药液最低要没过脚踝，水温以 40 ℃ 为宜，以全身微微出汗为佳。

注意事项：泡脚时间不宜过长，以 15~20 分钟为宜。在泡脚过程中，

第三章 药人体质学说在糖尿病慢病管理中的应用

由于人体血液循环加快，时间太长的话，容易增加心脏负担。老年人应格外注意，如果有胸闷、头晕的感觉，应暂时停止泡脚，马上躺在床上休息。饭后半小时不宜泡脚，最好是饭后 1 小时后再泡脚。常用中药泡脚者，最好用木盆或足浴桶，不宜用铜盆等金属盆。皮肤有外伤者忌用此方法，患有严重疾病者请在医生指导下应用。

（7）中医外治法

① 耳穴压豆

取穴：肺、脾、肾、内分泌。

方法：耳廓常规消毒后，将胶布剪成 0.8 cm×0.8 cm 大小，放 1 粒王不留行籽粘上，随即贴压在所选耳穴上，由轻到重按压数十次。患者每日自己按压耳贴 3~5 次，每次每穴按压 1~2 分钟。

疗程：每隔 1~2 天换贴压另一侧耳穴。10 次为一疗程。休息 10~15 天，再做下一疗程治疗。

② 穴位按摩

● 脾俞穴

脾俞具有健脾利湿、和胃益气的作用。俯卧位或俯伏坐位，先找到背部取穴标志，即两肩胛骨下缘连线中点——第 7 胸椎，再向下数至第 11 胸椎，根据骨度分寸法，肩胛骨内侧缘与脊柱之间定为 3 寸，两线的中点即脊柱旁开 1.5 寸处为脾俞穴所在。用掌根着力于穴位，做轻柔缓和的环旋活动，按揉 2~3 分钟，每天操作 1 次或 2 次。

③ 经络拍打

● 足太阴脾经

脾主运化，为后天之本，对于维持消化功能及将食物化为气血起着重要的作用。若脾经出现问题，会出现腹胀、便溏、胃脘痛、嗳气、身重无力等。若脾经气血通畅，经气旺盛，可以使人脏气通顺，运化如常。

具体方法：采取坐位，将一只脚的脚踝压在另一条大腿上，手握空拳，以掌根拍打，自足大趾内侧端起始，然后沿小腿内侧正中线上行，再至大腿内侧前缘，然后至腹部，拍打时要用力适中，双侧都要敲，每侧敲打 10 分钟。

2. 中医辨证治疗

病机：先天禀赋不足或平素多食肥甘厚味，导致脾气虚弱，脾虚则生化无源，水谷精微不能化生，则出现乏力、消渴等症状。

症状：易疲乏，易出汗，易头晕，胸闷气短，运动后尤为明显；能大量进食而不耐饥饿；大便不成形，或先干后溏。易于浮肿，特别是下肢浮肿；畏风，易于鼻塞、气喘；手足易麻木，骨关节疼痛；溃疡难以愈合。

治疗原则：补中益气健脾。

方药：补中益气汤加减。

3. 医案

赵某，男，48 岁，于 2020 年 12 月就诊。主诉：发现血糖升高 6 月，伴乏力 1 月。现病史：患者 6 月前查体发现空腹血糖 7.7 mmol/L，诊断为"2 型糖尿病"，给予"盐酸二甲双胍片 0.5 g tid"口服治疗。1 月前患者出现乏力，前来诊治。既往身体健康。现症见：乏力，口干口渴，纳眠可，小便多，大便不成形，小腹下坠感，舌淡苔胖嫩，有齿痕，脉细。中医诊断：消渴病。证型：中气虚弱。治疗原则：补中益气。西医诊断：2 型糖尿病。予补中益气汤为主方加减治疗。处方：生黄芪 30 g，炒白术 15 g，陈皮 15 g，升麻 9 g，柴胡 12 g，党参 15 g，甘草 6 g，当归 15 g，茯苓 15 g，桑叶 30 g。日 1 剂，水煎温服。7 日后复诊，自述乏力好转，口渴改善。空腹血糖 6.4 mmol/L，餐后 2 小时血糖 8.6 mmol/L。上方继服 14 剂以善后。

（二）桂枝体质

1. 养生保健

（1）饮食注意事项

桂枝体质的糖尿病患者应饮食规律，保持低糖分的摄入，保证优质蛋白与脂肪的足够摄入量。宜少食生冷性凉、油腻厚味等容易耗气生湿的食物，如冷饮、烧烤、油炸之物等。

（2）运动疗法

桂枝体质的糖尿病患者应选择适当的运动项目，积极地参加运动锻炼，如做广播体操、练气功、打太极拳、在空气清新的地方散步等。可着重进行腹式呼吸的训练，这种呼吸方式可以加深呼吸的幅度，改善心肺的功能，从而有效地增强体质。此外，提倡做耐寒锻炼，如冷水浴面、空气浴及鼻部的保健等。坚持锻炼可以增强机体免疫力，预防感冒。

（3）音乐疗法

嘱咐患者平卧位休息 10 分钟，随后聆听《中国传统五行音乐（正调式）》20 分钟，期间尽量使患者处于安静状态，嘱其微闭双眼，使身体处于放松状态,音乐结束后休息5分钟,2次/天。

(4) 代茶饮

玉屏风茶

原料:黄芪5 g,白术5 g,桂枝3 g,绿茶3 g。

方法:以开水冲泡,每日1次或2次,随时温服。

功效:益气固表。

(5) 药膳

① 大枣粥

原料:大枣10~15个,粳米100 g。

方法:大枣10~15个和粳米100 g洗净放锅内,加水适量,先用武火煮沸,再用文火煮至米烂枣熟成粥。

功效:益气补虚,强健脾胃。

② 紫米粥

原料:紫米适量。

方法:将紫米洗干净之后放入清水之中浸泡一个小时,将准备好的紫米以及清水一起放入锅中,并且需要按照1∶12的比例来做好。大火煮开之后小火熬煮半个小时,随后加入准备好的红枣、山药以及桂圆。

功效:益气补虚。

(6) 足疗方

桂味方

组成:桂枝20 g,藿香、白术各15 g,五味子、炙甘草、参须各10 g。

操作方法:将以上药材放入锅中,加水煎煮20分钟,取药液倒入药桶内,泡脚用具最好选取能让双脚舒服地平放的,水位以浸泡到小腿为宜,药液最低要没过脚踝,水温以40 ℃为宜,以全身微微出汗为佳。

注意事项:泡脚时间不宜过长,以15~20分钟为宜。在泡脚过程中,由于人体血液循环加快,时间太长的话,容易增加心脏负担。老年人应格外注意,如果有胸闷、头晕的感觉,应暂时停止泡脚,马上躺在床上休息。饭后半小时不宜泡脚,最好是饭后1小时后再泡脚。常用中药泡脚者,最好用木盆或足浴桶,不宜用铜盆等金属盆。皮肤有外伤者忌用此方法,患有严重疾病者请在医生指导下应用。

(7) 中医外治法

① 耳穴压豆

取穴:肺、脾、大肠、皮质下。

方法：耳廓常规消毒后，将胶布剪成 0.8 cm×0.8 cm 大小，放 1 粒王不留行籽粘上，随即贴压在所选耳穴上，由轻到重按压数十次。患者每日自己按压耳贴 3~5 次，每次每穴按压 1~2 分钟。

疗程：每隔 1~2 天换贴压另一侧耳穴。10 次为一疗程。休息 10~15 天，再做下一疗程治疗。

② 穴位按摩

- 膻中

本穴内景正应心包外腔，故名"膻中"，其功用类似宫城。膻中为气会，又称"上气海"，以诸气有时来归也，该穴具有调理人身气机之功能。膻中穴位于胸部前正中线上，平第 4 肋间，两乳头连线之中点，操作时，取仰卧位，用中指端按揉该穴，约揉 50~100 次。

③ 经络拍打

- 手太阴肺经

肺主肃降，又主通调水道，输布津液于皮毛，起到滋润皮肤的作用，还能促进卫气抵御外邪。若肺经气血通畅，经气旺盛，可以使人脏气通顺，避免外邪侵袭。此时最好的保健办法就是拍打手太阴肺经。

具体方法：可平坐亦可站立，手握空拳，以掌根自肩膀前侧开始向下沿手臂内侧外缘拍打，过肘横纹桡侧，继续向下直至手掌大鱼际，以上为一次。每天循经拍打左右手臂各 100 次。力度要适中，可随时随地进行操作，不必拘泥。

2. 中医辨证治疗

病机：感受外邪，寒气客表。

症状：易出冷汗，汗后疲乏无力；易心腹部悸动感，易头昏晕厥；易腹痛；易失眠多梦；易胸闷气促；易身体疼痛，对寒冷敏感。

治疗原则：解表散寒。

方药：桂枝汤加减。

3. 医案

李某，男，52 岁，2020 年 7 月就诊。主诉：双下肢麻木 3 月余。既往史：糖尿病病史 12 年，平素口服"盐酸二甲双胍片 0.5 g tid（注：tid 为每日 3 次服用）、格列美脲片 1mg bid（注：bid 为每日 2 次服用，通常为早晚各一次）"控制血糖，平素空腹血糖 8.2 mmol/L，餐后未测。现症见：双目视物模糊，偶头晕，气短，乏力，动则汗出，双下肢麻木发凉，纳眠可，二便调，舌黯苔少，脉滑细涩。查体：患者体胖，面色萎黄，肌肉松软，腹壁软弱无力，按之无抵抗感。中医诊断：消渴病，血痹。证型：气血两虚，瘀血阻络。治疗原则：益气温经，活血通脉。西医诊断：2型糖尿病合并周围神经病变。以黄芪桂枝五物汤加减治疗。处方：黄芪 30 g，桂枝 15 g，赤芍 15 g，生姜 6 片，当归 15 g，川芎 15 g，炒白术 30 g，茯苓 20 g，鸡血藤 30 g，丹参 30 g，7 剂，水煎服，日 1 剂。患者服中药一周后复诊，自述双下肢麻木发凉减轻，出汗减少，乏力稍有改善。药已有成效，但益气之力稍逊，遂加大黄芪用量，改黄芪用量为 45 g，余不变，14 剂，水煎服，日 1 剂，以观后效。患者服药两周后复诊，双下肢麻木发凉、乏力等症状改善显著。空腹血糖 7.4 mmol/L，餐后 2 小时血糖 10.0 mmol/L。嘱患者随诊。

（三）柴胡体质

1. 养生保健

（1）饮食注意事项

柴胡体质糖尿病患者宜少食具有收敛酸涩之性等容易加重气滞表现的食物，如石榴、阳桃、柠檬、乌梅、酸枣等。宜多食调畅、疏通气机的食物如萝卜、山楂、金橘、黄花菜等。

（2）运动疗法

运动可以疏通经络、调畅气机。体育锻炼的目的也就是调理气机、舒畅情志。柴胡体质的人应该增加户外活动和群体活动，可坚持较大量的运动锻炼。柴胡体质的人锻炼方法主要有大强度大负荷练习法、专项兴趣爱好锻炼法和体娱游戏法。大强度大负荷的练习是一种很好的发泄式锻炼，如跑步、登山、游泳、打球、武术等，有鼓动气血、梳理肝气、促进食欲改善睡眠的作用。有意识地学习某一项技术性体育项目，定时间进行练习，从提高技术水平上体会体育锻炼的乐趣，是最好的方法。

养生操，简单易操作，长久坚持，可收到明目聪耳、固齿健脑、健脾和胃的效果，所有人皆可使用，具体做法如下。

第一节：对两手掌呵气两口，搓热，摩擦两鼻旁、双眼十五通。将两耳揉捏扯拽，卷向前后 15 遍。

第二节：两手抱脑后，用中食二指弹击脑后 24 下。

第三节：耸肩舒臀，作开弓势，左右交替各八遍。

第四节：上下牙相互叩击 35 下，嘴尽量张大，力量适中。待津液满口时，分三次缓缓咽下。

第五节：按摩腹部，顺时针、逆时针各50下。

结束后，饮用热水一杯。

（3）音乐疗法

五音对应角音，相当于简谱中的"mi"，其曲调旋律特点为悠扬舒缓，连绵不断，带有万物生机盎然的感觉。角音音乐对人体来讲，可入肝胆之经，常听可疏利肝胆，促进人体气机的宣发，兼有助心、健脾、养胃、泻肾火的作用，可作为平时调养时选择的音乐类型。

乐器中木鱼、竹笛、古箫等木系乐器音质属角。

角音代表曲目有《江南好》《姑苏行》《庄周梦蝶》《春之声圆舞曲》《蓝色多瑙河》及理查德·克莱德曼的现代钢琴曲等。

（4）代茶饮

① 玫瑰花茶

原料：干玫瑰花苞20朵，红茶适量。

方法：取干玫瑰花苞20朵、水250 mL、红茶适量，将锅中放入250 mL水煮开，接着放入干玫瑰花苞，改小火煮2分钟后熄火，再将适量红茶包放入锅中浸泡2分钟，然后将茶汁过滤到杯中即可。亦可用干玫瑰花苞5~10朵直接开水冲泡，5分钟后即可饮用。

功效：疏肝理气，健脾理胃，美容养颜。

② 柴胡桑叶茶

原料：柴胡10 g，桑叶10 g，绿茶3 g。

方法：直接开水冲泡，5分钟后即可饮用。

功效：清解表里，疏肝明目。

③ 菊花决明子茶

原料：决明子15 g，菊花5 g。

方法：将决明子放入锅中，小火干炒至有香味，并且听到噼啪的响声即可，将炒的决明子敲碎，两者用开水冲泡，闷10~15分钟左右即可饮用。

功效：清热解毒，清肝明目，润肠通便。

（5）药膳

① 柚子菊花粥

方法：糯米少许、大米一小碗用水泡半小时，菊花2朵开水泡开后，去花托留花瓣，放入米中，大火煮开，转文火熬煮。20分钟后，放入柚子丝，不停搅动，持续10分钟，到粥呈黏稠状为止。

功效：疏肝明目，开胃下气。

② 芹菜萝卜汤

方法：芹菜 20 g 切段，白萝卜 300 g 去皮切片。汤锅放在火上，倒入适量清水，下入芹菜、白萝卜同煮，煮约 1 小时，加入少许精盐调味即成。

功效：健脾开胃理气。

③ 洋葱炒鳝鱼

原料：鳝鱼 3 条、洋葱 2 个。

方法：鳝鱼处理内脏后切块备用，洋葱洗净切条。起锅放入鳝鱼煎至微发黄，再加入洋葱翻炒，加适量盐、酱油调味，稍加清水焖熟即可。

功效：理气健脾。

(6) 足疗方

① 香合散

组成：香附、合欢皮各 15 g。

原理：香附理气解郁；合欢皮解郁宁心，和血消痈。两药合用可以通行全身上下之气机，解五脏六腑之郁结。

② 金芎散

组成：郁金、生姜、川芎各 10 g。

原理：郁金活血止痛，行气解郁，清心凉血，利胆退黄；生姜解表散寒，温中止呕，化痰止咳；川芎行气开郁，祛风燥湿，活血止痛。全方可理气活血，温经散寒。

操作方法：将以上药材放入锅中，加水煎煮 20 分钟，取药液倒入药桶内，泡脚用具最好选取能让双脚舒服地平放的，水位以浸泡到小腿为宜，药液最低要没过脚踝，水温以 40 ℃ 为宜，以全身微微出汗为佳。

注意事项：泡脚时间不宜过长，以 15～20 分钟为宜。在泡脚过程中，由于人体血液循环加快，时间太长的话，容易增加心脏负担。老年人应格外注意，如果有胸闷、头晕的感觉，应暂时停止泡脚，马上躺在床上休息。饭后半小时不宜泡脚，最好是饭后 1 小时后再泡脚。常用中药泡脚者，最好用木盆或足浴桶，不宜用铜盆等金属盆。皮肤有外伤者忌用此方法，患有严重疾病者请在医生指导下应用。

(7) 中医外治法

① 耳穴压豆

取穴：脾、肝、胆、三焦。

方法：耳廓常规消毒后，将胶布剪成 0.8 cm×0.8 cm 大小，放 1 粒王不

留行籽粘上，随即贴压在所选耳穴上，由轻到重按压数十次。患者每日自己按压耳贴3～5次，每次每穴按压1～2分钟。

疗程：每隔1～2天换贴压另一侧耳穴。10次为一疗程。休息10～15天，再做下一疗程治疗。

② 穴位按摩

- 膻中穴

膻中穴当前正中线上，平第4肋间。具有益气宽胸，活血通脉的作用，被称作人体的"上气海"。经常按揉此穴，能够宽胸理气，缓解胸闷、气胀、疼痛发酸的症状。膻中穴是心包募穴，也是宗气的聚集之处。宗气由自然界清气与脾胃所化生的水谷精气相结合而成，积于胸中，出于喉咙，贯心脉而行呼吸。募，指募集，是说膻中穴在胸部募集气血精微，向外输送至心包，为心包经提供气血，故将膻中称为心包募。我们可以通过刺激膻中穴，来影响宗气的运行，以此濡润脏腑，增强防御外邪、推动血液运行、输布精微的功能，从而可以缓解由气滞而导致的失眠、情绪不稳、食后易腹胀等症状。气滞日久，经常会出现气喘、短气等症状，而膻中穴对此有很好的预防和治疗作用，《针灸甲乙经》中就有这样的记载："咳逆上气，唾喘短气不得息，口不能言，膻中主之。"

取穴方法：男性膻中穴在两乳头之间中点；女性乳头位置不确定，可由锁骨向下数第三条肋骨下间隙，找寻其与前胸正中汇合处，即平第四肋间，当前正中线处。

操作方法：取正坐或仰卧的姿势，掌根紧贴膻中穴，顺时针按揉3～5分钟，力量不宜过大，以局部发热为佳。

③ 经络拍打

- 足厥阴肝经

足厥阴肝经，简称肝经，是联系肝脏与其他脏腑的重要通路，通过敲打疏通肝经，可以调畅肝气，起到疏肝理气、调节体质的作用。

具体方法：可平坐亦可站立，手握空拳，以掌根拍打，自头顶沿着头两侧至两胁，再向下沿着大腿内侧至内踝，以上为一次。每天循经拍打左右肝经各100次。力度要适中，可随时随地进行操作，不必拘泥。

2. 中医辨证治疗

病机：平素情志不畅，肝气不舒，气机郁滞。

症状：胸闷痛，腹痛，腹胀；嗳气，反酸，喉中异物感，纳差，眠差，心悸；性格敏感，对寒热环境敏感；口干，口苦，便秘，舌红或暗红苔黄或黄腻，弦脉为主兼滑脉、细脉；女性月经失调，经前胸闷乳胀、烦躁，痛经等。

治疗原则：疏肝理气。

方药：柴胡桂枝干姜汤加减。

3. 医案

孙某，女，75岁，于2021年1月就诊。主诉：发现血糖升高11年，伴胁肋部胀痛5天。现病史：患者11年前查体发现空腹血糖8.3 mmol/L，诊断为"2型糖尿病"，给予"盐酸二甲双胍片0.5 g tid"口服治疗。其间因血糖控制不佳调整用药为"重组甘精胰岛素18 U qn、阿卡波糖片50 mg tid嚼服、盐酸二甲双胍片0.5 g tid"，5天前患者因生气出现胁肋部胀痛，前来诊治。既往史：冠心病病史。现症见：胁肋部胀痛，晨起口苦，视物模糊，患者平素好生气，纳少，眠一般，二便调，舌淡苔微黄，脉弦。中医诊断：消渴病。证型：肝郁气滞。治疗原则：疏肝理气。西医诊断：2型糖尿病。方选柴胡桂枝干姜汤为主加减治疗。处方：柴胡15 g，桂枝15 g，干姜12 g，瓜蒌根15 g，炒白术30 g，炙甘草3 g，黄芩9 g，牡蛎30 g，郁金15 g，炒神曲15 g。日1剂，水煎温服。7日后复诊，自述胁肋部胀痛好转。血糖控制稳定。上方继服14剂以善后。

（四）黄连体质

1. 养生保健

（1）饮食注意事项

黄连体质的糖尿病患者宜食用有清热化湿作用的食品，如薏苡仁、莲子、茯苓、赤小豆、蚕豆、绿豆、鸭肉、冬瓜、丝瓜、葫芦、苦瓜、黄瓜、西瓜、白菜、芹菜、卷心菜、莲藕、空心菜等。体质内热较盛者，禁忌辛辣燥烈、大热大补的食物，如辣椒、生姜、大葱、大蒜等；对于狗肉、鹿肉、牛肉、羊肉、酒等温热食品和饮品，宜少食和少饮。

（2）运动疗法

黄连体质的糖尿病患者适合做大强度、大运动量的锻炼，如中长跑、游泳、爬山、各种球类、武术等。这类运动可以消耗体内多余的热量，排泄多余的水分，达到清热除湿的目的。运动中可以将健身力量练习和中长跑结合进行锻炼，健身力量练习采用杠铃阻力负荷方法在健身房有教练指导下进行锻炼。湿热质的人在运动时应当避开暑热环境，秋高气爽，登高而呼，有助于调理脾胃、清热化湿。

（3）音乐疗法

最佳曲目：《紫竹调》。心气需要平和，这首曲子中，属于火的徵音和属于水的羽音配合得很独特，补水可以使心火不至于过旺，补火又可使肾水不至于过凉，利于心肾的功能运转。最佳欣赏时间：21：00~23：00。中医最讲究睡子午觉，所以在子时之前就要让心气平和下来，过早过晚听都不太合适。

（4）代茶饮

① 黄柏甘草清热茶

原料：黄柏5 g，生甘草3 g。

方法：将上述两味茶材分别用清水洗净，然后放入茶杯中，加适量沸水冲泡。盖盖浸泡半小时后，代茶饮用。

功效：清热燥湿，泻火解毒。

② 连翘甘草清心泻火茶

原料：连翘5 g，甘草2 g。

方法：将上述两味茶材一同放入茶杯中，加适量沸水冲泡。盖上杯盖，浸泡20分钟，代茶饮用。

功效：清心泻火，解毒去痘。

（5）药膳

① 双豆土茯苓猪瘦肉汤

方法：准备祛湿豆40 g、赤小豆25 g、土茯苓30 g、陈皮15 g、猪瘦肉300 g、生姜3片。各物分别洗净，猪瘦肉切块，其余均浸泡。一起与生姜下瓦煲，加水2 500 mL（约10碗量），武火滚沸后改文火煲约一个半小时，下盐便可。此量为3人或4人用。

功效：双豆即祛湿豆和赤小豆，均有健脾祛湿的功效，祛湿豆还兼有补肾作用。土茯苓能清热利湿、解毒利尿，对各类皮肤病尤为奏效。此汤清润可口，能清热、祛湿、解毒，同时亦为家庭春季祛湿保健汤水，男女老少皆宜。

② 马齿苋粥

方法：准备马齿苋150 g、粳米100 g。马齿苋择洗干净，切成碎段备用。粳米淘洗干净备用。马齿苋与粳米放入锅中，加清水，旺火烧沸后，再改用小火煮至粥成。不加盐、醋，空腹淡食。

功效：本品有清热解毒，凉血止痢功效。适用于热痢脓血。

（6）足疗方

丹参荷叶方

原料：丹参、荷叶各25 g，红花10 g，川椒5 g。

操作方法：将以上药材放入锅中，加水煎煮20分钟，取药液倒入药桶内，泡脚用具最好选取能让双脚舒服地平放的，水位以浸泡到小腿为宜，药液最低要没过脚踝，水温以40 ℃为宜，以全身微微出汗为佳。

注意事项：泡脚时间不宜过长，以15~20分钟为宜。在泡脚过程中，由于人体血液循环加快，时间太长的话，容易增加心脏负担。老年人应格外注意，如果有胸闷、头晕的感觉，应暂时停止泡脚，马上躺在床上休息。饭后半小时不宜泡脚，最好是饭后1小时后再泡脚。常用中药泡脚者，最好用木盆或足浴桶，不宜用铜盆等金属盆。皮肤有外伤者忌用此方法，患有严重疾病者请在医生指导下应用。

（7）中医外治法

① 耳穴压豆

取穴：心、胃、神门、内分泌。

方法：耳廓常规消毒后，将胶布剪成0.8 cm×0.8 cm大小，放1粒王不留行籽粘上，随即贴压在所选耳穴上，由轻到重按压数十次。患者每日自己按压耳贴3~5次，每次每穴按压1~2分钟。

疗程：每隔1~2天换贴压另一侧耳穴。10次为一疗程。休息10~15天，再做下一疗程治疗。

② 穴位按摩

- 少府穴

少府穴是手少阴心经的穴位之一，心经的荥穴。荥穴主身热，可以滋阴降火。少府穴位于手掌面，第4、5掌骨之间，握拳时，小指尖处即为该穴。按揉该穴5~10分钟，对于心火旺盛所引起的口舌生疮、失眠、面红目赤等症状具有很好的缓解作用。

③ 经络拍打

- 手少阴心经

经络走向：本经自心中起→出于腋下（极泉穴）→沿上肢前边下行肘关节（少海穴）→沿前臂尺侧到手掌后豌豆骨突起处（神门穴）→沿小指桡侧出其末端（少冲穴），脉气由此与手太阳小肠经相连。

拍打方法：拍打顺序是，先拍打手肘窝，然后沿着经络的走向"补拍"

或者逆着经络的走向"泄拍"（头部轻拍、搓揉为主）。

2. 中医辨证治疗

病机：平素恣食肥甘厚味，脾胃虚弱，脾不运化，化生湿热。

症状：面部多油腻，烦热感明显，焦虑紧张，胸闷心悸，口苦恶心，心下痞闷，肛门灼热，里急后重，腹痛腹泻，舌质坚老，舌红或暗红，舌苔黄腻而较厚（黄连舌），脉多滑数或数促。

治疗原则：清热祛湿。

方药：消渴方合清胃散加减。

3. 医案

张某，男，53岁，于2020年11月就诊。主诉：发现血糖升高1年，伴口干2月。现病史：患者1月前查体发现空腹血糖7.9 mmol/L，诊断为"2型糖尿病"，给予"盐酸二甲双胍片0.5 g bid、格列美脲片0.2 mg qd（注：qd为1天服药1次）"口服治疗。2月前患者出现口干，前来诊治。既往身体健康。现症见：口干口渴，纳多，喜冷饮，眠差，心烦，二便调，舌红苔微黄，脉数。中医诊断：消渴病。证型：胃火亢盛。治疗原则：清胃泻火。西医诊断：2型糖尿病。方选消渴方合清胃散汤为主方加减。处方：天花粉30 g，黄连15 g，升麻9 g，当归24 g，生地30 g，丹皮15 g，石膏15 g，甘草6 g，酸枣仁30 g，金银花30 g，郁金15 g。日1剂，水煎温服。7日后复诊，自述口干口渴改善。空腹血糖6.5 mmol/L。上方继服14剂以善后。

（五）半夏体质

1. 养生保健

（1）饮食注意事项

半夏体质者饮食宜选用健脾助运、祛湿化痰的食物，如冬瓜、白萝卜、薏苡仁、赤小豆、荷叶、山楂、生姜、荠菜、紫菜、海带、鲫鱼、鲤鱼、鲈鱼、文蛤等。饮茶可选老乌龙茶和老黑茶。少食肥、甜、油、黏腻的食物。

（2）运动疗法

半夏体质的人，一般形体肥胖，容易疲倦，所以要根据自己的具体情况循序渐进地长期坚持运动锻炼，如选择散步、慢跑、乒乓球、羽毛球、网球、武术等运动，以及适合自己的各种舞蹈。半夏体质的人要加强机体物质代谢的过程，要适当地促进能量的消耗，应尽量选择低强度、长时间、不间

第三章　药人体质学说在糖尿病慢病管理中的应用

断、有规律的运动项目。有氧运动很适合半夏体质的人，所有中小强度较长时间的全身运动都属于有氧运动，如划船、游泳、跑步、蹬自行车等。半夏体质的人一般体重较重，运动负荷强度较高时，要注意运动的节奏，循序渐进地进行锻炼，保障人身安全。

（3）音乐疗法

宫音能够促进消化，滋补气血，安定情绪，比较适合半夏体质人群。宫音代表曲目有《梅花三弄》《阳春》《高山》《流水》等。半夏体质之人闲暇之余多听宫类的音乐，可以促进全身气机的稳定，不仅能令心情愉悦、气血和平，也可调养身心，有养生保健之功效。

（4）代茶饮

① 桔梗茶

原料：桔梗 10 g。

做法：将二茶匙的干燥桔梗加入一杯热开水中，浸泡约十分钟，过滤后即可饮用。

功效：宣肺化痰，利咽排脓。

② 人参茯苓茶

原料：人参、茯苓各 10 g。

做法：将人参、茯苓放入砂锅中煮 5 分钟，即可饮用，或放入保温杯热水冲泡即可。

功效：益气渗湿。

（5）药膳

① 桂花粥

方法：桂花 2 g、茯苓 2 g 倒入锅内，加 3 碗水，大火烧开后，转小火再煮 20 分钟，滤渣留汁。大米 50 g 加入熬好的汤汁中，再加适量清水，熬至米烂成粥即可。

功效：健脾化湿，散瘀化痰。

② 海带冬瓜苡仁汤

方法：冬瓜块 200 g、薏苡仁 30 g，加水煮至苡仁熟烂，调入海带丝 20 g，小火煮沸即可。

功效：消痰，软坚，利水。

（6）足疗方

散湿方

组成：苍术、陈皮、白术各 15 g，厚朴、石菖蒲各 10 g，紫苏、生姜各

20 g。

操作方法：将以上药材放入锅中，加水煎煮20分钟，取药液倒入药桶内，泡脚用具最好选取能让双脚舒服地平放的，水位以浸泡到小腿为宜，药液最低要没过脚踝，水温以40 ℃为宜，以全身微微出汗为佳。

注意事项：泡脚时间不宜过长，以15～20分钟为宜。在泡脚过程中，由于人体血液循环加快，时间太长的话，容易增加心脏负担。老年人应格外注意，如果有胸闷、头晕的感觉，应暂时停止泡脚，马上躺在床上休息。饭后半小时不宜泡脚，最好是饭后1小时后再泡脚。常用中药泡脚者，最好用木盆或足浴桶，不宜用铜盆等金属盆。皮肤有外伤者忌用此方法，患有严重疾病者请在医生指导下应用。

(7) 中医外治法

① 耳穴压豆

取穴：脾、胃、内分泌、三焦。

方法：耳廓常规消毒后，将胶布剪成0.8 cm×0.8 cm大小，放1粒王不留行籽粘上，随即贴压在所选耳穴上，由轻到重按压数十次。患者每日自己按压耳贴3～5次，每次每穴按压1～2分钟。

疗程：每隔1～2天换贴压另一侧耳穴。10次为一疗程。休息10～15天，再做下一疗程治疗。

② 穴位按摩

• 水分穴

水分穴在前正中线上，脐上1寸处，具有化痰祛湿、通调水道的作用。经常按揉此穴，可以帮助调节体内的水液运行，减少水液潴留。

水分穴是任脉的一个非常重要的穴位。水，指水液、水气；分，指分别、分利。其名亦表明此穴的功能是分清浊、利水道，可以改善体内水液运行情况。痰饮水湿就是由于体内水液运行障碍而形成的病理产物。因此，刺激水分穴对于半夏体质非常有针对性，可以缓解体内痰饮水湿过多所引发的胸闷、痰多、面色淡黄而暗、眼皮微浮肿、肢体困倦等诸多症状。痰饮水湿在体内停留，日久就会引发水肿，而水分穴对水肿病治疗有特效。《普济本事方》中记载其"主水病腹肿"，《针灸学纲要》中也有说明："主治水胀肿满、水谷不分、小便不通。"

取穴方法：水分穴位于人体的中腹部，肚脐上一指宽处（即拇指的宽度）。可采用仰卧的姿势，以便实施者能够准确地找寻穴位和顺利地实施相应的按摩手法。

操作方法：可使用左掌或右掌的大鱼际根部，来回施以顺时针揉法100次，令该部位有热感即可。注意手下与皮肤之间不要出现摩擦，即手掌始终紧贴着皮肤，带着皮下的脂肪、肌肉等组织做小范围的环旋运动。

③ 经络拍打

- 足太阴脾经

脾主运化，为后天之本，对于维持消化功能及将食物化为气血起着重要的作用。若脾经出现问题，会出现腹胀、便溏、胃脘痛、嗳气、身重无力等。若脾经气血通畅，经气旺盛，可以使人脏气通顺，运化如常。

具体方法：采取坐位，将一只脚的脚踝压在另一条大腿上，手握空拳，以掌根拍打，自足大趾内侧端起始，然后沿小腿内侧正中线上行，再至大腿内侧前缘，然后至腹部，拍打时要用力适中，双侧都要敲，每侧敲打10分钟。

2. 中医辨证治疗

病机：患者先天不足或恣食肥甘厚味，脾气虚弱，脾不能运化水谷，痰湿内生。

症状：主诉较多而怪异，多为自觉症状如易精神紧张，好疑多虑，易惊恐，易眩晕、心悸，易恶心呕吐，咽喉有异物感，易咳喘多痰，易失眠多梦，易肢体麻木疼痛等。

治疗原则：清热化痰。

方药：温胆汤加减。

3. 医案

李某，女，55岁，于2021年4月就诊。主诉：发现血糖升高2年，伴失眠4月。现病史：患者2年前查体发现空腹血糖8.5 mmol/L，诊断为"2型糖尿病"，给予"盐酸二甲双胍片0.5 g bid、阿卡波糖片50 mg tid"口服治疗。4月前患者出现失眠，前来诊治。既往身体健康。现症见：失眠，入睡困难、易醒、多梦，脘腹胀满，口干，偶头晕胸闷，小便调，大便黏，舌红苔微黄腻，脉滑数。中医诊断：消渴病。证型：胆胃不和。治疗原则：清热祛痰，化湿和胃。西医诊断：2型糖尿病。方选温胆汤为主方加减治疗。处方：半夏12 g，竹茹15 g，陈皮15 g，枳实15 g，茯苓15 g，生姜6片，甘草6 g，大枣6枚，郁金15 g，葛根30 g。日1剂，水煎温服。7日后复诊，自述睡眠改善。空腹血糖6.6 mmol/L。上方加炒酸枣仁30 g、炒白术15 g、知母12 g，继服14剂以善后。

（六）大黄体质

1. 养生保健

（1）饮食注意事项

大黄体质的人宜食甘蔗、荸荠、梨、西瓜、苦瓜、黄瓜、丝瓜、萝卜、鸭肉、绿豆、甲鱼、银耳、番茄、杏仁、莲子心、茵陈、溪黄草、车前草等。

（2）运动疗法

大黄体质的人适合做大强度、大运动量的锻炼，如中长跑、游泳、爬山、各种球类运动、武术等。这类运动可以消耗体内多余的热量、排泄多余的水分，达到清热除湿的目的。大黄体质的人在运动的时候要适当地多用腹式呼吸按摩消化系统。运动时腹式呼吸可以使膈肌和腹肌的活动幅度增加，不仅可以加快体内脏器的蠕动，还可以促进食物的消化和排空，有助于脾胃的运化功能。大黄体质的人如果性格急躁，可以选择棋类、太极拳、慢跑、游泳和骑车等慢而持久的运动。

（3）音乐疗法

大黄体质的闲暇之余应多听宫音音乐，促进全身气机的稳定。宫音音乐不仅能令人心情愉悦，气血和平，也可调养身心，有养生保健之功效。代表曲目有：《梅花三弄》《阳春》《高山》《流水》等。

（4）代茶饮

① 大黄栀子茶

原料：大黄3 g、栀子3颗。

方法：将两者放入热水中冲泡，代茶频服。

功效：清热泻下。

② 金银花菊花茵陈茶

原料：金银花10 g，菊花3~5朵，茵陈10 g。

方法：将三者放入热水中冲泡，代茶频服。

功效：清热解毒，清肝明目。

（5）药膳

① 赤小豆麦仁粥

方法：锅内加适量水烧开，加入赤小豆60 g、绿豆50 g、小麦100 g煮开，转中火煮半小时。

功效：清热解毒，利水消肿
② 金菇田螺汤
方法：豆腐切成条状入锅煎，锅内加水烧开，放入罐装田螺肉1听（或新鲜螺肉）和豆腐同煮。加入金针菇、精盐，煮开后放入香葱段，关火，最后撒上胡椒粉即可食用。
功效：清热利水。

（6）足疗方
四黄方
组成：大黄、黄连、黄柏、黄芩、白术各10 g，紫苏、苦参各20 g。
操作方法：将以上药材放入锅中，加水煎煮20分钟，取药液倒入药桶内，泡脚用具最好选取能让双脚舒服地平放的，水位以浸泡到小腿为宜，药液最低要没过脚踝，水温以40 ℃为宜，以全身微微出汗为佳。
注意事项：泡脚时间不宜过长，以15～20分钟为宜。在泡脚过程中，由于人体血液循环加快，时间太长的话，容易增加心脏负担。老年人应格外注意，如果有胸闷、头晕的感觉，应暂时停止泡脚，马上躺在床上休息。饭后半小时不宜泡脚，最好是饭后1小时后再泡脚。常用中药泡脚者，最好用木盆或足浴桶，不宜用铜盆等金属盆。皮肤有外伤者忌用此方法，患有严重疾病者请在医生指导下应用。

（7）中医外治法
① 耳穴压豆
取穴：脾、胃、肝、心、大肠、内分泌。
方法：耳廓常规消毒后，将胶布剪成0.8 cm×0.8 cm大小，放1粒王不留行籽粘上，随即贴压在所选耳穴上，由轻到重按压数十次。患者每日自己按压耳贴3～5次，每次每穴按压1～2分钟。
疗程：每隔1～2天换贴压另一侧耳穴。10次为一疗程。休息10～15天，再做下一疗程治疗。
② 穴位按摩
• 阳陵泉
阳陵泉是足少阳胆经的合穴，位于膝下外侧，腓骨小头前缘凹陷处。所谓合穴，是指气血由各分支向经络主干道汇合之处。此穴气血旺盛犹如泉涌，加之位于小腿外（阳）侧，腓骨小头之下，形似高陵出泉，故名之"阳陵泉"。
阳陵泉是胆经上的要穴，其改善胆腑功能的作用重大。中医学认为，胆是中正之官、中精之府，其能调节人体气机的升降，协助脾脏疏导运化水湿。当人体脾脏运化水湿功能失调，水湿就会停聚，阻碍身体正常的气化功能，导致"热""火"的现象，这就是我们说的湿热。经常按摩阳陵泉穴，可以帮助胆腑协助脾脏疏导人体内聚集的水湿，加强脾脏运化水湿的功能，并通过胆腑的调节气机升降的功能协调人体内的气化作用，因此可以从根本上改变人体的湿热状态。

取穴方法：可取坐位，屈膝成90度，膝关节外下方，腓骨小头前缘与下缘交叉处有一凹陷，即是本穴。

操作方法：取穴后，右手大拇指紧按右腿阳陵泉穴，用拇指腹部或指尖做按压转动的动作，同时做顺时针滑动。每次按摩100～160次，然后换左手按摩左腿阳陵泉，动作要领相同，早晚各1遍。

③ 经络拍打

• 足太阴脾经

具体方法：采取坐位，将一只脚的脚踝压在另一条大腿上，手握空拳，以掌根拍打，自足大趾内侧端起始，然后沿小腿内侧正中线上行，再至大腿内侧前缘，然后至腹部，拍打时要用力适中，双侧都要敲，每侧敲打10分钟。

2. 中医辨证治疗

病机：患者平素恣食肥甘厚味，脾失健运，湿热内生。

症状：畏热喜凉，食欲旺盛，烦躁易怒，易发眩晕，易头痛，易腹痛便秘，易胸闷，易口干苦，痰液唾液黏稠，易出血，易皮肤感染，血脂、血压偏高。女性多见月经不调或闭经，或经来不畅、漏下不止。

治疗原则：清热祛湿。

方药：大承气汤加减。

3. 医案

吴某，男，49岁，于2021年4月就诊。主诉：发现血糖升高1年。现病史：患者1年前查体发现空腹血糖6.7 mmol/L，通过饮食运动控制血糖，近期发现血糖升高，空腹血糖7～8 mmol/L，未给予治疗。既往身体健康。现症见：偶有乏力，口干，多汗，纳多，易醒，小便调，大便3天1次，大便黏，舌红苔黄腻，脉弦滑。中医诊断：消渴病。证型：湿热中阻。治疗原则：清热利湿泻下。西医诊断：2型糖尿病。方选大承气汤为主方加减治疗。处方：芒硝3 g（冲服），大黄12 g，枳实15 g，厚朴12 g，黄芩9 g，柴胡

9 g,生地黄30 g,甘草3 g,当归15 g。日1剂,水煎温服。7日后复诊,自述乏力、口干、多汗改善。上方继服14剂以善后。

四、糖尿病肾病

(一) 黄芪体质

1. 养生保健

(1) 饮食注意事项

黄芪体质的人三餐饮食应规律,须保持低糖分的摄入,保证优质蛋白与脂肪的足够摄入量。宜食平性或温性食物,四季饮食都应加热后食用。应该少吃螃蟹、白萝卜、西瓜、梨、苦瓜、丝瓜、绿豆、海带、冷饮、凉茶、山楂、桂皮、八角茴香等生冷、耗气的食物,以及油炸、烧烤等油腻的食物。

(2) 运动疗法

养生操,简单易操作,长久坚持,可收到明目聪耳、固齿健脑、健脾和胃的效果,可改善老年人眼花、耳背、牙齿松动、失眠、便秘的症状,预防慢性病,提高生活质量。黄芪体质的人尤为适合。

第一节:对两手掌呵气两口,搓热,摩擦两鼻旁、双眼十五通。将两耳揉捏扯拽,卷向前后15遍。

第二节:两手抱脑后,用中食二指弹击脑后24下。

第三节:耸肩舒臂,作开弓势,左右交替各8遍。

第四节:上下牙相互叩击35下,嘴尽量张大,力量适中。待津液满口时,分三次缓缓咽下。

第五节:按摩腹部,顺时针逆时针各50下。

结束后,饮用热水一杯。

(3) 音乐疗法

黄芪体质之人宜多收听宫音、商音、徵音音乐,因为宫音入脾、商音入肺、徵音入心。肺主气,脾胃为后天之本,气血需要心脉的推动。可多收听古琴曲中的《流水》《阳春》《长清》《鹤鸣九皋》《文王操》《醉渔唱晚》等。

（4）代茶饮

① 芪归茶

原料：黄芪5 g，当归5 g。

方法：将黄芪、当归直接放入砂锅中，加水煎煮5~10分钟即可，亦可将两药放入保温杯开水冲泡，5分钟后即可饮用。

功效：益气活血。

② 参虫茶

原料：人参1 g，冬虫夏草1根。

方法：将人参和冬虫夏草放入锅中，水开后关火，再焖制15分钟即可，亦可将两药放入保温杯中开水冲泡，5分钟后即可饮用。

功效：益气补虚。

（5）药膳

芪归红枣乌鸡汤

原料：乌鸡1只，黄芪30 g，当归30 g，红枣30 g，矿泉水适量。

方法：将乌鸡清理干净，切块，放入开水中焯去血水和多余油脂；在炖锅中放入适量矿泉水，放入黄芪、当归和乌鸡开始炖，大火沸腾后转小火持续煮30分钟；放入红枣继续炖20分钟。

（6）足疗方

① 气血通络方

组成：黄芪20 g，当归20 g，红花、丹参各10 g。

功效：益气活血。

② 芪艾方

组成：黄芪20 g，艾叶15 g。

功效：益气温阳。

操作方法：将以上药材放入锅中，加水煎煮20分钟，取药液倒入药桶内，泡脚用具最好选取能让双脚舒服地平放的，水位以浸泡到小腿为宜，药液最低要没过脚踝，水温以40 ℃为宜，以全身微微出汗为佳。

注意事项：泡脚时间不宜过长，以15~20分钟为宜。在泡脚过程中，由于人体血液循环加快，时间太长的话，容易增加心脏负担。老年人应格外注意，如果有胸闷、头晕的感觉，应暂时停止泡脚，马上躺在床上休息。饭后半小时不宜泡脚，最好是饭后1小时后再泡脚。常用中药泡脚者，最好用木盆或足浴桶，不宜用铜盆等金属盆。皮肤有外伤者忌用此方法，患有严重疾病者请在医生指导下应用。

（7）中医外治法

① 耳穴压豆

取穴：脾、肾、膀胱、内分泌。

方法：耳廓常规消毒后，将胶布剪成0.8 cm×0.8 cm大小，放1粒王不留行籽粘上，随即贴压在所选耳穴上，由轻到重按压数十次。患者每日自己按压耳贴3~5次，每次每穴按压1~2分钟。

疗程：每隔1~2天换贴压另一侧耳穴。10次为一疗程。休息10~15天，再做下一疗程治疗。

② 穴位按摩

- 涌泉穴

涌泉穴是足少阴肾经的常用腧穴之一，具有补肾生气之效。该穴在足底部，蜷足时足前部凹陷处，约当足底第2、3跖趾缝纹头端与足跟连线的前1/3与后2/3交点上。操作时用拇指着力于穴位，做轻柔缓和的环旋活动，按揉2~3分钟，每天操作1次或2次。

③ 经络拍打

- 足少阴肾经

足少阴肾经从脚底心的涌泉穴开始，斜向足心，沿着下肢的内侧后缘上行，经过胸腹部，直至锁骨下侧的俞府穴。

具体方法：站位或坐位，从内踝向上拍打大腿内侧，至小腹，沿小腹继续向上至颈前部，拍打时要用力适中，双侧都要敲，每侧敲打10分钟。

2. 中医辨证治疗

病机：黄芪体质之人先天禀赋不足或平素多食肥甘厚味，导致脾气虚弱，脾虚则生化无源，水谷精微不能化生，易出现乏力、消渴等症状。

症状：易疲乏，易出汗，易头晕，胸闷气短，运动后尤为明显；能大量进食而不耐饥饿；大便不成形，或先干后溏；易于浮肿，特别是下肢浮肿；畏风，易于鼻塞、气喘；手足易麻木，骨关节疼痛；溃疡难以愈合。

治疗原则：益气健脾，利水活血。

方药：当归补血汤合防己黄芪汤加减。

3. 医案

刘某，女，73岁，于2019年11月来我院就诊。主诉：双下肢水肿1年，加重半月余。现病史：糖尿病病史10年余，半年前因双下肢水肿入住于当地医院，诊断为"糖尿病肾病"，经积极治疗病情好转后出院，近半月水肿加重,故来我院寻求进一步诊治。现症见:双下肢水肿明显,口干,乏力,畏风,易出汗,纳可,眠一般,夜尿频多,舌淡红,苔薄白,脉细。中医诊断:消渴病。证型:气虚水犯,脾肾亏虚。治疗原则:健脾利水,活血消肿。西医诊断:糖尿病肾病(Ⅲ期)。以防己黄芪汤为主方加减治疗。处方:当归20 g,黄芪30 g,防己15 g,白术15 g,山药15 g,陈皮9 g,炙甘草9 g,7剂,水煎服,日1剂。患者服中药一周后复诊,双下肢水肿明显减轻,汗出减少,乏力改善,予原方继服7剂以巩固疗效。

(二)半夏体质

1. 养生保健

(1)饮食注意事项

半夏体质的人饮食宜选用健脾助运、祛湿化痰的食物,如冬瓜、白萝卜、薏苡仁、赤小豆、荷叶、山楂、生姜、荠菜、紫菜、海带、鲫鱼、鲤鱼、鲈鱼、文蛤等。饮茶可选老乌龙茶和老黑茶。宜少食肥、甜、油、黏腻的食物。

(2)运动疗法

五禽戏是东汉医学家华佗继承古代导引养生术,依据中医学阴阳五行、脏象理论和经络、气血运行规律,观察禽兽活动姿态,用虎、鹿、猿、熊、鸟等动物形象、动作创编的一套养生健身功法。华佗五禽戏,五种动作各有特点、各有侧重,但又是一个整体,如能经常坚持综合练习,就能起到调养精神、调养气血、补益脏腑、通经活络等作用,对慢性疾病,均有较好的治疗和康复作用。

半夏体质之人适宜练习五禽戏中的虎戏。练习虎戏时,需手足着地,身躯前纵后退三次,然后引腰、昂头,如虎行步,前进、后退七步。久练能通督脉,督脉通则诸脉皆通,精力自然充沛。

(3)音乐疗法

宫音能够促进消化,滋补气血,安定情绪。宫音音乐代表曲目有《梅花三弄》《阳春》《高山》《流水》等。半夏体质之人闲暇之余应多听宫类的音乐,可以促进全身气机的稳定,不仅能令心情愉悦,气血和平,也可调养身心,有养生保健之功效。

(4) 代茶饮

① 陈皮薏米茶

原料：陈皮 10 g、炒薏苡仁 10 g。

方法：将陈皮、炒薏苡仁加入保温杯，开水浸泡约 10 分钟后，即可饮用。

功效：理气健脾祛湿。

② 苓苁茶

原料：肉苁蓉、茯苓各 10 g。

方法：将肉苁蓉、茯苓放入砂锅中煮 5 分钟，即可饮用，或放入保温杯热水冲泡即可。

功效：健脾补肾。

(5) 药膳

红豆薏米粥

方法：红豆、薏苡仁、大米适量倒入锅内，加水，大火烧开后，转小火再煮 40 分钟。

功效：健脾化湿。

(6) 足疗方

二术方

组成：苍术、白术各 15 g，六月雪 10 g。

功效：祛湿健脾。

操作方法：将以上药材放入锅中，加水煎煮 20 分钟，取药液倒入药桶内，泡脚用具最好选取能让双脚舒服地平放的，水位以浸泡到小腿为宜，药液最低要没过脚踝，水温以 40 ℃ 为宜，以全身微微出汗为佳。

注意事项：泡脚时间不宜过长，以 15 ~ 20 分钟为宜。在泡脚过程中，由于人体血液循环加快，时间太长的话，容易增加心脏负担。老年人应格外注意，如果有胸闷、头晕的感觉，应暂时停止泡脚，马上躺在床上休息。饭后半小时不宜泡脚，最好是饭后 1 小时后再泡脚。常用中药泡脚者，最好用木盆或足浴桶，不宜用铜盆等金属盆。皮肤有外伤者忌用此方法，患有严重疾病者请在医生指导下应用。

(7) 中医外治法

① 耳穴压豆

取穴：脾、肾、肺、三焦。

方法：耳廓常规消毒后，将胶布剪成 0.8 cm×0.8 cm 大小，放 1 粒王不

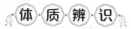

留行籽粘上，随即贴压在所选耳穴上，由轻到重按压数十次。患者每日自己按压耳贴 3～5 次，每次每穴按压 1～2 分钟。

疗程：每隔 1～2 天换贴压另一侧耳穴。10 次为一疗程。休息 10～15 天，再做下一疗程治疗。

② 穴位按摩

阴陵泉是足太阴脾经的合穴。所谓合穴，是五输穴之一。《灵枢·邪气脏腑病形第四》曰："所入为合。"意为脉气自四肢末端至此，最为盛大，犹如水流合入大海。阴陵泉在足太阴经上，足太阴经通过三阴交和足少阴、足厥阴交会联络。刺激足太阴合穴可以对多条阴经的功能都起到一定的调节作用，有助于阴气的生长。患者应采用正坐或仰卧的取穴姿势，该穴位于人体的小腿内侧，膝下胫骨内侧凹陷中，与阳陵泉相对。右手大拇指紧按右腿阴陵泉穴，用拇指腹部或指尖做按压转动的动作，同时做顺时针滑动。然后换左手按摩左腿阴陵泉，动作要领相同。需要轻柔、均匀、和缓，力度以感舒适为度。每次按摩 100 次，每日早晚各 1 遍，两腿都须按摩。

③ 经络拍打

- 足太阴脾经

脾主运化，为后天之本，对于维持消化功能及将食物化为气血起着重要的作用。若脾经出现问题，会出现腹胀、便溏、胃脘痛、嗳气、身重无力等。若脾经气血通畅，经气旺盛，可以使人脏气通顺，运化如常。

具体方法：采取坐位，将一只脚的脚踝压在另一条大腿上，手握空拳，以掌根拍打，自足大趾内侧端起始，然后沿小腿内侧正中线上行，再至大腿内侧前缘，然后至腹部，拍打时要用力适中，双侧都要敲，每侧敲打 10 分钟。

2. 中医辨证治疗

病机：患者先天不足或恣食肥甘厚味，脾气虚弱，脾不能运化水谷，痰湿内生。

症状：主诉较多而怪异，多为自觉症状。易精神紧张，好疑多虑，易惊恐，易眩晕、心悸，易恶心呕吐、咽喉异物感，易咳喘多痰，易失眠多梦，易肢体麻木疼痛等。

治疗原则：健脾化湿补肾。

方药：二陈汤合六味地黄汤加减。

3. 医案

纪某，女，66 岁，于 2021 年 2 月来我院就诊。主诉：双下肢水肿伴乏力 2 年。现病史：糖尿病病史 13 年余，2 年前出现双下肢水肿伴乏力。现症见：双下肢轻度水肿，乏力，口干，视物模糊，纳可，眠一般，小便频，大便黏，舌淡，苔白腻，脉滑涩。中医诊断：消渴。证型：痰湿阻络。治疗原则：健脾化湿补肾。西医诊断：糖尿病肾病。以二陈汤合六味地黄汤为主方加减治疗。处方：陈皮 15 g，半夏 12 g，茯苓 15 g，熟地黄 30 g，炒山药 15 g，山茱萸 15 g，泽泻 15 g，丹皮 15 g，炙甘草 6 g，炒白术 15 g，益智仁 15 g，白扁豆 15 g，7 剂，水煎服，日 1 剂。患者服中药一周后复诊，双下肢水肿明显减轻，乏力改善，予原方继服 14 剂以巩固疗效。

（三）黄连体质

1. 养生保健

（1）饮食注意事项

黄连体质的人宜食用清热化湿的食品，如薏苡仁、莲子、茯苓、赤小豆、蚕豆、绿豆、鸭肉、鲫鱼、冬瓜、丝瓜、葫芦、苦瓜、黄瓜、西瓜、白菜、芹菜、卷心菜、莲藕、空心菜等。体质内热较盛者，禁忌辛辣燥烈、大热大补的食物，如辣椒、生姜、大葱、大蒜等。对于狗肉、鹿肉、牛肉、羊肉、酒等温热食品和饮品，宜少食和少饮。

（2）运动疗法

黄连体质的人适合游泳、爬山、各种球类、武术等运动。这类运动可以消耗体内多余的热量，排泄多余的水分，达到清热除湿的目的。可以将健身力量练习和中长跑结合进行锻炼，健身力量练习采用杠铃阻力负荷方法在健身房教练指导下进行锻炼。黄连体质的人在运动时应当避开暑热环境，秋高气爽时登高而呼，有助于调理脾胃、清热化湿。

（3）音乐疗法

最佳曲目：《紫竹调》。黄连体质之人心气需要平和。这首曲子中属于火的徵音和属于水的羽音配合得很独特，补水可以使心火不至于过旺，补火又可使肾水不至于过凉，利于心肾的功能运转。最佳欣赏时间：21：00～23：00。中医最讲究睡子午觉，所以在子时之前就要让心气平和下来，过早过晚听该曲都不太合适。

（4）代茶饮

① 双花参须茶

原料：金银花 10 g、人参 1 g、玉米须 30 g。

方法：将上述三味茶材分别用清水洗净放入砂锅中，加适量水煮沸10分钟，代茶饮。

功效：清热解毒，益气利水。

② 车前草茶

原料：车前草5 g、甘草2 g。

方法：将上述两味茶材一同放入茶杯中，加适量沸水冲泡。盖上杯盖，浸泡10分钟，代茶饮用。

功效：清热利湿。

（5）药膳

① 鲤鱼茯苓汤

原料：鲤鱼1条、红豆100 g、生姜3片、红枣4个、茯苓30 g。

方法：将各配料洗净待用，鲤鱼宰后洗净，去脏杂，置油锅煎至微黄，洒入少许水，一起与生姜放进瓦煲内，加水2 500 mL（10碗量），武火煲沸，改文火煲2小时，调入适量食盐便可。

② 沙葛猪骨汤

原料：沙葛500 g、猪扇骨500 g、眉豆50 g、赤小豆50 g、扁豆50 g、蜜枣2个、姜2片、水10碗。

方法：赤小豆、眉豆、扁豆洗净，浸泡1～2小时；猪扇骨斩大件，洗净，汆水捞起；沙葛洗净，去皮，去筋，切块；煮沸清水，放入所有材料，大火煮20分钟，转小火煲1个小时，下盐调味后即可食用。

（6）足疗方

丹红方

原料：牡丹皮30 g、红花10 g、艾叶10 g。

功效：清热利湿活血。

操作方法：将以上药材放入锅中，加水煎煮20分钟，取药液倒入药桶内，泡脚用具最好选取能让双脚舒服地平放的，水位以浸泡到小腿为宜，药液最低要没过脚踝，水温以40 ℃为宜，以全身微微出汗为佳。

注意事项：泡脚时间不宜过长，以15～20分钟为宜。在泡脚过程中，由于人体血液循环加快，时间太长的话，容易增加心脏负担。老年人应格外注意，如果有胸闷、头晕的感觉，应暂时停止泡脚，马上躺在床上休息。饭后半小时不宜泡脚，最好是饭后1小时后再泡脚。常用中药泡脚者，最好用木盆或足浴桶，不宜用铜盆等金属盆。皮肤有外伤者忌用此方法，患有严重疾病者请在医生指导下应用。

(7) 中医外治法

① 耳穴压豆

取穴：肾、膀胱、脾、内分泌。

方法：耳廓常规消毒后，将胶布剪成 0.8 cm×0.8 cm 大小，放 1 粒王不留行籽粘上，随即贴压在所选耳穴上，由轻到重按压数十次。患者每日自己按压耳贴 3~5 次，每次每穴按压 1~2 分钟。

疗程：每隔 1~2 天换贴压另一侧耳穴。10 次为一疗程。休息 10~15 天，再做下一疗程治疗。

② 穴位按摩

• 涌泉穴

涌泉穴是足少阴肾经的常用腧穴之一，具有补肾生气之效。该穴在足底部，蜷足时足前部凹陷处，约当足底第 2、3 跖趾缝纹头端与足跟连线的前 1/3 与后 2/3 交点上。按摩时用拇指着力于穴位，做轻柔缓和的环旋活动，按揉 2~3 分钟，每天操作 1 次或 2 次。

③ 经络拍打

• 足太阳膀胱经

膀胱经，全名足太阳膀胱经，经上共有 60 多个穴位，是人体覆盖面积最大的一条经络。本经起于目内眦睛明穴，向上至额部，左右交会并与督脉相会于头顶部百会穴。直行主干从头顶部分别向后行至枕骨处，进入颅腔，络脑，回出至后项部左右分开向下。一支沿肩胛内侧，脊柱两旁旁开 1.5 寸，到达腰部，进入脊柱两旁的肌肉，深入体腔，络肾，属膀胱。另一支经肩胛内侧，从附分穴挟脊旁开 3 寸下行至髀枢，大部分位于脑后、背后、下肢后侧。操作时，从头顶沿后背中线两侧 2 指至 4 指区域，下沿至大腿、小腿后侧正中进行拍打，每次拍打 5 遍，每天两次。

2. 中医辨证治疗

病机：平素恣食肥甘厚味，脾胃虚弱，脾不运化，化生湿热。

症状：面部多油腻，烦热感明显，焦虑紧张，胸闷心悸，口苦恶心，心下痞闷，肛门灼热，里急后重，腹痛腹泻，舌质坚老，舌红或暗红，心舌苔黄腻而较厚（黄连舌），脉多滑数或数促。

治疗原则：清热祛湿。

方药：黄连温胆汤加酒大黄加减。

3. 医案

钱某，女，66 岁，于 2021 年 6 月来我院就诊。主诉：乏力伴双下肢水肿 5 天。现症见：糖尿病病史 8 年，5 天前出现乏力伴双下肢水肿。现症见：双下肢水肿，乏力，心烦，胸闷，纳可，眠差，夜尿频，大便费力，舌淡，苔黄腻，脉滑数。中医诊断：消渴病。证型：湿热蕴结。治疗原则：清热化湿。西医诊断：糖尿病肾病。以黄连温胆汤加酒大黄为主方加减治疗。处方：竹茹 15 g，半夏 12 g，枳实 15 g，陈皮 15 g，茯苓 15 g，生姜 6 片，大枣 6 枚，酒大黄 9 g，炙甘草 6 g，炒白术 15 g，7 剂，水煎服，日 1 剂。患者服中药一周后复诊，双下肢水肿明显减轻，乏力改善，原方加黄芪 30 g、当归 20 g、丹皮 15 g，继服 14 剂以巩固疗效。

（四）干姜体质

1. 养生保健

（1）饮食注意事项

干姜体质之人饮食以健脾温阳的食物为佳，进补时宜选健脾利湿温阳进补法，且以含脂类、糖分较低且含高膳食纤维、蛋白质的食物为主，同时应避免吃凉食、凉物，如凉水、冰激凌、凉饭等，这类食物会损伤自身阳气。

（2）运动疗法

蹲起是最好的有氧运动之一，可活跃经络中的气血，加强足六经与督脉的活力，固肾精，强腰力，积蓄生命阳气，但膝盖受损者须避免此类运动。作为亚健康人群常规性养生方法，蹲起运动被称为超级健康法。对糖尿病、免疫力低下、便秘等有良好的防治作用。

（3）音乐疗法

最佳曲目：《梅花三弄》。这首曲子中舒缓合宜的五音搭配，不经意间运用了五行互生的原理，反复地、逐一地将产生的能量源源不断输送到人体中。一曲听罢，神清气爽，倍感轻松。

（4）代茶饮

① 姜红茶

原料：红茶 5 g、生姜 10 g。

方法：将生姜打碎，放入预热好的杯子中。将冲泡好的红茶趁热倒入放有生姜末的杯子中。

功效：温阳散寒。

② 干姜苓术茶

原料：干姜 5 g、茯苓 3 g、白术 3 g、甘草 3 g、红茶 3 g。

方法:将干姜、茯苓、白术、甘草、红茶放入砂锅中煮10分钟,即可饮用。

功效:温肾化气行水。

(5) 药膳

锁阳苁蓉粥

原料:锁阳10 g,肉苁蓉15 g,羊肉100 g,大米100 g。

方法:将羊肉切细,将锁阳、肉苁蓉洗净与羊肉、大米同煮为粥即可。

(6) 足疗方

温阳散寒方

组成:桂枝15 g,黑附片、参须各5 g,紫苏、白术各10 g,生姜30 g。

操作方法:将以上药材放入锅中,加水煎煮20分钟,取药液倒入药桶内,泡脚用具最好选取能让双脚舒服地平放的,水位以浸泡到小腿为宜,药液最低要没过脚踝,水温以40 ℃为宜,以全身微微出汗为佳。

注意事项:泡脚时间不宜过长,以15~20分钟为宜。在泡脚过程中,由于人体血液循环加快,时间太长的话,容易增加心脏负担。老年人应格外注意,如果有胸闷、头晕的感觉,应暂时停止泡脚,马上躺在床上休息。饭后半小时不宜泡脚,最好是饭后1小时后再泡脚。常用中药泡脚者,最好用木盆或足浴桶,不宜用铜盆等金属盆。皮肤有外伤者忌用此方法,患有严重疾病者请在医生指导下应用。

(7) 中医外治法

① 耳穴压豆

取穴:肾、脾、交感、内分泌。

方法:耳廓常规消毒后,将胶布剪成0.8 cm×0.8 cm大小,放1粒王不留行籽粘上,随即贴压在所选耳穴上,由轻到重按压数十次。患者每日自己按压耳贴3~5次,每次每穴按压1~2分钟。

疗程:每隔1~2天换贴压另一侧耳穴。10次为一疗程。休息10~15天,再做下一疗程治疗。

② 穴位按摩

• 命门穴

命门穴是人体生命之门,先天之气蕴藏所在,人体生化的先天来源,同时也是强腰补肾壮阳的长寿大穴,冬季按摩命门穴可养肾阴和养肾阳。命门和肚脐是前后相对的,只要以肚脐为中心围绕腰部做一个圆圈,圆圈与背后正中线的交点就是命门穴。可使用左掌或右掌的大鱼际根部,来回施以顺时针揉法 100 次，每天 2 次。

③ 经络拍打

- 足少阴肾经

足少阴肾经从脚底心的涌泉穴开始，斜向足心，沿着下肢的内侧后缘上行，经过胸腹部，直至锁骨下侧的俞府穴。

具体方法：站位或坐位，从内踝向上拍打大腿内侧，至小腹，沿小腹继续向上拍打至颈前部，拍打时要用力适中，双侧都要敲，每侧敲打 10 分钟。

2. 中医辨证治疗

病机：干姜体质之人平素体虚，中脏虚寒，或因感受寒邪，内伤脏腑，导致脏腑虚寒。

症状：恶寒喜热，面色青黄，肢冷身寒，声低气微，舌淡白，苔白腻。呕吐物、泻下物清稀无臭，痰液如水样。

治疗原则：温中散寒。

方药：甘草干姜茯苓白术汤加减。

3. 医案

于某，男，62 岁，于 2021 年 6 月来我院就诊。主诉：双下肢水肿伴乏力 1 年。现病史：糖尿病病史 9 年余，1 年前出现双下肢水肿伴乏力。现症见：双下肢轻度水肿，乏力，偶口干，怕冷，纳少，眠可，手脚凉，夜尿频，腰冷，大便调，舌淡，苔白腻，脉细。中医诊断：消渴病。证型：下焦虚寒。治疗原则：温中散寒。西医诊断：糖尿病肾病。以甘草干姜茯苓白术汤为主方加减治疗。处方：干姜 15 g，茯苓 15 g，白术 15 g，党参 15 g，熟地黄 30 g，炒山药 15 g，山茱萸 15 g，泽泻 15 g，丹皮 15 g，炙甘草 6 g，7 剂，水煎服，日 1 剂。患者服中药一周后复诊，双下肢水肿明显减轻，乏力改善，予原方继服 14 剂以巩固疗效。

五、糖尿病视网膜病变

（一）黄芪体质

1. 养生保健

（1）饮食注意事项

黄芪体质之人三餐饮食宜规律，须保持低糖分的摄入，保证优质蛋白与脂肪的足够摄入。宜食平性或温性食物，四季饮食都应加热后食用。应该少吃螃蟹、白萝卜、西瓜、梨、苦瓜、丝瓜、绿豆、海带、冷饮、凉茶、山楂、桂皮、八角茴香等生冷、耗气的食物以及油炸、烧烤等油腻的食物。

（2）运动疗法

五禽戏是东汉医学家华佗继承古代导引养生术，依据中医学阴阳五行、脏象理论和经络、气血运行规律，观察禽兽活动姿态，用虎、鹿、猿、熊、鸟等动物形象、动作创编的一套养生健身功法。华佗五禽戏，五种动作各有特点、各有侧重，但又是一个整体，如能经常坚持综合练习，能起到调养精神、调养气血、补益脏腑、通经活络等作用，对高血压、冠心病、神经衰弱等慢性疾病，均有较好的治疗和康复作用。

黄芪体质之人适宜练习五禽戏中的鸟戏。习练鸟戏时，需一足立地，两臂张开做鸟飞状。然后取坐位，下肢伸直，弯腰用手摸脚，再屈伸两臂各七次。鸟戏轻盈，仿效鸟展翅飞翔的动作，具有通气脉、增强肺活量、疏通经络、灵活关节、疏导真气、通三关达顶门之效，使上下运行而得安静，神静则气足，气足而生精，精溢而化神，从而使精、气、神三元合一，体健身轻，延年益寿。

（3）音乐疗法

黄芪体质之人宜多收听宫音、商音、徵音音乐，因为宫音入脾、商音入肺、徵音入心。肺主气，脾胃为后天之本，气血需要心脉的推动。可多收听古琴曲中的《流水》《阳春》《长清》《鹤鸣九皋》《文王操》《醉渔唱晚》等。

（4）代茶饮

① 绞股蓝茶

原料：绞股蓝 10 g，枸杞、菊花各 5 g。

方法：将绞股蓝直接放入保温杯中，开水冲泡 5 分钟即可。

功效：益气健脾，清热解毒，清肝明目。

② 五加参茶

原料：人参 1 g、五加皮 5 g。

方法：两味药放入保温杯泡茶饮用，冲饮至味淡。

功效：补脾益气。

（5）药膳

黄芪干贝牡丹白菜

原料：黄芪 10 g，白菜一个，干贝 2 个，香菇 8 个，盐、酒各适量。

方法：干贝用水稍加清洗，放在温水中浸泡一晚；香菇以水浸泡，洗净去蒂，切成两片。在离白菜头约 10 cm 处，横切开，叶与叶之间要清洗干净。除去水分后，在其头部划十字形。白菜根部朝下放入大砂锅中，将泡过干贝、香菇的水倒入，如水不够可用开水补充。香菇片插在白菜叶间，白菜中央放上干贝、黄芪，盖好盖子用大火煮至有蒸气出现时转为小火，直到白菜变软。白菜轻放在盘子上，再淋上菜汁。

功效：益气健脾。

（6）足疗方

芪归艾草方

组成：黄芪 20 g，当归 15 g，菊花、艾叶、枸杞各 10 g。

功效：益气明目。

操作方法：将以上药材放入锅中，加水煎煮 20 分钟，取药液倒入药桶内，泡脚用具最好选取能让双脚舒服地平放的，水位以浸泡到小腿为宜，药液最低要没过脚踝，水温以40 ℃为宜，以全身微微出汗为佳。

注意事项：泡脚时间不宜过长，以 15～20 分钟为宜。在泡脚过程中，由于人体血液循环加快，时间太长的话，容易增加心脏负担。老年人应格外注意，如果有胸闷、头晕的感觉，应暂时停止泡脚，马上躺在床上休息。饭后半小时不宜泡脚，最好是饭后 1 小时后再泡脚。常用中药泡脚者，最好用木盆或足浴桶，不宜用铜盆等金属盆。皮肤有外伤者忌用此方法，患有严重疾病者请在医生指导下应用。

(7) 中医外治法

① 耳穴压豆

取穴：眼、脾、交感、内分泌。

方法：耳廓常规消毒后，将胶布剪成 0.8 cm×0.8 cm 大小，放 1 粒王不留行籽粘上，随即贴压在所选耳穴上，由轻到重按压数十次。患者每日自己按压耳贴 3~5 次，每次每穴按压 1~2 分钟。

疗程：每隔 1~2 天换贴压另一侧耳穴。10 次为一疗程。休息 10~15 天，再做下一疗程治疗。

② 穴位按摩

- 足三里穴

足三里穴，是足阳明胃经的主要穴位之一，可生发胃气、燥化脾湿，是重要的保健穴位。该穴位于小腿外侧，犊鼻下 3 寸，犊鼻与解溪连线上。操作时用拇指着力于穴位，做轻柔缓和的环旋活动，按揉 2~3 分钟，每天操作 1 次或 2 次。

③ 经络拍打

- 足太阴脾经

脾主运化，为后天之本，对于维持消化功能及将食物化为气血起着重要的作用。若脾经出现问题，会出现腹胀、便溏、胃脘痛、嗳气、身重无力等。若脾经气血通畅，经气旺盛，可以使人脏气通顺，运化如常。

具体方法：采取坐位，将一只脚的脚踝压在另一条大腿上，手握空拳，以掌根拍打，自足大趾内侧端起始，然后沿小腿内侧正中线上行，再至大腿内侧前缘，然后至腹部，拍打时要用力适中，双侧都要敲，每侧敲打 10 分钟。

2. 中医辨证治疗

病机：黄芪体质之人先天禀赋不足或平素多食肥甘厚味，导致脾气虚弱，脾虚则生化无源，水谷精微不能化生，则出现乏力、消渴等症状。

症状：易疲乏，易出汗，易头晕，胸闷气短，运动后尤为明显；能大量进食而不耐饥饿；大便不成形，或先干后溏；易于浮肿，特别是下肢浮肿；畏风，易于鼻塞、气喘；手足易麻木，骨关节疼痛；溃疡难以愈合。

治疗原则：益气活血明目。

方药：当归补血汤加炒蒺藜、桑叶、密蒙花、谷精草加减。

3. 医案

李某，男，63 岁，于 2020 年 4 月就诊。主诉：双眼视物模糊 2 个月。

现病史：患者 2 个月前无明显诱因出现双眼视物模糊，伴飞蚊症。眼科检查：右眼视力 0.8，左眼视力 0.5。双眼眼前节未见异常。右眼眼底散在少量微血管瘤、点片状出血及黄白色硬性渗出，左眼可见少量黄白色硬性渗出、点片状出血。荧光素眼底血管造影示：视网膜、视盘循环基本正常，右眼视网膜少量微血管瘤样高荧光及点片状出血性荧光遮蔽灶，左眼视网膜少量点片状出血性荧光遮蔽灶，双眼可见小片状无灌注低荧光。既往史：2 型糖尿病病史 4 年。现症见：双眼视物模糊，眼干涩，偶有头晕，神疲乏力，纳眠可，二便调；舌质暗红，苔白腻，脉弦。中医诊断：消渴目病。治疗原则：益气养血，通络明目。西医诊断：糖尿病视网膜病变（双眼）。方选当归补血汤加炒蒺藜、桑叶、密蒙花、谷精草为主方加减治疗。处方：生黄芪 30 g，当归 20 g，菊花 15 g，枸杞子 30 g，红花 9 g，三七粉 3 g（冲服），鸡血藤 30 g，炒蒺藜 15 g，桑叶 30 g，密蒙花 15 g，谷精草 15 g。日 1 剂，水煎温服。7 日后复诊，患者视物模糊、头晕、乏力等症状好转。右眼视力 0.9，左眼视力 0.7。右眼底微血管瘤、点片状出血减少，左眼底渗出减少。上方继服 14 剂以善后。

（二）干姜体质

1. 养生保健

（1）饮食注意事项

干姜体质的人饮食以健脾温阳的食物为佳，进补时宜选健脾利湿温阳进补法，且以含脂类、糖分较低且含高膳食纤维、蛋白质的食物为主，同时应避免吃凉食、凉物，如凉水、冰激凌、凉饭等，这类食物会损伤自身阳气。

（2）运动疗法

蹲起是最好的有氧经络运动，可活跃经络中的气血，加强足六经与督脉的活力，固肾精，强腰力，积蓄生命阳气，作为亚健康人群常规性养生方法，被称为超级健康法。对糖尿病、免疫力低下、便秘等疾病有良好的防治作用。

（3）音乐疗法

最佳曲目：《梅花三弄》。这首曲子中舒缓合宜的五音搭配，不经意间运用了五行互生的原理，反复地、逐一地将产生的能量源源不断输送到人体中。一曲听罢，神清气爽，倍感轻松。

(4) 代茶饮

① 丁姜茶

原料：丁香 5 g、干姜 5 g。

方法：将丁香、干姜放入砂锅中煮 10 分钟，即可饮用，或放入保温杯中热水冲泡即可。

功效：温中散寒。

② 枸杞菊花生姜茶

原料：枸杞、菊花、生姜各 5 g。

方法：将枸杞、菊花、生姜放入保温杯中热水冲泡即可。

功效：温中散寒。

(5) 药膳

枸杞生姜猪肝汤

原料：猪肝 100 g，枸杞子 50 g，生姜 10 片，黄酒、精盐、葱段、姜片、胡椒粉、猪油各适量。

方法：将枸杞子去杂，洗净，切成片。锅烧热，放入猪油，下猪肝片煸炒，加入黄酒、葱段、姜片、精盐，继续煸炒，加入清水适量，放入枸杞子、生姜共煮，煮至猪肝熟透，再加胡椒粉调味。

(6) 足疗方

三姜方

原料：干姜、生姜、高良姜各 15 g，艾叶 10 g。

操作方法：将以上药材放入锅中，加水煎煮 20 分钟，取药液倒入药桶内，泡脚用具最好选取能让双脚舒服地平放的，水位以浸泡到小腿为宜，药液最低要没过脚踝，水温以 40 ℃为宜，以全身微微出汗为佳。

注意事项：泡脚时间不宜过长，以 15~20 分钟为宜。在泡脚过程中，由于人体血液循环加快，时间太长的话，容易增加心脏负担。老年人应格外注意，如果有胸闷、头晕的感觉，应暂时停止泡脚，马上躺在床上休息。饭后半小时不宜泡脚，最好是饭后 1 小时后再泡脚。常用中药泡脚者，最好用木盆或足浴桶，不宜用铜盆等金属盆。皮肤有外伤者忌用此方法，患有严重疾病者请在医生指导下应用。

(7) 中医外治法

① 耳穴压豆

取穴：眼、交感、肝、内分泌。

方法：耳廓常规消毒后，将胶布剪成 0.8 cm×0.8 cm 大小，放 1 粒王不

留行籽粘上，随即贴压在所选耳穴上，由轻到重按压数十次。患者每日自己按压耳贴 3~5 次，每次每穴按压 1~2 分钟。

疗程：每隔 1~2 天换贴压另一侧耳穴。10 次为一疗程。休息 10~15 天，再做下一疗程治疗。

② 穴位按摩

- 足三里穴

足三里穴，是足阳明胃经的主要穴位之一，可生发胃气、燥化脾湿，是重要的保健穴位。该穴在小腿外侧，犊鼻下 3 寸，犊鼻与解溪穴连线上。操作时用拇指着力于穴位，做轻柔缓和的环旋活动，按揉 2~3 分钟，每天操作 1 次或 2 次。

③ 经络拍打

- 足太阴脾经

脾主运化，为后天之本，对于维持消化功能及将食物化为气血起着重要的作用。若脾经出现问题，会出现腹胀、便溏、胃脘痛、嗳气、身重无力等。若脾经气血通畅，经气旺盛，可以使人脏气通顺，运化如常。

具体方法：采取坐位，将一只脚的脚踝压在另一条大腿上，手握空拳，以掌根拍打，自足大趾内侧端起始，然后沿小腿内侧正中线上行，再至大腿内侧前缘，然后至腹部，拍打时要用力适中，双侧都要敲，每侧敲打 10 分钟。

2. 中医辨证治疗

病机：干姜体质之人平素体虚，中脏虚寒，或因感受寒邪，内伤脏腑，导致脏腑虚寒。

症状：恶寒喜热，面色青黄，肢冷身寒，声低气微，舌淡白、苔白腻。呕吐物、泻下物清稀无臭，痰液如水样。

治疗原则：温中补虚，补肾明目。

方药：理中汤合杞菊地黄汤加减。

3. 医案

赵某，男，66 岁，于 2021 年 5 月就诊。主诉：视物模糊 6 个月。现病史：患者 6 个月前无明显诱因出现双眼视物模糊。眼底检查：双眼微动脉瘤和散在小出血点。既往史："2 型糖尿病"病史 5 年，近 1 年血糖控制不佳。现症见：双眼视物模糊，眼干眼涩，怕冷，手足凉，纳眠可，二便调，舌淡，苔薄白，脉细缓。中医诊断：消渴目病。治疗原则：温中补虚，补肾明目。西医诊断：糖尿病视网膜病变（双）。方选理中汤合杞菊地黄汤为主方加减治疗。处方：党参 15 g，炒白术 30 g，干姜 12 g，甘草 6 g，枸杞子 30 g，菊花 15 g，熟地黄 30 g，炒山药 15 g，酒萸肉 15 g，泽泻 12 g，丹皮 12 g，茯苓 12 g，桑叶 30 g。日 1 剂，水煎温服。7 日后复诊，患者视物模糊好转。上方继服 14 剂以善后。

（三）柴胡体质

1. 养生保健

（1）饮食注意事项

柴胡体质之人宜少食具有收敛酸涩之性等容易加重气滞表现的食物，如石榴、杨桃、柠檬、乌梅、酸枣等。宜多食调畅、疏通气机的食物如萝卜、山楂、金橘、黄花菜等。

（2）运动疗法

五禽戏是东汉医学家华佗继承古代导引养生术，依据中医学阴阳五行、脏象理论和经络、气血运行规律，观察禽兽活动姿态，用虎、鹿、猿、熊、鸟等动物形象、动作创编的一套养生健身功法。华佗五禽戏，五种动作各有特点、各有侧重，但又是一个整体，如能经常坚持综合练习，能起到调养精神、调养气血、补益脏腑、通经活络等作用，对慢性疾病，均有较好的治疗和康复作用。

柴胡体质之人宜练习五禽戏中的鸟戏。习练鸟戏时，需一足立地，两臂张开做鸟飞状。然后取坐位，下肢伸直，弯腰用手摸脚，再屈伸两臂各 7 次。鸟戏轻盈，仿效鸟展翅飞翔的动作，具有通气脉、增强肺活量、疏通经络、灵活关节、疏导真气、通三关达顶门之效，使上下运行而得安静，神静则气足，气足而生精，精溢而化神，从而使精、气、神三元合一，体健身轻，延年益寿。

（3）音乐疗法

五行"木"五音对应角音，相当于简谱中的"mi"，其曲调旋律深远悠扬，连绵不断，带有万物生机盎然的感觉。角音音乐对人体来讲可入肝胆之经，常听可疏利肝胆、安神定志；促进人体内气机的宣发，兼有助心、健脾、养胃、泻肾火的作用，可作为平时调养时选择的音乐类型。乐器中木鱼、竹笛、古箫等木系乐器音质属角。角音代表曲目有《江南好》《姑苏行》《庄周梦蝶》《春之声圆舞曲》《蓝色多瑙河》及理查德·克莱德曼的现代钢琴曲等。

（4）代茶饮

① 夏桑茶

原料：夏枯草 10 g、桑叶 5 g、菊花 2 g。

方法：夏枯草、桑叶、菊花放入杯中直接开水冲泡，5 分钟后即可饮用。

功效：疏肝明目。

② 陈皮薄荷茶

原料：陈皮 10 g、薄荷 3 g、枸杞子 5 g。

方法：陈皮、薄荷、枸杞子放入杯中直接开水冲泡，5 分钟后即可饮用。

功效：疏肝理气明目。

（5）药膳

蒲公英炒肉

原料：猪肉 100 g、蒲公英鲜叶或花茎 250 g。

方法：将蒲公英鲜叶或花茎去杂洗净、沥水、切段，猪肉洗净切丝，油锅烧热，下肉丝煸炒，加入芡汁炒至肉熟时，投入蒲公英鲜叶或花茎炒至入味，即成。

（6）足疗方

郁金元胡方

组成：郁金、元胡各 15 g，菊花 10 g。

操作方法：将以上药材放入锅中，加水煎煮 20 分钟，取药液倒入药桶内，泡脚用具最好选取能让双脚舒服地平放的，水位以浸泡到小腿为宜，药液最低要没过脚踝，水温以 40 ℃为宜，以全身微微出汗为佳。

注意事项：泡脚时间不宜过长，以 15～20 分钟为宜。在泡脚过程中，由于人体血液循环加快，时间太长的话，容易增加心脏负担。老年人应格外注意，如果有胸闷、头晕的感觉，应暂时停止泡脚，马上躺在床上休息。饭后半小时不宜泡脚，最好是饭后 1 小时后再泡脚。常用中药泡脚者，最好用木盆或足浴桶，不宜用铜盆等金属盆。皮肤有外伤者忌用此方法，患有严重疾病者请在医生指导下应用。

（7）中医外治法

① 耳穴压豆

取穴：脾、肝、眼、胆。

方法：耳廓常规消毒后，将胶布剪成 0.8 cm×0.8 cm 大小，放 1 粒王不留行籽粘上，随即贴压在所选耳穴上，由轻到重按压数十次。患者每日自己按压耳贴 3~5 次，每次每穴按压 1~2 分钟。

疗程：每隔 1~2 天换贴压另一侧耳穴。10 次为一疗程。休息 10~15 天，再做下一疗程治疗。

② 穴位按摩

- 太冲穴

太冲穴具有疏肝理气的作用，是肝经的原穴，从理论上讲，原穴往往调控着该经的总体气血。人生气之时，肝也会受到影响，太冲这个肝经的原穴便会显现出一些信号，表现为有压痛感，温度或色泽发生变化，对外界更为敏感，甚至软组织的张力发生异常。太冲穴位于足背侧，第一、二跖骨结合部之前凹陷处。取太冲穴时，可采用正坐或仰卧的姿势，太冲穴位于足背侧，第一、二趾跖连接处。以手指沿拇趾、次趾夹缝向上移压，压至能感觉到动脉应手，即是太冲穴；或者拇趾、次趾夹缝向脚背方向二横指后，即是太冲穴。按摩时，取正坐姿势，拇指指面紧贴太冲穴，顺时针按揉 3~5 分钟，力量不宜过大，以局部发热为佳。

③ 经络拍打

- 足厥阴肝经

足厥阴肝经，简称肝经，是联系肝脏与其他脏腑的重要通路，通过敲打疏通肝经，可以有效地疏通肝经，条畅肝气，起到疏肝理气、调节体质的作用。

具体方法：可平坐亦可站立，手握空拳，以掌根拍打，自头顶沿着头两侧至两胁，再向下沿着大腿内侧至内踝，以上为一次。每天循经拍打左右手臂各 100 次。力度要适中，可随时随地进行操作，不必拘泥。

2. 中医辨证治疗

病机：平素情志不畅，肝气不舒，气机郁滞，湿热下注。

症状：胸闷痛，腹痛，腹胀；嗳气，反酸，喉中异物感，纳差，眠差，心悸；性格敏感，对寒热环境敏感；口干，口苦，便秘，舌红或暗红苔黄或黄腻，弦脉为主兼见滑脉、细脉；女性月经失调，经前胸闷乳胀、烦躁、痛经等。

治疗原则：利肝祛湿明目。

方药：龙胆泻肝汤加减。

3. 医案

吴某，女，58 岁，于 2021 年 1 月就诊。主诉：视物模糊 1 月。现病史：

患者1月前无明显诱因出现双眼视物模糊。既往"2型糖尿病"病史3年，近期血糖控制不佳，空腹血糖10 mmol/L左右，餐后血糖12~15 mmol/L。现症见：双眼视物模糊、眼睛干涩、上火，纳眠可，二便调，舌红，苔黄腻，脉滑数。中医诊断：消渴目病。治疗原则：疏肝清热，祛湿明目。西医诊断：糖尿病视网膜病变。方选龙胆泻肝汤为主方加减治疗。处方：龙胆草15 g，栀子12 g，黄芩12 g，柴胡15 g，生地黄30 g，车前草15 g，泽泻12 g，通草6 g，甘草3 g，当归15 g，桑叶30 g。日1剂，水煎温服。7日后复诊，患者视物模糊好转。原方加枸杞30 g、谷精草15 g，继服14剂以善后。

（四）半夏体质

1. 养生保健

（1）饮食注意事项

半夏体质之人饮食宜选用健脾助运、祛湿化痰的食物，如冬瓜、白萝卜、薏苡仁、赤小豆、荷叶、山楂、生姜、荠菜、紫菜、海带、鲫鱼、鲤鱼、鲈鱼、文蛤等。饮茶可选老乌龙茶和老黑茶。少食肥、甜、油、黏腻的食物。

（2）运动疗法

五禽戏是东汉医学家华佗继承古代导引养生术，依据中医学阴阳五行、脏象理论及经络、气血运行规律，观察禽兽活动姿态，用虎、鹿、猿、熊、鸟等动物形象、动作创编的一套养生健身功法。华佗五禽戏，五种动作各有特点、各有侧重，但又是一个整体，如能经常坚持综合练习，能起到调养精神、调养气血、补益脏腑、通经活络等作用，对慢性疾病，均有较好的治疗和康复作用。

半夏体质的人宜练习五禽戏中的鸟戏。习练鸟戏时，需一足立地，两臂张开做鸟飞状。然后取坐位，下肢伸直，弯腰用手摸脚，再屈伸两臂各七次。鸟戏轻盈，仿效鸟展翅飞翔的动作，具有通气脉、增强肺活量、疏通经络、灵活关节、疏导真气、通三关达顶门之效，使上下运行而得安静，神静则气足，气足而生精，精溢而化神，从而使精、气、神三元合一，体健身轻，延年益寿。

（3）音乐疗法

半夏体质之人适宜听宫音音乐，宫音能够促进消化、滋补气血、安定情绪。宫音代表曲目有《梅花三弄》《阳春》《高山》《流水》等。闲暇之余多听宫类的音乐，可以促进全身气机的稳定，不仅能令心情愉悦、气血和平，也可调养身心，有养生保健之功效。

（4）代茶饮

① 枸杞菊花茶

原料：枸杞、菊花、茯苓各 5 g。

方法：将枸杞、菊花、茯苓放入保温杯中热水冲泡即可。

功效：明目祛湿。

② 白决茶

原料：决明子、茯苓、炒白术各 10 g。

方法：将决明子、茯苓、炒白术放入砂锅中煮 5 分钟，即可饮用，或放入保温杯热水中浸泡 10 分钟即可饮用。

功效：明目祛湿。

（5）药膳

海带冬瓜苡仁汤

方法：冬瓜块 200 g、薏苡仁 30 g 置于锅中，加水煮至薏苡仁熟烂，调入海带丝 20 g，小火煮沸即可。

功效：消痰，软坚，利水。

（6）足疗方

健脾除湿方

组成：茯苓、炒白术、泽泻、艾叶各 15 g。

功效：健脾除湿。

操作方法：将以上药材放入锅中，加水煎煮 20 分钟，取药液倒入药桶内，泡脚用具最好选取能让双脚舒服地平放的，水位以浸泡到小腿为宜，药液最低要没过脚踝，水温以 40 ℃为宜，以全身微微出汗为佳。

注意事项：泡脚时间不宜过长，以 15~20 分钟为宜。在泡脚过程中，由于人体血液循环加快，时间太长的话，容易增加心脏负担。老年人应格外注意，如果有胸闷、头晕的感觉，应暂时停止泡脚，马上躺在床上休息。饭后半小时不宜泡脚，最好是饭后 1 小时后再泡脚。常用中药泡脚者，最好用木盆或足浴桶，不宜用铜盆等金属盆。皮肤有外伤者忌用此方法，患有严重疾病者请在医生指导下应用。

(7) 中医外治法

① 耳穴压豆

取穴：脾、眼、肝、三焦。

方法：耳廓常规消毒后，将胶布剪成 0.8 cm×0.8 cm 大小，放 1 粒王不留行籽粘上，随即贴压在所选耳穴上，由轻到重按压数十次。患者每日自己按压耳贴 3~5 次，每次每穴按压 1~2 分钟。

疗程：每隔 1~2 天换贴压另一侧耳穴。10 次为一疗程。休息 10~15 天，再做下一疗程治疗。

② 穴位按摩

• 丰隆穴

丰隆穴系足阳明胃经的络穴。丰即丰满意，隆指突起，足阳明经多气多血，气血于本穴会聚而隆起，肉渐丰厚，故名之。《会元针灸学》云："丰隆者，阳血聚之而隆起，化阴络，交太阴，有丰满之象，故名丰隆。"丰隆穴具有化湿祛痰的作用，是祛痰要穴。从腿的外侧找到膝眼和外踝这两个点，连成一条线，然后取这条线的中点，接下来找到胫骨，胫骨前缘外侧 1.5 寸，大约是两指的宽度，和刚才那个中点平齐，这个地方就是丰隆穴。每天按压该穴 1~3 分钟。

③ 经络拍打

• 足太阴脾经

脾主运化，为后天之本，对于维持消化功能及将食物化为气血起着重要的作用。若脾经出现问题，会出现腹胀、便溏、胃脘痛、嗳气、身重无力等。若脾经气血通畅，经气旺盛，可以使人脏气通顺，运化如常。

具体方法：采取坐位，将一只脚的脚踝压在另一条大腿上，手握空拳，以掌根拍打，自足大趾内侧端起始，然后沿小腿内侧正中线上行，再至大腿内侧前缘，然后至腹部，拍打时要用力适中，双侧都要敲，每侧敲打 10 分钟。

2. 中医辨证治疗

病机：患者先天不足或恣食肥甘厚味，脾气虚弱，脾不能运化水谷，痰湿内生。

症状：主诉较多而怪异，多为自觉症状。易精神紧张，好疑多虑，易惊恐，易眩晕、心悸，易恶心呕吐、咽喉异物感，易咳喘多痰，易失眠多梦，易肢体麻木疼痛等。

治疗原则：健脾化湿明目。

方药：二陈汤加炒蒺藜、桑叶、密蒙花、谷精草加减。

3. 医案

姜某，男，61岁，于2020年8月就诊。主诉：双眼视物模糊伴眼涩4月余。现病史：患者4个月前无明显诱因出现双眼视物模糊，伴眼涩。眼科检查：双眼眼底散在少量微血管瘤，伴点状出血、黄白色硬性渗出。既往史："2型糖尿病"病史6年。现症见：双眼视物模糊，眼涩，偶有头晕，双下肢乏力，纳眠可，小便调，大便黏，舌淡，苔腻，脉滑。中医诊断：消渴目病。治疗原则：健脾化湿明目。西医诊断：糖尿病视网膜病变（双眼）。方选二陈汤加炒蒺藜、桑叶、密蒙花、谷精草为主方加减治疗。处方：半夏12 g，陈皮15 g，茯苓15 g，甘草6 g，炒白术15 g，白扁豆15 g，枸杞子30 g，三七粉3 g（冲服），炒蒺藜15 g，桑叶30 g，密蒙花15 g，谷精草15 g。日1剂，水煎温服。7日后复诊，患者视物模糊、乏力等症状好转，眼涩改善。上方继服14剂以善后。

六、糖尿病心血管病变

（一）黄连体质

1. 养生保健

（1）饮食注意事项

黄连体质的人宜食用清热化湿的食品，如薏苡仁、莲子、茯苓、赤小豆、蚕豆、绿豆、鸭肉、鲫鱼、冬瓜、丝瓜、葫芦、苦瓜、黄瓜、西瓜、白菜、芹菜、卷心菜、莲藕、空心菜等。体质内热较盛者禁忌辛辣燥烈、大热大补的食物，如辣椒、生姜、大葱、大蒜等。对于狗肉、鹿肉、牛肉、羊肉、酒等温热食品和饮品，宜少食和少饮。

（2）运动疗法

- 八段锦

八段锦为传统医学导引按跷之瑰宝，共有八节。锦者，誉其似锦之柔和优美。"锦"字，由"金""帛"组成，以表示其精美华贵。除此之外，"锦"字还可理解为单个导引式式的汇集，如丝锦那样连绵不断，是一套完整的健身方法。八段锦的具体做法如下。

第一段　双手托天理三焦：

① 两脚平行开立，与肩同宽。两臂徐徐分别自左右身侧向上高举过头，十指交叉，翻转掌心极力向上托，使两臂充分伸展，不可紧张，恰似伸懒腰状。同时缓缓抬头上观，要有擎天柱地的神态，此时缓缓吸气。

② 翻转掌心朝下，在身前正落至胸高时，随落随翻转掌心再朝上，微低头，眼随手运。同进配以缓缓呼气。

如此两掌上托下落，练习4~8次。

第二段　左右开弓似射雕：

① 两脚平行开立，略宽于肩，成马步站式。上体正直，两臂平屈于胸前，左臂在上，右臂在下。

② 手握拳，食指与拇指呈八字形撑开，左手缓缓向左平推，左臂展直，同时右臂屈肘向右拉回，右拳停于右肋前，拳心朝上，如拉弓状。眼看左手。

③、④动作与①、②动作同，唯左右相反。如此左右各开弓4~8次。

第三段　调理脾胃臂单举：

① 左手自身前成竖掌向上高举，继而翻掌上撑，指尖向右，同时右掌心向下按，指尖朝前。

② 左手俯掌在身前下落，同时引气血下行，全身随之放松，恢复自然站立。

③、④动作与①、②动作同，唯左右相反。如此左右手交替上举各4~8次。

第四段　五劳七伤往后瞧：

① 两脚平行开立，与肩同宽。两臂自然下垂或叉腰。头颈带动脊柱缓缓向左拧转，眼看后方，同时配合吸气。

② 头颈带动脊柱徐徐向右转，恢复前平视。同时配合呼气，全身放松。

③、④动作与①、②动作同，唯左右相反。如此左右后瞧各4~8次。

第五段　摇头摆尾去心火：

① 马步站立，两手叉腰，缓缓呼气后拧腰向左，屈身下俯，将余气缓缓呼出。动作不停，头自左下方经体前至右下方，像小勺舀水似的引颈前伸，自右侧慢慢将头抬起，同时配以吸气；拧腰向左，身体恢复马步桩，缓缓深长呼气。同时全身放松，呼气末尾，两手同时做节律性掐腰动作数次。

② 动作与①动作同，唯左右相反。如此①、②动作交替进行各做4~

8次。

第六段 双手攀足固肾腰：

① 两脚平行开立，与肩同宽，两掌分按脐旁。

② 两掌沿带脉分向后腰。

③ 上体缓缓前倾，两膝保持挺直，同时两掌沿尾骨、大向下按摩至脚跟。沿脚外侧按摩至脚内侧。

④ 上体展直，同时两手沿两大腿内侧按摩至脐两旁。

如此反复俯仰 4~8 次。

第七段 攒拳怒目增气力：

预备姿势：两脚开立，成马步桩，两手握拳分置腰间，拳心朝上，两眼睁大。

① 左拳向前方缓缓击出，成立拳或俯拳皆可。击拳时宜微微拧腰向右，左肩随之前顺展拳变掌臂外旋握拳抓回，呈仰拳置于腰间。

② 与①动作同，唯左右相反。如此左右交替各击出 4~8 次。

第八段 背后七颠百病消：

预备姿势：两脚平行开立，与肩同宽，或两脚相并。

两臂自身侧上举过头，脚跟提起，同时配合吸气。两臂自身前下落，脚跟亦随之下落，并配合呼气，全身放松。如此起落 4~8 次。

（3）音乐疗法

最佳曲目：《紫竹调》。心气贵在平和，这首曲子中，属于火的徵音和属于水的羽音配合得独特，补水可以使心火不至于过旺，补火又可使肾水不至于过凉，利于心肾的功能运转。

最佳欣赏时间：21：00~23：00。中医最讲究睡子午觉，所以在子时之前就要让心气平和下来，过早过晚听都不太合适。

（4）代茶饮

① 莲子心茶

原料：莲子心 5 g、丹参 2 g、荷叶 5 g。

方法：将上述三味茶材分别用清水洗净，然后放入茶杯中，加适量沸水冲泡。浸泡 5 分钟后，代茶饮用。

功效：清热燥湿，清心活血。

② 栀子清心茶

原料：栀子 3 g、洛神花 5 g。

方法：将上述两味茶材一同放入茶杯中，加适量沸水冲泡。盖上杯盖，浸泡10分钟，代茶饮用。

功效：清心泻火。

（5）药膳

① 冬瓜鸡

原料：鸡1只，冬瓜300 g，冬菇5个，干笋100 g。

方法：冬瓜去皮、核，洗净，切方块，并在每块冬瓜面上切一"井"字，便于入味。冬菇浸软，用糖、生粉、油腌料拌匀。鸡洗净沥水切，用盐、酒、油腌料腌10分钟。起油锅爆香鸡及姜，下冬瓜、干笋炒匀，加水一杯半烧滚，放入冬菇，慢火炖至鸡熟，将用水、淀粉、麻油、胡椒粉、糖、盐做好的芡汁，放入锅内，下葱兜匀上盘。

② 荠菜二豆鲫鱼汤

原料：荠菜100 g，黑豆30 g，赤小豆30 g，白鲫鱼1条（约400 g），生姜3片。

方法：白鲫鱼去鳞、内脏，洗净，在油锅中略煎至七分熟，将鲫鱼放入砂锅，加入洗净的荠菜、黑豆、赤小豆、生姜以及适量清水，大火煮沸，小火熬煮1.5小时，调入适量精盐。

（6）足疗方

丹连方

原料：黄连10 g，丹参15 g，川椒10 g。

功效：清热祛湿活血。

操作方法：将以上药材放入锅中，加水煎煮20分钟，取药液倒入药桶内，泡脚用具最好选取能让双脚舒服地平放的，水位以浸泡到小腿为宜，药液最低要没过脚踝，水温以40 ℃为宜，以全身微微出汗为佳。

注意事项：泡脚时间不宜过长，以15~20分钟为宜。在泡脚过程中，由于人体血液循环加快，时间太长的话，容易增加心脏负担。老年人应格外注意，如果有胸闷、头晕的感觉，应暂时停止泡脚，马上躺在床上休息。饭后半小时不宜泡脚，最好是饭后1小时后再泡脚。常用中药泡脚者，最好用木盆或足浴桶，不宜用铜盆等金属盆。皮肤有外伤者忌用此方法，患有严重疾病者请在医生指导下应用。

（7）中医外治法

① 耳穴压豆

取穴：心、脾、神门、内分泌。

方法：耳廓常规消毒后，将胶布剪成0.8 cm×0.8 cm大小，放1粒王不留行籽粘上，随即贴压在所选耳穴上，由轻到重按压数十次。患者每日自己按压耳贴3～5次，每次每穴按压1～2分钟。

疗程：每隔1～2天换贴压另一侧耳穴。10次为一疗程。休息10～15天，再做下一疗程治疗。

② 穴位按摩

• 少府穴

少府穴是手少阴心经的穴位之一，是心经的荥穴，荥主身热，可以滋阴降火。少府穴位于手掌面，第4、5掌骨之间，握拳时，小指尖处所对的即是该穴。按揉该穴5～10分钟，对于心火旺盛所引起的口舌生疮、失眠、面红目赤等症状具有很好的缓解作用。

③ 经络拍打

手少阴心经

经络走向：本经自心中起→出于腋下（极泉穴）→沿上肢前边下行肘节（少海穴）→沿前臂尺侧到手掌后豌豆骨突起处（神门穴）→沿小指桡侧出其末端（少冲穴）。脉气由此与手太阳小肠经相连。

拍打方法：拍打顺序是，先拍打手肘窝，然后沿着经络的走向"补拍"或者逆着经络的走向"泄拍"，头部以轻拍、搓揉为主。

2. 中医辨证治疗

病机：平素恣食肥甘厚味，脾胃虚弱，脾不运化，化生湿热。

症状：面部多油腻，烦热感明显，焦虑紧张，胸闷心悸，口苦恶心，心下痞闷，肛门灼热，里急后重，腹痛腹泻，舌质坚老，舌红或暗红，心舌苔黄腻而较厚（黄连舌），脉多滑数或数促。

治疗原则：清热祛湿，活血化瘀。

方药：小陷胸汤合丹参饮加减。

3. 医案

余某，男，77岁，于2021年3月就诊。主诉：胸前区疼痛2天。现病史：患者2天前出现胸前区疼痛，伴左上肢麻木、疼痛，每次持续10分钟，休息后不能缓解，前来诊治。既往史：糖尿病病史12年，冠心病病史5年，注射"地特胰岛素注射液25 U qn（注：qn为每晚服药1次）"，口服"阿卡波糖片50 mg tid""二甲双胍片0.5 g tid""阿司匹林肠溶片0.1 g qd""复方丹参滴丸8粒tid"控制治疗，平素血糖控制不佳。现症见：胸前区疼痛，憋闷，倦怠懒言，乏力，偶有恶心，纳眠尚可，二便调，舌红紫苔黄腻，脉滑涩。中医诊断：胸痹心痛。证型：痰瘀互结。治疗原则：清热祛湿，活血化瘀。西医诊断：糖尿病合并急性心血管病变。除西医常规治疗外，方选小陷胸汤合丹参饮为主方加减治疗。处方：生半夏15 g，黄连15 g，瓜蒌15 g，丹参15 g，桃仁9 g，红花9 g，檀香6 g，砂仁9 g，全蝎9 g，水蛭6 g。日1剂，水煎温服。1月后复诊，自述胸闷好转，血糖控制平稳，上方继服以善后。

（二）黄芪体质

1. 养生保健

（1）饮食注意事项

黄芪体质的人三餐饮食宜规律，分保持低糖分的摄入，保证优质蛋白与脂肪的足够摄入。宜食平性或温性食物，四季饮食都应加热后食用。应该少吃螃蟹、白萝卜、西瓜、梨、苦瓜、丝瓜、绿豆、海带、冷饮、凉茶、山楂、桂皮、八角茴香等生冷、耗气以及油炸、烧烤等油腻的食物。

（2）运动疗法

五禽戏是东汉医学家华佗继承古代导引养生术，依据中医学阴阳五行、脏象理论和经络、气血运行规律，观察禽兽活动姿态，用虎、鹿、猿、熊、鸟等动物形象、动作创编的一套养生健身功法。华佗五禽戏，五种动作各有特点、各有侧重，但又是一个整体，如能经常坚持综合练习，能起到调养精神、调养气血、补益脏腑、通经活络等作用，对高血压、冠心病、神经衰弱等慢性疾病，均有较好的治疗和康复作用。

黄芪体质的人适合练习猿戏。习练猿戏时，需要双手悬空攀物，伸缩躯体7次，或以下肢钩住物体使身体倒悬。然后手钩物体做引体向上动作7次。猿戏灵巧，仿效猿的动作，外可练肢体灵活，内可抑情志动荡，即可练心。心神主血脉，血脉疏通可提神，因此久练猿戏，能够灵活脑筋、增强记忆、开阔心胸，也可防治健忘，防治心脑系统疾病。

（3）音乐疗法

黄芪体质的人宜多收听宫音、商音、徵音音乐，因为宫音入脾，商音入肺，徵音入心。肺主气，脾胃为后天之本，气血需要心脉的推动。可多收听古琴曲中的《流水》《阳春》《长清》《鹤鸣九皋》《文王操》《玉楼春晓》等。

（4）代茶饮

① 三参茶

原料：人参1 g，党参5 g，丹参5 g。

方法：将三味药直接放入砂锅中，加水煎煮10分钟即可。

功效：益气活血。

② 景参茶

原料：红景天10 g、人参2 g、甘草5 g。

方法：三味药直接放入砂锅中，加水煎煮10分钟即可，或放入保温杯泡茶饮用，冲饮至味淡。

功效：益气活血。

（5）药膳

• 党参鸡汤

原料：党参10 g，黄芪10 g，乌鸡1只，红枣15枚，黄酒、生姜、食盐适量。

方法：乌鸡洗净之后切块，红枣、党参、黄芪分别洗净沥干备用。把鸡块放进砂锅内，然后加适量清水，把以上所有材料也放进锅中，可适量多加点清水，煮熟加食盐调味即可。

（6）足疗方

芪红方

组成：黄芪20 g，艾叶、红花各5 g，干姜3 g。

功效：益气活血温阳。

操作方法：将以上药材放入锅中，加水煎煮20分钟，取药液倒入药桶内，泡脚用具最好选取能让双脚舒服地平放的，水位以浸泡到小腿为宜，药液最低要没过脚踝，水温以40 ℃为宜，以全身微微出汗为佳。

注意事项：泡脚时间不宜过长，以15～20分钟为宜。在泡脚过程中，由于人体血液循环加快，时间太长的话，容易增加心脏负担。老年人应格外注意，如果有胸闷、头晕的感觉，应暂时停止泡脚，马上躺在床上休息。饭后半小时不宜泡脚，最好是饭后1小时后再泡脚。常用中药泡脚者，最好用木盆或足浴桶，不宜用铜盆等金属盆。皮肤有外伤者忌用此方法，患有严重疾病者请在医生指导下应用。

（7）中医外治法

① 耳穴压豆

取穴：肺、脾、肾、内分泌。

方法：耳廓常规消毒后，将胶布剪成 0.8 cm×0.8 cm 大小，放 1 粒王不留行籽粘上，随即贴压在所选耳穴上，由轻到重按压数十次。患者每日自己按压耳贴 3~5 次，每次每穴按压 1~2 分钟。

疗程：每隔 1~2 天换贴压另一侧耳穴。10 次为一疗程。休息 10~15 天，再做下一疗程治疗。

② 穴位按摩

- 关元穴

关元穴是人体任脉的穴位，有培元固本、补益下焦之功，凡元气亏者均可使用。其位于脐下三寸处，可用掌根着力于该穴位，做轻柔缓和的环旋活动，按揉 2~3 分钟，每天操作 1 次或 2 次。

③ 经络拍打

- 足太阴脾经

脾主运化，为后天之本，对于维持消化功能及将食物化为气血起着重要的作用。若脾经出现问题，会出现腹胀、便溏、胃脘痛、嗳气、身重无力等。若脾经气血通畅，经气旺盛，可以使人脏气通顺，运化如常。

具体方法：采取坐位，将一只脚的脚踝压在另一条大腿上，手握空拳，以掌根拍打，自足大趾内侧端起始，然后沿小腿内侧正中线上行，再至大腿内侧前缘，然后至腹部，拍打时要用力适中，双侧都要敲，每侧敲打 10 分钟。

2. 中医辨证治疗

病机：黄芪体质之人先天禀赋不足或平素多食肥甘厚味，导致脾气虚弱，脾虚则生化无源，水谷精微不能化生，则出现乏力、消渴等症状。

症状：易疲乏，易出汗，易头晕，胸闷气短，运动后尤为明显；能大量进食而不耐饥饿；大便不成形，或先干后溏；易于浮肿，特别是下肢浮肿；畏风，易于鼻塞、气喘；手足易麻木，骨关节疼痛；溃疡难以愈合。

治疗原则：益气活血。

方药：当归补血汤合丹参饮加减。

3. 医案

孙某，男，66 岁，于 2021 年 1 月就诊。主诉：胸闷 1 月。现病史：患者 1 月前出现胸闷，舌下含服速效救心丸并休息可缓解，前来诊治。既往史：糖尿病病史 8 年，冠心病病史 1 年，应用"二甲双胍片 0.5 g tid""甘精胰岛素注射液 25 U qn"控制血糖，并口服"阿司匹林肠溶片 0.1 g qd"

"阿托伐他汀钙片 20 mg qn"治疗冠心病,平素血糖控制不佳。现症见:胸闷,偶有针刺样疼痛,乏力,纳眠可,二便调,舌黯苔白,脉涩。中医诊断:胸痹心痛。证型:气虚血瘀。治疗原则:益气活血化瘀。西医诊断:糖尿病合并心血管病变。除西医常规治疗外,方选当归补血汤合丹参饮为主方加减治疗。处方:当归15 g,黄芪30 g,丹参15 g,地龙9 g,檀香6 g,砂仁9 g,水蛭6 g,炒白术15 g,甘草6 g。日1剂,水煎温服。1月后复诊,自述胸闷好转,血糖控制平稳,上方继服以善后。

(三)桂枝体质

1. 养生保健

(1)饮食注意事项

桂枝体质的人宜少食生冷性凉、油腻厚味等容易耗气的食物,如冷饮、烧烤、油炸之物等。

(2)运动疗法

五禽戏是东汉医学家华佗继承古代导引养生术,依据中医学阴阳五行、脏象理论和经络、气血运行规律,观察禽兽活动姿态,用虎、鹿、猿、熊、鸟等动物形象、动作创编的一套养生健身功法。华佗五禽戏,五种动作各有特点、各有侧重,但又是一个整体,如能经常坚持综合练习,就能起到调养精神、调养气血、补益脏腑、通经活络等作用,对慢性疾病,均有较好的治疗和康复作用。桂枝体质之人可习练鹿戏和猿戏。

习练鹿戏时,需双足着地,回头顾盼两次,然后左脚右伸、右脚左伸2次或3次。较之虎戏的威猛,鹿戏则显得安详,需要以意领气,气蓄于丹田,能使气盈溢而散布到人体内各处,配合呼吸,气行血走,血液循环周流。正如华佗所述,血脉通,病不得生。

习练猿戏时,需双手攀物悬空,伸缩躯体7次,或以下肢钩住物体使身体倒悬,然后手钩物体做引体向上7次。猿戏灵巧,仿效猿的动作,外可练肢体灵活,内可抑情志动荡,即可练心。心神主血脉,血脉疏通可提神,因此久练猿戏,能够灵活脑筋、增强记忆、开阔心胸,也可防治健忘及心脑血管疾病等。

(3)音乐疗法

嘱咐患者平卧位休息10分钟,随后聆听《中国传统五行音乐(正调式)》20分钟,音量控制在50~60分贝,期间尽量使患者处于安静状态,嘱其微闭双眼，使身体处于放松状态，音乐结束后休息5分钟，2次/天。

（4）代茶饮

① 紫苏白芷茶

原料：紫苏5 g、白芷3 g。

方法：将紫苏、白芷放入砂锅中煮5分钟即可饮用，或放入杯中热水冲泡10分钟即可饮用。

功效：解表散寒。

② 桂枝生姜茶

原料：生姜5 g、桂枝3 g、丹参3 g。

方法：将生姜、桂枝、丹参放入砂锅中煮10分钟，即可饮用。

功效：解表散寒活血。

（5）药膳

大枣粥

原料：大枣10～15个，粳米100 g

方法：大枣、粳米洗净放入锅内，加水适量，先用武火煮沸，再用文火煮至米烂枣熟成粥。

（6）足疗方

桂枝益心方

组成：桂枝15 g，当归、赤芍各15 g，红花10 g。

功效：活血通络。

操作方法：将以上药材放入锅中，加水煎煮20分钟，取药液倒入药桶内，泡脚用具最好选取能让双脚舒服地平放的，水位以浸泡到小腿为宜，药液最低要没过脚踝，水温以40 ℃为宜，以全身微微出汗为佳。

注意事项：泡脚时间不宜过长，以15～20分钟为宜。在泡脚过程中，由于人体血液循环加快，时间太长的话，容易增加心脏负担。老年人应格外注意，如果有胸闷、头晕的感觉，应暂时停止泡脚，马上躺在床上休息。饭后半小时不宜泡脚，最好是饭后1小时后再泡脚。常用中药泡脚者，最好用木盆或足浴桶，不宜用铜盆等金属盆。皮肤有外伤者忌用此方法，患有严重疾病者请在医生指导下应用。

（7）中医外治法

① 耳穴压豆

取穴：心、肺、神门、内分泌。

方法：耳廓常规消毒后，将胶布剪成0.8 cm×0.8 cm大小，放1粒王不留行籽粘上，随即贴压在所选耳穴上，由轻到重按压数十次。患者每日自己按压耳贴 3~5 次，每次每穴按压 1~2 分钟。

疗程：每隔 1~2 天换贴压另一侧耳穴。10 次为一疗程。休息 10~15 天，再做下一疗程治疗。

② 穴位按摩

• 大椎穴

取穴时正坐低头，该穴位于人体的颈部下端，第七颈椎棘突下凹陷处。使用左掌或右掌的大鱼际根部，来回施以顺时针揉法 60 次，每天 2 次。

③ 经络拍打

• 手少阴心经

手少阴心经从心脏处发源，经过腋窝，沿手臂内侧至小指末端循经。经络拍打顺序是，先拍打手肘窝，然后沿着经络的走向"补拍"或者逆着经络的走向"泄拍"。每天一次，每次不超过 5 分钟为宜，力度以拍打时感到舒适为宜。

2. 中医辨证治疗

病机：感受外邪，寒气客表。

症状：易出冷汗，汗后疲乏无力；易心腹部悸动感；易头昏晕厥；易腹痛；易失眠多梦，易胸闷气促；易身体疼痛，对寒冷敏感。

治疗原则：解表散寒。

方药：桂枝加桂汤加减。

3. 医案

钱某，女，68 岁，于 2021 年 5 月就诊。主诉：发现血糖升高 10 年，心慌 2 月。现病史：患者 10 年前查体发现血糖升高，测空腹血糖为 12.5 mmol/L，诊断为"2 型糖尿病"，现口服"二甲双胍片 0.5 g tid""维格列汀片 50 mg qd"控制血糖，2 月前出现心慌，休息可缓解，前来诊治。现症见：时有心慌，胸前区紧缩感，怕冷，手脚凉，偶口干口渴，纳可，眠浅易醒，二便调，舌淡苔白，脉涩。中医诊断：胸痹心痛。证型：心阳不振。治疗原则：温阳散寒。西医诊断：糖尿病合并心血管病变。方选桂枝加桂汤为主方加减治疗。处方：桂枝 15 g，白芍 12 g，大枣 6 枚，生姜 6 片，甘草 6 g，炒白术 15 g，薤白 12 g，酸枣仁 15 g，附子 3 g（先煎），水蛭 6 g。日 1 剂，水煎温服。1 月后复诊，自述心慌好转，血糖控制平稳，上方继服以善后。

（四）半夏体质

1. 养生保健

（1）饮食注意事项

半夏体质人群饮食宜选用健脾助运、祛湿化痰的食物，如冬瓜、白萝卜、薏苡仁、赤小豆、荷叶、山楂、生姜、荠菜、紫菜、海带、鲫鱼、鲤鱼、鲈鱼、文蛤等。饮茶可选老乌龙茶和老黑茶。少食肥、甜、油、黏腻的食物。

（2）运动疗法

半夏体质的人一般形体肥胖，容易疲倦，所以要根据自己的具体情况循序渐进地长期坚持运动锻炼，如进行散步、慢跑、乒乓球、羽毛球、网球、武术等运动，以及适合自己的各种舞蹈。半夏体质的人要加强机体物质代谢的过程，要适当地促进能量的消耗，应尽量选择低强度、长时间、不间断、有规律的运动项目，有氧运动很适合半夏体质的人，所有中小强度较长时间的全身运动都属于有氧运动，如划船、游泳、跑步、蹬自行车等。半夏体质的人一般体重较重，运动负荷强度较高时，要注意运动的节奏，循序渐进地进行锻炼，保障人身安全。

（3）音乐疗法

宫音能够促进消化，滋补气血，安定情绪。宫音音乐代表曲目有《梅花三弄》《阳春》《高山》《流水》等。半夏体质的人闲暇之余应多听宫音的音乐，促进全身气机的稳定，不仅能令心情愉悦，气血和平，也可调养身心，有养生保健之功效。

（4）代茶饮

① 当归茯苓茶

原料：当归、茯苓各 5 g。

方法：将当归、茯苓放入砂锅中煮 10 分钟，即可饮用，或放入保温杯热水冲泡即可。

功效：活血祛湿。

② 参苓白术茶

原料：人参、茯苓、炒白术各 10 g，白扁豆 15 g。

方法：将人参、茯苓、炒白术、白扁豆放入砂锅中煮 10 分钟，即可饮用。

功效：健脾祛湿。

（5）药膳

芡实薏米粥

方法：芡实、薏苡仁、大米适量倒入锅内，加水，大火烧开后，转小火再煮40分钟。

功效：健脾化湿。

（6）足疗方

半夏红桃方

组成：半夏、桃仁、红花各10 g，艾叶15 g。

功效：活血祛湿。

操作方法：将以上药材放入锅中，加水煎煮20分钟，取药液倒入药桶内，泡脚用具最好选取能让双脚舒服地平放的，水位以浸泡到小腿为宜，药液最低要没过脚踝，水温以40 ℃为宜，以全身微微出汗为佳。

注意事项：泡脚时间不宜过长，以15~20分钟为宜。在泡脚过程中，由于人体血液循环加快，时间太长的话，容易增加心脏负担。老年人应格外注意，如果有胸闷、头晕的感觉，应暂时停止泡脚，马上躺在床上休息。饭后半小时不宜泡脚，最好是饭后1小时后再泡脚。常用中药泡脚者，最好用木盆或足浴桶，不宜用铜盆等金属盆。皮肤有外伤者忌用此方法，患有严重疾病者请在医生指导下应用。

（7）中医外治法

① 耳穴压豆

取穴：脾、心、内分泌、交感。

方法：耳廓常规消毒后，将胶布剪成0.8 cm×0.8 cm大小，放1粒王不留行籽粘上，随即贴压在所选耳穴上，由轻到重按压数十次。患者每日自己按压耳贴3~5次，每次每穴按压1~2分钟。

疗程：每隔1~2天换贴压另一侧耳穴。10次为一疗程。休息10~15天，再做下一疗程治疗。

② 穴位按摩

• 三阴交穴

三阴交是足太阴脾经养生的一个重要穴位。交即交会。三阴交意指足部肝、脾、肾三条阴经经脉的气血在此处交会。按揉三阴交穴可以帮助机体运化痰湿，排散积留的热邪。脾有运化水液的功能，脾的功能正常，才能够将水液吸收、转输和布散。当脾的功能长时间不足，就可能产生痰、湿等病理产物。"湿"这种病理产物长时间不能化掉,积聚在体内日久可以化热,就变成"湿热"。三阴交归属于脾经,有助于调节脾脏运化水湿的功能,从而帮助消解体内滞留的水湿和痰饮。同时,三阴交还沟通了肾、肝两条阴经,具有阴经沉降、散热的能力,可以冷降、排除体内的热邪。取正坐姿势取穴,该穴位于足内踝尖上除拇指以外四横指的宽度(约3寸),当胫骨后方凹陷处。操作时将左脚架于右腿上,用右手的拇指或中指指端用力按压左侧三阴交穴,一压一放为1次,按压50次。然后改为先顺时针方向、后逆时针方向各按揉此穴5分钟,也可以使用按摩棒或光滑的木棒按揉,注意力量柔和,以感觉酸胀为度,不可力量过大,以免伤及皮肤。然后换右脚操作,方法同上。

③ 经络拍打

• 手少阴心经

手少阴心经从心脏处发源,经过腋窝,沿手臂内侧至小指末端循经。经络拍打顺序是:先拍打手肘窝,然后沿着经络的走向"补拍"或者逆着经络的走向"泻拍"。每天一次,每次不超过5分钟为宜,力度以拍打时感到舒适为宜。

2. 中医辨证治疗

病机:患者先天不足或恣食肥甘厚味,脾气虚弱,脾不能运化水谷,痰湿内生。

症状:主诉较多而怪异,多为自觉症状。易精神紧张,好疑多虑,易惊恐,易眩晕、心悸,易恶心呕吐、咽喉异物感,易咳喘多痰,易失眠多梦,易肢体麻木疼痛等。

治疗原则:健脾化湿。

方药:半夏白术天麻汤合血府逐瘀汤加减。

3. 医案

何某,女,62岁,于2020年9月就诊。主诉:发现血糖升高7年,伴头晕、胸闷2月。现病史:患者7年前查体发现血糖升高,测空腹血糖为10.9 mmol/L 诊断为"2型糖尿病",现口服"二甲双胍片0.5 g tid""恩格列净片100 mg qd"控制血糖,2个月前出现头晕、胸闷,前来诊治。现症见:头晕,头部包裹感,胸闷,口干口渴,纳差,眠可,二便调,舌红苔白腻,脉滑涩。中医诊断:胸痹心痛。证型:痰湿阻络。治疗原则:化痰祛湿,活血通络。西医诊断:糖尿病合并心血管病变。方选半夏白术天麻汤合血府逐瘀汤为主方加减治疗。处方：半夏9 g，天麻30 g，甘草6 g，炒白术15 g，茯苓12 g，橘红9 g，桃仁9 g，红花9 g，柴胡12 g，赤芍12 g，枳壳12 g，桔梗12 g，牛膝30 g，熟地黄30 g，川芎15 g，当归15 g。7剂，日1剂，水煎温服。1月后复诊，自述头晕、胸闷好转，血糖控制平稳，上方继服以善后。

七、糖尿病脑血管病变

（一）黄芪体质

1. 养生保健

（1）饮食注意事项

黄芪体质的人三餐饮食宜规律，须保持低糖分的摄入，保证优质蛋白与脂肪的足够摄入量。宜食平性或温性食物，四季饮食都应加热后食用。应该少吃螃蟹、白萝卜、西瓜、梨、苦瓜、丝瓜、绿豆、海带、冷饮、凉茶、山楂、桂皮、八角茴香等生冷、耗气的食物以及油炸、烧烤等油腻的食物。

（2）运动疗法

五禽戏是东汉医学家华佗继承古代导引养生术，依据中医学阴阳五行、脏象理论和经络、气血运行规律，观察禽兽活动姿态，用虎、鹿、猿、熊、鸟等动物形象、动作创编的一套养生健身功法。华佗五禽戏，五种动作各有特点、各有侧重，但又是一个整体，如能经常坚持综合练习，就能起到调养精神、调养气血、补益脏腑、通经活络等作用，对高血压、冠心病、神经衰弱等慢性疾病，均有较好的治疗和康复作用。

黄芪体质的人适合习练猿戏。习练猿戏时，需双手攀物悬空，伸缩躯体7次，或以下肢钩住物体使身体倒悬，然后手钩物体做引体向上7次。猿戏灵巧，仿效猿的动作，外可练肢体灵活，内可抑情志动荡，即可练心。心神主血脉，血脉疏通可提神，因此久练猿戏，能够灵活脑筋、增强记忆、开阔心胸，也可防治健忘、心脑血管疾病等。

（3）音乐疗法

黄芪体质的人宜多收听宫音、商音、徵音的音乐，因为宫音入脾、商音入肺、徵音入心。肺主气，脾胃为后天之本，气血需要心脉的推动。可多收听古琴曲中的《流水》《阳春》《长清》《鹤鸣九皋》《文王操》《四大景》等。

(4) 代茶饮

芪精茶

原料：黄芪 5 g、黄精 5 g、茯苓 5 g。

方法：将上述 3 味药直接放入砂锅中，加水煎煮 5～10 分钟即可。

功效：益气填精。

(5) 药膳

芪归羊肉

原料：当归、黄芪、生地各 10 g，羊肉 1 000 g，干姜、酱油、白糖、料酒适量。

方法：羊肉洗净之后切块，放进锅中，加酱油、干姜、白糖、料酒腌制 10 分钟左右，然后把腌好的羊肉拿出来与黄芪、当归、生地一同放入锅中，加适量的清水，用文火煮熟，即可食用。

(6) 足疗方

① 芪交方

组成：黄芪 15 g、夜交藤 15 g、五味子 10 g。

功效：益气安神。

② 芪蒲方

组成：黄芪 30 g，石菖蒲、川芎各 15 g。

功效：益气醒脑。

操作方法：将以上药材放入锅中，加水煎煮 20 分钟，取药液倒入药桶内，泡脚用具最好选取能让双脚舒服地平放的，水位以浸泡到小腿为宜，药液最低要没过脚踝，水温以 40 ℃为宜，以全身微微出汗为佳。

注意事项：泡脚时间不宜过长，以 15～20 分钟为宜。在泡脚过程中，由于人体血液循环加快，时间太长的话，容易增加心脏负担。老年人应格外注意，如果有胸闷、头晕的感觉，应暂时停止泡脚，马上躺在床上休息。饭后半小时不宜泡脚，最好是饭后 1 小时后再泡脚。常用中药泡脚者，最好用木盆或足浴桶，不宜用铜盆等金属盆。皮肤有外伤者忌用此方法，患有严重疾病者请在医生指导下应用。

(7) 中医外治法

① 耳穴压豆

取穴：交感、脾、皮质下、内分泌。

方法：耳廓常规消毒后，将胶布剪成0.8 cm×0.8 cm大小，放1粒王不留行籽粘上，随即贴压在所选耳穴上，由轻到重按压数十次。患者每日自己按压耳贴3~5次，每次每穴按压1~2分钟。

疗程：每隔1~2天换贴压另一侧耳穴。10次为一疗程。休息10~15天，再做下一疗程治疗。

② 穴位按摩

• 百会穴

百会穴有开窍醒脑、回阳固脱的作用。百会穴为各经脉气血会集之处，能通达阴阳脉络，连续周身经穴，可调理气机，可升、可降、可静、可动，可以使人体的气血阴阳总体趋于平衡。该穴位于后发际正中上7寸，当两耳尖直上，头顶正中。操作时，用拇指着力于穴位，做轻柔缓和的环旋活动，每个穴位按揉2~3分钟，每天操作1次或2次。

③ 经络拍打

• 足太阴脾经

脾主运化，为后天之本，在维持消化系统功能及将食物化为气血方面起着重要的作用。若脾经出现问题，会出现腹胀、便溏、胃脘痛、嗳气、身重无力等。若脾经气血通畅，经气旺盛，可以使人脏气通顺，运化如常。

具体方法：采取坐位，将一只脚的脚踝压在另一条大腿上，手握空拳，以掌根拍打，自足大趾内侧端起始，然后沿小腿内侧正中线上行，再至大腿内侧前缘，然后至腹部，拍打时要用力适中，双侧都要敲，每侧敲打10分钟。

2. 中医辨证治疗

病机：先天禀赋不足或平素多食肥甘厚味，导致脾气虚弱，脾虚则生化无源，水谷精微不能化生。

症状：易疲乏，易出汗，易头晕；胸闷气短，运动后尤为明显；能大量进食而不耐饥饿；大便不成形，或先干后溏；易于浮肿，特别是下肢浮肿；畏风，易于鼻塞、气喘；手足易麻木，骨关节疼痛；溃疡难以愈合。

治疗原则：益气活血通络。

方药：补阳还五汤加全蝎、蜈蚣加减。

3. 医案

孙某，男，60岁，于2020年9月就诊。主诉：左侧肢体麻木6月余，加重1月。现病史：患者6月前因血糖控制不佳突发头晕于当地医院就诊，入院后出现左侧肢体麻木,行颅脑 CT 诊断为"糖尿病合并急性脑梗死",经积极治疗,病情稳定后出院。近 1 月患者左侧肢体麻木感加重,前来诊治。既往史:糖尿病病史 10 年,高血压病史 8 年,口服"盐酸二甲双胍片 0.5 g tid""硝苯地平片 30 mg qd"控制治疗,平素血糖、血压控制不佳。现症见:左半身麻木,倦怠懒言,面黄,纳眠尚可,小便泡沫多,大便溏,舌淡紫苔白胖嫩,脉沉涩。中医诊断:中风。证型:气虚血瘀,瘀血阻络证。治疗原则:补气活血通络。西医诊断:糖尿病合并脑血管病变。方选补阳还五汤加全蝎、蜈蚣为主方加减治疗。处方:生黄芪 40 g,当归 15 g,赤芍 15 g,川芎 15 g,桃仁 9 g,红花 9 g,地龙 9 g,鸡血藤 30 g,牛膝 30 g,全蝎 9 g,水蛭 6 g。日 1 剂,水煎温服。7 日后复诊,自述肢体麻木感好转,倦怠乏力改善。空腹血糖 6.7 mmol/L,餐后 2 小时血糖 10.0 mmol/L,血压 130/80 mmHg。上方继服 14 剂以善后。

(二) 半夏体质

1. 养生保健

(1) 饮食注意事项

半夏体质的人饮食宜选用健脾助运、祛湿化痰的食物,如冬瓜、白萝卜、薏苡仁、赤小豆、荷叶、山楂、生姜、荠菜、紫菜、海带、鲫鱼、鲤鱼、鲈鱼、文蛤等。饮茶可选老乌龙茶和老黑茶。少食肥、甜、油、黏腻的食物。

(2) 运动疗法

养生操,简单易操作,长久坚持,可收到明目聪耳、固齿健脑、健脾和胃的效果,可改善眼花、耳背、牙齿松动、失眠、便秘的症状,预防慢性病,提高生活质量,具体做法如下。

第一节:对两手掌呵气两口,搓热,摩擦两鼻旁、双眼十五通。将两耳揉捏扯拽,卷向前后 15 遍。

第二节:两手抱脑后,用中食二指弹击脑后 24 下。

第三节:耸肩舒臂,作开弓势,左右交替各 8 遍。

第四节:上下牙相互叩击 35 下,嘴尽量张大,力量适中。待津液满口时,分 3 次缓缓咽下。

第五节:按摩腹部,顺时针、逆时针各 50 下。

结束后,饮用热水一杯。

(3) 音乐疗法

宫音能够促进消化，滋补气血，安定情绪。宫音音乐代表曲目有《梅花三弄》《阳春》《高山》《流水》等。半夏体质的人闲暇之余应多听宫音的音乐，促进全身气机的稳定，不仅能令心情愉悦、气血和平，也可调养身心，有养生保健之功效。

(4) 代茶饮

① 薏米大麦茶

原料：炒薏苡仁、炒大麦各 10 g。

方法：将炒薏苡仁、炒大麦放入保温杯热水冲泡即可。

功效：健脾祛湿。

② 陈皮茯苓红花茶

原料：陈皮、茯苓各 10 g，红花 2 g。

方法：将陈皮、茯苓、红花放入保温杯开水冲泡即可。

功效：健脾活血。

(5) 药膳

当归鹌鹑汤

原料：鹌鹑 4 只，薏苡仁、百合各 50 g，姜 3 片，当归 20 g。

方法：鹌鹑、薏苡仁、百合、姜、当归一同放入砂锅中，加清水适量煲 1.5 小时即可。

(6) 足疗方

半夏菖蒲方

组成：半夏、郁金、石菖蒲各 10 g，生姜 15 g。

功效：祛湿醒脑。

操作方法：将以上药材放入锅中，加水煎煮 20 分钟，取药液倒入药桶内，泡脚用具最好选取能让双脚舒服地平放的，水位以浸泡到小腿为宜，药液最低要没过脚踝，水温以 40 ℃ 为宜，以全身微微出汗为佳。

注意事项：泡脚时间不宜过长，以 15~20 分钟为宜。在泡脚过程中，由于人体血液循环加快，时间太长的话，容易增加心脏负担。老年人应格外注意，如果有胸闷、头晕的感觉，应暂时停止泡脚，马上躺在床上休息。饭后半小时不宜泡脚，最好是饭后 1 小时后再泡脚。常用中药泡脚者，最好用木盆或足浴桶，不宜用铜盆等金属盆。皮肤有外伤者忌用此方法，患有严重疾病者请在医生指导下应用。

(7) 中医外治法

① 耳穴压豆

取穴：脾、神门、内分泌、枕、三焦。

方法：耳廓常规消毒后，将胶布剪成0.8 cm×0.8 cm大小，放1粒王不留行籽粘上，随即贴压在所选耳穴上，由轻到重按压数十次。患者每日自己按压耳贴3~5次，每次每穴按压1~2分钟。

疗程：每隔1~2天换贴压另一侧耳穴。10次为一疗程。休息10~15天，再做下一疗程治疗。

② 穴位按摩

- 足三里穴

足三里穴，是足阳明胃经的重要穴位之一，可生发胃气、燥化脾湿，是重要的保健穴位。该穴在小腿外侧，犊鼻下3寸，犊鼻与解溪连线上。操作时用拇指着力于穴位，做轻柔缓和的环旋活动，按揉2~3分钟，每天操作1次或2次。

③ 经络拍打

- 足太阳膀胱经

膀胱经，全名足太阳膀胱经，全经共有60多个穴位，是人体覆盖面积最大的一条经络。本经起于目内眦睛明穴，向上至额部，左右交会并与督脉相会于头顶部百会穴。直行主干从头顶部分别向后行至枕骨处，进入颅腔，络脑，回出至后项部左右分开向下。一支沿肩胛内侧，脊柱两旁旁开1.5寸走行，到达腰部，进入脊柱两旁的肌肉，深入体腔，络肾，属膀胱。另一支经肩胛内侧，从附分穴挟脊旁开3寸下行至髀枢，大部分位于脑后、背后、下肢后侧。拍打时，从头顶沿后背中线两侧2指至4指区域进行拍打，下沿至大腿、小腿后侧正中，每次拍打5遍，每天2次。

2. 中医辨证治疗

病机：患者先天不足或恣食肥甘厚味，脾气虚弱，脾不能运化水谷，痰湿内生。

症状：主诉较多而怪异，多为自觉症状。易精神紧张，好疑多虑，易惊恐，易眩晕、心悸，易恶心呕吐、咽喉异物感，易咳喘多痰，易失眠多梦，易肢体麻木疼痛等。

治疗原则：健脾化湿，醒脑开窍。

方药：半夏白术天麻汤加石菖蒲、郁金加减。

3. 医案

陆某，男，74岁，于2021年3月就诊。主诉：右侧肢体麻木伴头晕4月余。现病史：患者4月前因血糖控制不佳突然晕倒于当地医院，入院后出现头痛、头晕，右侧肢体麻木，颅脑MRI诊断为"糖尿病合并急性脑梗死"，经治疗，病情稳定后出院。出院后仍右侧肢体麻木伴头晕，前来诊治。既往史：糖尿病病史8年，冠心病、高血压病史5年，口服"盐酸二甲双胍片0.5 g tid"，注射"甘精胰岛素注射液30 U qn""缬沙坦氨氯地平片1片qd"控制治疗，平素血糖、血压控制不佳。现症见：右半身麻木，伴头晕，偶头痛，右半身乏力，口渴，纳可，眠差，小便调，大便黏，舌淡苔白腻，脉滑涩。中医诊断：中风。证型：痰湿阻络证。治疗原则：健脾化湿，醒脑开窍。西医诊断：糖尿病合并脑血管病变。方选半夏白术天麻汤加石菖蒲、郁金为主方加减治疗。处方：清半夏9 g，炒白术30 g，天麻30 g，菖蒲15 g，郁金15 g，生黄芪40 g，当归15 g，全蝎9 g，水蛭6 g。日1剂，水煎温服。7日后复诊，自述右侧肢体麻木感减轻。血糖、血压控制可。上方继服14剂以善后。

（三）干姜体质

1. 养生保健

（1）饮食注意事项

干姜体质的人饮食以健脾温阳的食物为佳，进补时宜选健脾利湿温阳进补法，且以含脂类、糖分较低且含高膳食纤维、蛋白质的食物为主，同时应避免吃凉食、凉物，如凉水、冰激凌、凉饭等，这类食物会损伤自身阳气。

（2）运动疗法

蹲起是较好的有氧运动，可活跃经络中的气血，加强足六经与督脉的活力，可固肾精、强腰力，积蓄生命阳气，作为亚健康人群常规性养生方法，被称为超级健康法。对于糖尿病、免疫力低下、便秘等有良好的防治作用。

（3）音乐疗法

最佳曲目：《梅花三弄》。这首曲子舒缓合宜，五音搭配合理，不经意间运用了五行互生的原理，反复地、逐一地将产生的能量源源不断输送到人体中。一曲听罢，神清气爽，倍感轻松。

(4) 代茶饮

① 香砂茶

原料：丁香 5 g、砂仁 5 个。

方法：将丁香、砂仁放入保温杯热水冲泡即可。

功效：温中散寒和胃。

② 干姜苓术茶

原料：干姜 5 g、茯苓 5 g、白术 5 g。

方法：将干姜、茯苓、白术放入保温杯热水冲泡即可。

功效：温中散寒祛湿。

(5) 药膳

天麻炖母鸡

原料：天麻 200 g，砂仁、干姜、小茴香各 5 g，母鸡 1 只。

方法：将母鸡洗净后切成小块，放入锅内加水烧开后，加入天麻及砂仁、干姜、小茴香，先用武火煮 30 分钟，再改用文火煲 2 小时，加入盐即可食用。

(6) 足疗方

桂萸方

原料：肉桂、吴茱萸各 15 g，红花、川椒 10 g。

操作方法：将以上药材放入锅中，加水煎煮 20 分钟，取药液倒入药桶内，泡脚用具最好选取能让双脚舒服地平放的，水位以浸泡到小腿为宜，药液最低要没过脚踝，水温以 40 ℃为宜，以全身微微出汗为佳。

注意事项：泡脚时间不宜过长，以 15~20 分钟为宜。在泡脚过程中，由于人体血液循环加快，时间太长的话，容易增加心脏负担。老年人应格外注意，如果有胸闷、头晕的感觉，应暂时停止泡脚，马上躺在床上休息。饭后半小时不宜泡脚，最好是饭后 1 小时后再泡脚。常用中药泡脚者，最好用木盆或足浴桶，不宜用铜盆等金属盆。皮肤有外伤者忌用此方法，患有严重疾病者请在医生指导下应用。

(7) 中医外治法

① 耳穴压豆

取穴：肾、交感、神门、内分泌。

方法：耳廓常规消毒后，将胶布剪成 0.8 cm×0.8 cm 大小，放 1 粒王不留行籽粘上，随即贴压在所选耳穴上，由轻到重按压数十次。患者每日自己按压耳贴 3~5 次，每次每穴按压 1~2 分钟。

疗程：每隔 1～2 天换贴压另一侧耳穴。10 次为一疗程。休息 10～15 天，再做下一疗程治疗。

② 穴位按摩

- 神阙穴

神阙是人体任脉上的阳穴，此穴为任脉上部经脉气血的重要来源，在中焦部位，可起到沟通上下之功效。冬季按揉神阙穴能使人体真气充盈、精神饱满、体力充沛、腰肌强壮、面色红润。神阙穴也就是肚脐，是身体上唯一一个能看见的穴位。每晚睡觉前，将自己的双手焐热，全身放松，双手左下右上叠放于肚脐，力度适中地顺时针揉转，每次 360 下。

③ 经络拍打

- 足太阳膀胱经

膀胱经，全名足太阳膀胱经，全经共有 60 多个穴位，是人体覆盖面积最大的一条经络。本经起于目内眦睛明穴，向上至额部，左右交会并与督脉相会于头顶部百会穴。直行主干从头顶部分别向后行至枕骨处，进入颅腔，络脑，回出至后项部左右分开向下。一支沿肩胛内侧，脊柱两旁旁开 1.5 寸，到达腰部，进入脊柱两旁的肌肉，深入体腔，络肾，属膀胱。另一支经肩胛内侧，从附分穴挟脊旁开 3 寸下行至髀枢，大部分位于脑后、背后、下肢后侧。拍打时，从头顶沿后背中线两侧 2 指至 4 指区域进行拍打，下沿至大腿、小腿后侧正中，每次拍打 5 遍，每天两次。

2. 中医辨证治疗

病机：素体体虚，中焦虚寒。

症状：恶寒喜热，面色青黄，肢冷身寒，声低气微，舌淡白、苔白腻，呕吐物、泻下物清稀无臭，痰液如水样。

治疗原则：温中散寒。

方药：干姜苓术汤加减。

3. 医案

贾某，女，64 岁，于 2021 年 6 月就诊。主诉：左臂麻木伴头晕 2 月余。现病史：患者 2 月前无明显诱因出现左臂麻木伴头晕，行颅脑 MRI 诊断为"糖尿病合并脑梗死"，前来诊治。既往史："2 型糖尿病"病史 14 年，口服"盐酸二甲双胍片 0.5 g bid"，注射"门冬胰岛素 30 注射液 16 U bid"控制治疗，平素血糖控制不佳。现症见：左臂麻木，伴头晕，乏力，怕冷，纳眠可，二便调，受凉易腹泻，舌淡苔薄白，脉紧。中医诊断：中风。证型：中焦虚寒证。治疗原则：温中散寒。西医诊断：糖尿病合并脑血管病变。方选干姜苓术汤为主方加减治疗。处方：干姜15 g，炒白术30 g，茯苓15 g，甘草6 g，鸡血藤15 g，桂枝9 g，当归15 g，全蝎9 g，水蛭6 g。日1剂，水煎温服。7日后复诊，自述左臂麻木好转。上方继服14剂以善后。

八、糖尿病周围神经病变

（一）桂枝体质

1. 养生保健

（1）饮食注意事项

桂枝体质的人宜少食生冷性凉、油腻厚味等容易耗气的食物，如冷饮、烧烤、油炸之物等。

（2）运动疗法

- 养生操

第一节：对两手掌呵气两口，搓热，摩擦两鼻旁、双眼十五通。将两耳揉捏扯拽，卷向前后15遍。

第二节：两手抱脑后，用中食二指弹击脑后24下。

第三节：耸肩舒臂，作开弓势，左右交替各8遍。

第四节：上下牙相互叩击35下，嘴尽量张大，力量适中。待津液满口时，分3次缓缓咽下。

第五节：按摩腹部，顺时针、逆时针各50下。

结束后，饮用热水一杯。

（3）音乐疗法

嘱咐患者平卧位休息10分钟，随后使用便携式MP3、耳机等工具聆听《中国传统五行音乐（正调式）》20分钟，音量控制在50~60分贝，期间尽量使患者处于安静状态，嘱其微闭双眼，使身体处于放松状态，音乐结束后休息5分钟，2次/天。

（4）代茶饮

① 祛风活络茶

原料：防风5 g、鸡血藤5 g、桂枝3 g。

方法：防风、鸡血藤、桂枝放入砂锅中煮5分钟即可饮用，或放入杯中热水冲泡10分钟后饮用。

功效：解表祛风活络。

② 香薷茶

原料：香薷5 g、紫苏叶3 g、红花2 g。

方法：将香薷、紫苏叶、红花放入砂锅中煮10分钟，即可饮用。

功效：解表散寒活血。

（5）药膳

紫苏牛肉

原料：酱牛肉500 g，花生、紫苏、葱、香菜、嫩芹菜适量。

方法：将紫苏洗净，香菜切段，葱切成丝，嫩芹菜切段备用；煎锅内加适量油，放入花生，小火翻炒出香味备用；酱牛肉切片，将所有备用的材料放入盆内搅拌均匀即可。

（6）足疗方

桂芥方

组成：桂枝15 g，荆芥10 g，红藤、威灵仙各15 g。

功效：祛风解表，散寒通络。

操作方法：将以上药材放入锅中，加水煎煮20分钟，取药液倒入药桶内，泡脚用具最好选取能让双脚舒服地平放的，水位以浸泡到小腿为宜，药液最低要没过脚踝，水温以40 ℃为宜，以全身微微出汗为佳。

注意事项：泡脚时间不宜过长，以15~20分钟为宜。在泡脚过程中，由于人体血液循环加快，时间太长的话，容易增加心脏负担。老年人应格外注意，如果有胸闷、头晕的感觉，应暂时停止泡脚，马上躺在床上休息。饭后半小时不宜泡脚，最好是饭后1小时后再泡脚。常用中药泡脚者，最好用木盆或足浴桶，不宜用铜盆等金属盆。皮肤有外伤者忌用此方法，患有严重疾病者请在医生指导下应用。

（7）中医外治法

①耳穴压豆

取穴：肺、脾、交感、内分泌。

方法：耳廓常规消毒后，将胶布剪成0.8 cm×0.8 cm大小，放1粒王不留行籽粘上，随即贴压在所选耳穴上，由轻到重按压数十次。患者每日自己按压耳贴3~5次，每次每穴按压1~2分钟。

疗程：每隔1~2天换贴压另一侧耳穴。10次为一疗程。休息10~15

天，再做下一疗程治疗。

② 穴位按摩

- 膏肓穴

选取俯卧位，膏肓穴位于背部，平第四胸椎棘突下，肩胛骨背柱缘内侧。使用左掌或右掌的大鱼际根部，来回施以顺时针揉法60次，每天2次。

③ 经络拍打

- 足太阳膀胱经

膀胱经，全名足太阳膀胱经，经上共有60多个穴位，是人体覆盖面积最大的一条经络。本经起于目内眦睛明穴，向上至额部，左右交会并与督脉相会于头顶部百会穴。直行主干从头顶部分别向后行至枕骨处，进入颅腔，络脑，回出至后项部左右分开向下。一支沿肩胛内侧，脊柱两旁旁开1.5寸，到达腰部，进入脊柱两旁的肌肉，深入体腔，络肾，属膀胱。另一支经肩胛内侧，从附分穴挟脊旁开3寸下行至髀枢，大部分位于脑后、背后、下肢后侧。拍打时，从头顶沿后背中线两侧2指至4指区域进行拍打，下沿至大腿、小腿后侧正中，每次拍打5遍，每天2次。

2. 中医辨证治疗

病机：感受外邪，寒气客表。

症状：易出冷汗，汗后疲乏无力；易心腹部悸动感；易头昏晕厥；易腹痛；易失眠多梦；易胸闷气促；易身体疼痛，对寒冷敏感。

治疗原则：解表散寒，活血通络。

方药：桂枝汤加鸡血藤、威灵仙、红藤、全蝎。

3. 医案

石某，男，57岁，2021年3月就诊，主诉：发现血糖升高6年，伴左下肢麻木1月余。患者平素口服"盐酸二甲双胍片 0.5 g tid""格列齐特缓释片 60 mg qd"控制血糖，平素空腹血糖 9.2 mmol/L，餐后未测。现症见：左下肢麻木，偶头晕、乏力，怕冷，多汗，纳眠可，二便调，舌淡苔薄白，脉紧。中医诊断：血痹。证型：寒邪客表，瘀血阻络。治疗原则：解表散寒，活血通络。西医诊断：2型糖尿病合并周围神经病变。以桂枝汤加鸡血藤、威灵仙、红藤、全蝎治疗。处方：桂枝 15 g，白芍 15 g，生姜 6 片，大枣 6 枚，甘草 6 g，红藤 30 g，炒白术 30 g，全蝎 6 g，川芎 15 g，鸡血藤 15 g，威灵仙 15 g，7剂，水煎服，日1剂。患者服中药一周后复诊，自述左下肢麻木减轻，怕冷改善。药已有成效，加防风 12 g、黄芪 30 g，14剂，水煎服，日1剂。嘱患者随诊。

（二）黄芪体质

1. 养生保健

（1）饮食注意事项

黄芪体质的人三餐饮食宜规律，须保持低糖分的摄入，保证优质蛋白与脂肪的足够摄入。宜食平性或温性食物，四季饮食都应加热后食用。应该少吃螃蟹、白萝卜、西瓜、梨、苦瓜、丝瓜、海带、绿茶、冷饮、凉茶、山楂、桂皮、八角茴香等生冷、耗气的食物以及油炸、烧烤等油腻的食物。

（2）运动疗法

五禽戏是东汉医学家华佗继承古代导引养生术，依据中医学阴阳五行、脏象理论与经络、气血运行规律，观察禽兽活动姿态，用虎、鹿、猿、熊、鸟等动物形象、动作创编的一套养生健身功法。华佗五禽戏，五种动作各有特点、各有侧重，但又是一个整体，如能经常坚持综合练习，就能起到调养精神、调养气血、补益脏腑、通经活络等作用，对高血压、冠心病、神经衰弱等慢性疾病，均有较好的治疗和康复作用。

黄芪体质的人宜习练熊戏。习练熊戏时，需仰卧，两手抱膝抬头，躯体向左、右倾侧着地各7次，然后蹲起，双手左右按地。熊戏沉稳，模仿熊的形象，取其体笨力大敦厚之性。习练时，意随形动，形随意动，达到形意一体。熊戏主理脾胃，练熊戏能起到锻炼四肢筋腱、使肌肉发达、增长力气、灵活关节、强身壮体的作用。

（3）音乐疗法

黄芪体质的人宜多收听宫音、商音、徵音的音乐，因为宫音入脾、商音入肺、徵音入心。肺主气，脾胃为后天之本，气血需要心脉的推动。可多收听古琴曲中的《流水》《阳春》《长清》《鹤鸣九皋》《文王操》《四大景》等。

（4）代茶饮

① 丹参四物茶

原料：丹参、黄芪、熟地、当归、川芎各5 g。

方法：将5味药直接放入砂锅中，加水煎煮20分钟即可。

功效：益气活血通络。

② 芪桂饮

原料：黄芪、桂枝、白芍各 5 g。

方法：将 3 味药直接放入砂锅中，加水煎煮 10 分钟即可。

功效：益气通络。

（5）药膳

芎枝骨头汤

原料：猪排骨 1 条，川芎 50 g，大枣 15 枚，枸杞子、桂圆各 10 g，桂枝 5 g。

方法：猪排骨用冷水浸泡 30 分钟，清洗后用加了米酒、生姜片的水焯过。生姜切成片，葱切条，其他料要用冷水清理干净。煲汤须一次性加满水，放进猪排骨大火烧开，去掉浮沫后加入川芎、大枣、枸杞子、桂枝、桂圆、米酒，煮沸后文火煲 1.5~2 小时至猪排骨软烂。

（6）足疗方

① 四物方

组成：黄芪 20 g，川芎、当归、熟地黄各 15 g。

功效：益气补血通络。

② 桑芪方

组成：黄芪 30 g，桑枝、鸡血藤各 15 g。

功效：益气活血通络。

操作方法：将以上药材放入锅中，加水煎煮 20 分钟，取药液倒入药桶内，泡脚用具最好选取能让双脚舒服地平放的，水位以浸泡到小腿为宜，药液最低要没过脚踝，水温以 40 ℃ 为宜，以全身微微出汗为佳。

注意事项：泡脚时间不宜过长，以 15~20 分钟为宜。在泡脚过程中，由于人体血液循环加快，时间太长的话，容易增加心脏负担。老年人应格外注意，如果有胸闷、头晕的感觉，应暂时停止泡脚，马上躺在床上休息。饭后半小时不宜泡脚，最好是饭后 1 小时后再泡脚。常用中药泡脚者，最好用木盆或足浴桶，不宜用铜盆等金属盆。皮肤有外伤者忌用此方法，患有严重疾病者请在医生指导下应用。

（7）中医外治法

① 耳穴压豆

取穴：交感、脾、肾、内分泌。

方法：耳廓常规消毒后，将胶布剪成 0.8 cm × 0.8 cm 大小，放 1 粒王不留行籽粘上，随即贴压在所选耳穴上，由轻到重按压数十次。患者每日自己按压耳贴3~5次，每次每穴按压1~2分钟。

疗程：每隔1~2天换贴压另一侧耳穴。10次为一疗程。休息10~15天，再做下一疗程治疗。

② 穴位按摩

- 足三里穴

足三里穴，是足阳明胃经的主要穴位之一，可生发胃气、燥化脾湿，是重要的保健穴位。该穴在小腿外侧，犊鼻下3寸，犊鼻与解溪连线上。操作时用拇指着力于穴位，做轻柔缓和的环旋活动，按揉2~3分钟，每天操作1次或2次。

③ 经络拍打

- 足太阴脾经

脾主运化，为后天之本，在维持消化系统功能及将食物化为气血方面起着重要的作用。若脾经出现问题，会出现腹胀、便溏、胃脘痛、嗳气、身重无力等。若脾经气血通畅，经气旺盛，可以使人脏气通顺，运化如常。

具体方法：采取坐位，将一只脚的脚踝压在另一条大腿上，手握空拳，以掌根拍打，自足大趾内侧端起始，然后沿小腿内侧正中线上行，再至大腿内侧前缘，然后至腹部，拍打时要用力适中，双侧都要敲，每侧敲打10分钟。

2. 中医辨证治疗

病机：黄芪体质之人先天禀赋不足或平素多食肥甘厚味，导致脾气虚弱，脾虚则生化无源，水谷精微不能化生，易出现乏力、消渴等症状。

症状：易疲乏，易出汗，易头晕；胸闷气短，运动后尤为明显；能大量进食而不耐饥饿；大便不成形，或先干后溏；易于浮肿，特别是下肢浮肿；畏风，易于鼻塞、气喘；手足易麻木，骨关节疼痛；溃疡难以愈合。

治疗原则：益气活血通络。

方药：黄芪桂枝五物汤加鸡血藤、全蝎、蜈蚣加减。

3. 医案

胡某，男，52岁，2020年7月就诊。主诉：双下肢麻木3月余。既往史：糖尿病病史12年，平素口服"盐酸二甲双胍片0.5 g tid、格列美脲片1 mg bid"控制血糖，平素空腹血糖9.2 mmol/L，餐后未测。现症见：双目视物模糊，偶头晕，气短，乏力，动则汗出，双下肢麻木发凉，纳眠可，二便调，舌黯苔少，脉滑细涩。患者体胖，面色萎黄，肌肉松软，腹壁软弱无力，按之无抵抗感。中医诊断：血痹。证型：气血两虚，瘀血阻络。治疗原则：益气温经，活血通脉。西医诊断：2型糖尿病合并周围神经病变。以黄芪桂枝五物汤加鸡血藤、全蝎、蜈蚣加减治疗。处方：黄芪30 g，桂枝15 g，赤芍15 g，生姜6片，当归15 g，川芎15 g，炒白术30 g，茯苓20 g，鸡血藤30 g，丹参30 g，全蝎9 g，蜈蚣1条，7剂，水煎服，日1剂。患者服中药一周后复诊，自述双下肢麻木发凉减轻，出汗减少，乏力稍有改善。药已有成效，但益气之力稍逊，遂加大黄芪用量，改黄芪用量为45 g，余不变，14剂，水煎服，日1剂，以观后效。患者服药两周后复诊，双下肢麻木发凉、乏力等症状改善显著。空腹血糖7.0 mmol/L，餐后2小时血糖10.0 mmol/L。嘱患者随诊。

（三）半夏体质

1. 养生保健

（1）饮食注意事项

半夏体质之人饮食宜选用健脾助运、祛湿化痰的食物，如冬瓜、白萝卜、薏苡仁、赤小豆、荷叶、山楂、生姜、荠菜、紫菜、海带、鲫鱼、鲤鱼、鲈鱼、文蛤等。饮茶可选老乌龙茶和老黑茶。少食肥、甜、油、黏腻的食物。

（2）运动疗法

- 八段锦

八段锦为传统医学中导引按跷之瑰宝，共有八节。锦者，誉其似锦之柔和优美。"锦"字，由"金""帛"组成，以表示其精美华贵。除此之外，"锦"字还可理解为单个导引术式的汇集，如丝锦那样连绵不断，是一套完整的健身方法。八段锦的具体做法如下。

第一段 双手托天理三焦：

① 两脚平行开立，与肩同宽。两臂徐徐分别自左右身侧向上高举过头，十指交叉，翻转掌心极力向上托，使两臂充分伸展，不可紧张，恰似伸懒腰状。同时缓缓抬头上观，要有擎天柱地的神态，此时缓缓吸气。

② 翻转掌心朝下，在身前正落至胸高时，随落随翻转掌心再朝上，微低头，眼随手运。同进配以缓缓呼气。

如此两掌上托下落，练习4~8次。

第二段　左右开弓似射雕：
① 两脚平行开立，略宽于肩，成马步站式。上体正直，两臂平屈于胸前，左臂在上，右臂在下。
② 手握拳，食指与拇指呈八字形撑开，左手缓缓向左平推，左臂展直，同时右臂屈肘向右拉回，右拳停于右肋前，拳心朝上，如拉弓状。眼看左手。
③、④动作与①、②动作同，唯左右相反。如此左右各开弓4～8次。

第三段　调理脾胃臂单举：
① 左手自身前成竖掌向上高举，继而翻掌上撑，指尖向右，同时右掌心向下按，指尖朝前。
② 左手俯掌在身前下落，同时引气血下行，全身随之放松，恢复自然站立。
③、④动作与①、②动作同，唯左右相反。如此左右手交替上举各4～8次。

第四段　五劳七伤往后瞧：
① 两脚平行开立，与肩同宽。两臂自然下垂或叉腰。头颈带动脊柱缓缓向左拧转，眼看后方，同时配合吸气。
② 头颈带动脊柱徐徐向右转，恢复前平视。同时配合呼气，全身放松。
③、④动作与①、②动作同，唯左右相反。如此左右后瞧各4～8次。

第五段　摇头摆尾去心火：
① 马步站立，两手叉腰，缓缓呼气后拧腰向左，屈身下俯，将余气缓缓呼出。动作不停，头自左下方经体前至右下方，像小勺舀水似的引颈前伸，自右侧慢慢将头抬起，同时配以吸气；拧腰向左，身体恢复马步桩，缓缓深长呼气。同时全身放松，呼气末尾，两手同时做节律性掐腰动作数次。
② 动作与①动作同，唯左右相反。如此①、②动作交替进行各做4～8次。

第六段　双手攀足固肾腰：
① 两脚平行开立，与肩同宽，两掌分按脐旁。
② 两掌沿带脉分向后腰。
③ 上体缓缓前倾，两膝保持挺直，同时两掌沿尾骨、大向下按摩至脚跟。沿脚外侧按摩至脚内侧。
④ 上体展直，同时两手沿两大腿内侧按摩至脐两旁。
如此反复俯仰4～8次。

在**糖尿病**慢病管理中的应用

第七段　攒拳怒目增气力：

预备姿势：两脚开立，成马步桩，两手握拳分置腰间，拳心朝上，两眼睁大。

① 左拳向前方缓缓击出，成立拳或俯拳皆可。击拳时宜微微拧腰向右，左肩随之前顺展拳变掌臂外旋握拳抓回，呈仰拳置于腰间。

② 与①动作同，唯左右相反。如此左右交替各击出 4～8 次。

第八段　背后七颠百病消：

预备姿势：两脚平行开立，与肩同宽，或两脚相并。

两臂自身侧上举过头，脚跟提起，同时配合吸气。两臂自身前下落，脚跟亦随之下落，并配合呼气，全身放松。如此起落 4～8 次。

（3）音乐疗法

宫音能够促进消化，滋补气血，安定情绪。宫音音乐代表曲目有《梅花三弄》《阳春》《高山》《流水》等。半夏体质之人闲暇之余应多听宫类的音乐，以促进全身气机的稳定，不仅能令心情愉悦、气血和平，也可调养身心，有养生保健之功效。

（4）代茶饮

① 苓术茶

原料：炒白术、茯苓各 10 g。

方法：将炒白术、茯苓放入砂锅中煮 5 分钟，即可饮用，或放入保温杯热水冲泡即可。

功效：健脾渗湿。

② 川苓茶

原料：川芎、茯苓各 10 g。

方法：将川芎、茯苓放入砂锅中煮 5 分钟，即可饮用，或放入保温杯热水冲泡即可。

功效：通络渗湿。

（5）药膳

鸭肾黄瓜汤

原料：老黄瓜 800 g（去核囊）、陈皮 25 g、粳米 25 g、鸭肾 2 个、清水适量。

方法：老黄瓜去核囊，切大块；陈皮略浸泡，刮囊洗净；鸭肾洗净，飞水，切片；粳米淘洗干净。砂锅加清水，放入老黄瓜、陈皮、粳米、鸭肾，先猛火煲开，然后转小火煲 2 小时即可调味饮用。

(6) 足疗方

祛湿方

组成：苍术 15 g，厚朴、桑枝、徐长卿各 10 g。

功效：祛湿通络。

操作方法：将以上药材放入锅中，加水煎煮 20 分钟，取药液倒入药桶内，泡脚用具最好选取能让双脚舒服地平放的，水位以浸泡到小腿为宜，药液最低要没过脚踝，水温以 40 ℃为宜，以全身微微出汗为佳。

注意事项：泡脚时间不宜过长，以 15~20 分钟为宜。在泡脚过程中，由于人体血液循环加快，时间太长的话，容易增加心脏负担。老年人应格外注意，如果有胸闷、头晕的感觉，应暂时停止泡脚，马上躺在床上休息。饭后半小时不宜泡脚，最好是饭后 1 小时后再泡脚。常用中药泡脚者，最好用木盆或足浴桶，不宜用铜盆等金属盆。皮肤有外伤者忌用此方法，患有严重疾病者请在医生指导下应用。

(7) 中医外治法

① 耳穴压豆

取穴：脾、皮质下、交感、三焦。

方法：耳廓常规消毒后，将胶布剪成 0.8 cm×0.8 cm 大小，放 1 粒王不留行籽粘上，随即贴压在所选耳穴上，由轻到重按压数十次。患者每日自己按压耳贴 3~5 次，每次每穴按压 1~2 分钟。

疗程：每隔 1~2 天换贴压另一侧耳穴。10 次为一疗程。休息 10~15 天，再做下一疗程治疗。

② 穴位按摩

• 丰隆穴

丰隆穴系足阳明胃经的络穴。丰即丰满，隆指突起，足阳明经多气多血，气血于本穴会聚而隆起，肉渐丰厚，故名之。《会元针灸学》云："丰隆者，阳血聚之而隆起，化阴络，交太阴，有丰满之象，故名丰隆。"丰隆具有化湿祛痰的作用，是祛痰要穴。从腿的外侧找到外膝眼和外踝这两个点，连成一条线，然后取这条线的中点，接下来找到胫骨，胫骨前缘外侧 1.5 寸，大约是两指的宽度，和刚才那个中点平齐，这个地方就是丰隆穴，每天按压 1~3 分钟。

③ 经络拍打

• 足太阴脾经

脾主运化，为后天之本，在维持消化系统功能及将食物化为气血方面起着重要的作用。若脾经出现问题，会出现腹胀、便溏、胃脘痛、嗳气、身重无力等。若脾经气血通畅，经气旺盛，可以使人脏气通顺，运化如常。

具体方法：采取坐位，将一只脚的脚踝压在另一条大腿上，手握空拳，以掌根拍打自足大趾内侧端起始，然后沿小腿内侧正中线上行，再至大腿内侧前缘，然后至腹部，拍打时要用力适中，双侧都要敲，每侧敲打10分钟。

2. 中医辨证治疗

病机：患者先天不足或恣食肥甘厚味，脾气虚弱，脾不能运化水谷，痰湿内生。

症状：主诉较多而怪异，多为自觉症状。易精神紧张，好疑多虑，易惊恐，易眩晕、心悸，易恶心呕吐、咽喉异物感，易咳喘多痰，易失眠多梦，易肢体麻木疼痛等。

治疗原则：健脾化湿，活血通络。

方药：二陈汤合桃红四物汤加全蝎、蜈蚣加减。

3. 医案

谷某，男，63岁，2021年1月就诊。主诉：双下肢麻木1年余。既往史：糖尿病病史6年，平素口服"盐酸二甲双胍片 0.5 g tid、阿卡波糖片 50 mg tid、瑞格列奈片 1 mg tid"控制血糖，平素血糖控制不佳，空腹血糖 9～10 mmol/L，餐后未测。现症见：双下肢麻木、发凉，视物模糊，偶有胸闷，偶口干，纳可，眠差，二便调，舌淡苔白腻，脉滑涩。中医诊断：血痹。证型：痰瘀阻络。治疗原则：化痰通络。西医诊断：2型糖尿病周围神经病变。以二陈汤合桃红四物汤加全蝎、蜈蚣加减治疗。处方：半夏 12 g，陈皮 15 g、白芍 15 g、当归 15 g、川芎 15 g、熟地黄 30 g、桂枝 15 g、鸡血藤 30 g、丹参 15 g、桃仁 12 g、红花 12 g、全蝎 9 g、蜈蚣 1 条，7 剂，水煎服，日 1 剂。患者服中药一周后复诊，自述双下肢麻木发凉减轻，药已有成效，加炒白术 30 g、茯苓 15 g，14 剂，水煎服，日 1 剂，以观后效。嘱患者随诊。

九、糖尿病胃肠病变

（一）柴胡体质

1. 养生保健

（1）饮食注意事项

柴胡体质的人宜少食具有收敛酸涩之性等容易加重气滞表现的食物，如石榴、阳桃、柠檬、乌梅、酸枣等。应多食调畅、疏通气机的食物如萝卜、山楂、金橘、黄花菜等。

（2）运动疗法

- 八段锦

八段锦为传统医学中导引按跷之瑰宝，共有八节。锦者，誉其似锦之柔和优美。"锦"字，由"金""帛"组成，以表示其精美华贵。除此之外，"锦"字还可理解为单个导引术式的汇集，如丝锦那样连绵不断，是一套完整的健身方法。八段锦的具体做法如下。

第一段　双手托天理三焦：

① 两脚平行开立，与肩同宽。两臂徐徐分别自左右身侧向上高举过头，十指交叉，翻转掌心极力向上托，使两臂充分伸展，不可紧张，恰似伸懒腰状。同时缓缓抬头上观，要有擎天柱地的神态，此时缓缓吸气。

② 翻转掌心朝下，在身前正落至胸高时，随落随翻转掌心再朝上，微低头，眼随手运。同进配以缓缓呼气。

如此两掌上托下落，练习4～8次。

第二段　左右开弓似射雕：

① 两脚平行开立，略宽于肩，成马步站式。上体正直，两臂平屈于胸前，左臂在上，右臂在下。

② 手握拳，食指与拇指呈八字形撑开，左手缓缓向左平推，左臂展直，同时右臂屈肘向右拉回，右拳停于右肋前，拳心朝上，如拉弓状。眼看左手。

③、④动作与①、②动作同，唯左右相反。如此左右各开弓4～8次。

第三段　调理脾胃臂单举：

① 左手自身前成竖掌向上高举，继而翻掌上撑，指尖向右，同时右掌心向下按，指尖朝前。

② 左手俯掌在身前下落，同时引气血下行，全身随之放松，恢复自然站立。

③、④动作与①、②动作同，唯左右相反。如此左右手交替上举各 4~8 次。

第四段　五劳七伤往后瞧：

① 两脚平行开立，与肩同宽。两臂自然下垂或叉腰。头颈带动脊柱缓缓向左拧转，眼看后方，同时配合吸气。

② 头颈带动脊柱徐徐向右转，恢复前平视。同时配合呼气，全身放松。

③、④动作与①、②动作同，唯左右相反。如此左右后瞧各 4~8 次。

第五段　摇头摆尾去心火：

① 马步站立，两手叉腰，缓缓呼气后拧腰向左，屈身下俯，将余气缓缓呼出。动作不停，头自左下方经体前至右下方，像小勺舀水似的引颈前伸，自右侧慢慢将头抬起，同时配以吸气；拧腰向左，身体恢复马步桩，缓缓深长呼气。同时全身放松，呼气末尾，两手同时做节律性掐腰动作数次。

② 动作与①动作同，唯左右相反。如此①、②动作交替进行各做 4~8 次。

第六段　双手攀足固肾腰：

① 两脚平行开立，与肩同宽，两掌分按脐旁。

② 两掌沿带脉分向后腰。

③ 上体缓缓前倾，两膝保持挺直，同时两掌沿尾骨、大向下按摩至脚跟。沿脚外侧按摩至脚内侧。

④ 上体展直，同时两手沿两大腿内侧按摩至脐两旁。

如此反复俯仰 4~8 次。

第七段　攒拳怒目增气力：

预备姿势：两脚开立，成马步桩，两手握拳分置腰间，拳心朝上，两眼睁大。

① 左拳向前方缓缓击出，成立拳或俯拳皆可。击拳时宜微微拧腰向右，左肩随之前顺展拳变掌臂外旋握拳抓回，呈仰拳置于腰间。

② 与①动作同，唯左右相反。如此左右交替各击出 4~8 次。

第八段　背后七颠百病消：

预备姿势：两脚平行开立，与肩同宽，或两脚相并。

两臂自身侧上举过头，脚跟提起，同时配合吸气。两臂自身前下落，脚跟亦随之下落，并配合呼气，全身放松。如此起落4~8次。

(3) 音乐疗法

肝木五音对应角音，相当于简谱中的"mi"，其曲调旋律特点深远悠扬、连绵不断，带有万物生机盎然的感觉。角音音乐对人体来讲可入肝胆之经，常听可疏利肝胆，促进人体内气机的宣发，兼有助心、健脾、养胃、泻肾火的作用。木鱼、竹笛、古箫等木质乐器音质属角。角音音乐代表曲目有《江南好》《姑苏行》《庄周梦蝶》《春之声圆舞曲》《蓝色多瑙河》及理查德·克莱德曼的现代钢琴曲等。

(4) 代茶饮

① 砂仁柴胡茶

原料：砂仁5 g、柴胡5 g。

方法：将2味药直接放入杯中，加热水冲泡即可饮用。

功效：疏肝理气和胃。

② 香附内金茶

原料：香附3 g、鸡内金5 g。

做法：直接开水冲泡，5分钟后即可饮用。

功效：疏肝理气和胃。

(5) 药膳

猪肚佛手扁豆粥

原料：佛手10 g，白扁豆、薏苡仁、山药各30 g，猪肚汤及食盐适量。

方法：将佛手水煎取汁，去渣，放入白扁豆、薏苡仁、山药及猪肚汤，煮为稀粥，放适量食盐调味服食。

功效：疏肝理气，健脾开胃。

(6) 足疗方

① 柴郁散

组成：郁金、柴胡、红花各15 g。

功效：疏肝活血安神。

② 金芍散

原料：枳壳、厚朴各15 g

功效：疏肝理气健脾。

操作方法：将以上药材放入锅中，加水煎煮20分钟，取药液倒入药桶内，泡脚用具最好选取能让双脚舒服地平放的，水位以浸泡到小腿为宜，药液最低要没过脚踝，水温以40 ℃为宜，以全身微微出汗为佳。

注意事项：泡脚时间不宜过长，以15～20分钟为宜。在泡脚过程中，由于人体血液循环加快，时间太长的话，容易增加心脏负担。老年人应格外注意，如果有胸闷、头晕的感觉，应暂时停止泡脚，马上躺在床上休息。饭后半小时不宜泡脚，最好是饭后1小时后再泡脚。常用中药泡脚者，最好用木盆或足浴桶，不宜用铜盆等金属盆。皮肤有外伤者忌用此方法，患有严重疾病者请在医生指导下应用。

（7）中医外治法

① 耳穴压豆

取穴：脾、肝、胃、大肠。

方法：耳廓常规消毒后，将胶布剪成0.8 cm×0.8 cm大小，放1粒王不留行籽粘上，随即贴压在所选耳穴上，由轻到重按压数十次。患者每日自己按压耳贴3～5次，每次每穴按压1～2分钟。

疗程：每隔1～2天换贴压另一侧耳穴。10次为一疗程。休息10～15天，再做下一疗程治疗。

② 穴位按摩

• 关元穴

关元穴位于前正中线脐下三寸处，有培元固本、补益下焦之功，凡元气亏损者均可使用。按摩时，患者取平卧的姿势，治疗者掌根紧贴患者关元穴，顺时针、逆时针各按揉3～5分钟，力量不宜过大，以局部发热为佳。

③ 经络拍打

• 足太阴脾经

脾主运化，为后天之本，在维持消化系统功能及将食物化为气血方面起着重要的作用。若脾经出现问题，会出现腹胀、便溏、胃脘痛、嗳气、身重无力等。若脾经气血通畅，经气旺盛，可以使人脏气通顺，运化如常。

具体方法：采取坐位，将一只脚的脚踝压在另一条大腿上，手握空拳，以掌根拍打，自足大趾内侧端起始，然后沿小腿内侧正中线上行，再至大腿内侧前缘，然后至腹部，拍打时要用力适中，双侧都要敲，每侧敲打10分钟。

2. 中医辨证治疗

病机：平素情志不畅，肝气不舒，气机郁滞。

症状：胸闷痛，腹痛，腹胀；嗳气，反酸，喉中异物感，纳差，眠差，心悸；性格敏感，对见寒热环境敏感；口干，口苦，便秘，舌红或暗红，苔黄或黄腻，弦脉为主兼见滑脉、细脉；女性月经失调，经前胸闷乳胀、烦躁，痛经等。

治疗原则：解表清里。

方药：大柴胡汤加减。

3. 医案

孙某，男，74 岁，于 2020 年 6 月来我院就诊。主诉：便秘 1 年。既往史：糖尿病病史 15 年。现病史：患者 15 年前查体发现空腹血糖 10.1 mmol/L，诊断为"2 型糖尿病"，口服降糖药控制，1 年前出现便秘，胃肠镜检查未见异常，故来我院寻求进一步诊治。现症见：便秘，每周 1 次，大便费力，开塞露辅助才能排出，口干口苦，胸闷，乏力，心烦，时冷时热，纳少，眠差，小便调，舌黯，苔黄，脉弦。中医诊断：消渴病。证型：少阳不解，内有郁热。治疗原则：解表清里。西医诊断：糖尿病胃肠病变。以大柴胡汤为主方加减治疗。处方：柴胡 15 g，大黄 12 g，枳实 12 g，黄芩 15 g，半夏 9 g，白芍 15 g，生姜 6 片，大枣 6 枚，芒硝 3 g（冲服），甘草 6 g，厚朴 12 g，陈皮 12 g，7 剂，水煎服，日 1 剂。患者服中药一周后复诊，便秘改善，上方加炒白术 30 g，继服 14 剂以巩固疗效。

（二）干姜体质

1. 养生保健

（1）饮食注意事项

干姜体质的人饮食以健脾温阳的食物为佳，进补时宜选健脾利湿温阳进补法，且以含脂类、糖分较低且含高膳食纤维、蛋白质的食物为主，同时应避免吃凉食、凉物，如凉水、冰激凌、凉饭等，这类食物会损伤自身阳气。

（2）运动疗法

• 五禽戏

五禽戏是东汉医学家华佗继承古代导引养生术，依据中医学阴阳五行、脏象理论及经络、气血运行规律，观察禽兽活动姿态，用虎、鹿、猿、熊、鸟等动物形象、动作创编的一套养生健身功法。华佗五禽戏，五种动作各有特点、各有侧重，但又是一个整体，如能经常坚持综合练习，就能起到调养精神、调养气血、补益脏腑、通经活络等作用，对慢性疾病，均有较好的治疗和康复作用。

现代流传下来的传统华佗五禽戏，套路上主要分为虎戏、鹿戏、熊戏、猿戏和鸟戏。

干姜体质的人宜习练熊戏。习练熊戏时，需仰卧，两手抱膝抬头，躯体向左、右倾侧着地各 7 次，然后蹲起，双手左右按地。熊戏沉稳，模仿熊的形象，取其体笨力大敦厚之性。习练时，意随形动，形随意动，达到形意一体。熊戏主理脾胃，练熊戏能起到锻炼四肢筋腱、使肌肉发达、增长力气、灵活关节、强身壮体的作用。

（3）音乐疗法

最佳曲目：《梅花三弄》。这首曲子舒缓合宜，有合理的五音搭配，不经意间运用了五行互生的原理，反复地、逐一地将产生的能量源源不断输送到人体中。一曲听罢，神清气爽，倍感轻松。

（4）代茶饮

① 姜丝砂仁茶

原料：砂仁 5 粒、干姜 5 g。

方法：将干姜、砂仁直接放入杯中，开水冲泡 5 分钟即可饮用。

功效：健脾温中散寒。

② 生姜茶

原料：生姜 2 片、红茶 5 g、茯苓 5 g。

方法：将生姜、红茶、茯苓放入杯中，开水冲泡 10 分钟，即可饮用。

功效：温胃健脾散寒。

（5）药膳

当归红枣炖羊肉

原料：羊肉（切块）500 g、当归 20 g、红枣（去核）10 个、生姜（切片）20 g。

方法：将其一同放入砂锅内加水烧开后转小火炖 2 个小时，调味后即可食用。

（6）足疗方

附子干姜方

组成：附子 10 g，干姜 20 g，红花、艾叶各 10 g。

操作方法：将以上药材放入锅中，加水煎煮 20 分钟，取药液倒入药桶内，泡脚用具最好选取能让双脚舒服地平放的，水位以浸泡到小腿为宜，药液最低要没过脚踝，水温以 40 ℃为宜，以全身微微出汗为佳。

注意事项：泡脚时间不宜过长，以 15～20 分钟为宜。在泡脚过程中，由于人体血液循环加快，时间太长的话，容易增加心脏负担。老年人应格外注意，如果有胸闷、头晕的感觉，应暂时停止泡脚，马上躺在床上休息。饭后半小时不宜泡脚，最好是饭后 1 小时后再泡脚。常用中药泡脚者，最好用木盆或足浴桶，不宜用铜盆等金属盆。皮肤有外伤者忌用此方法，患有严重疾病者请在医生指导下应用。

（7）中医外治法

① 耳穴压豆

取穴：胃、脾、三焦、内分泌。

方法：耳廓常规消毒后，将胶布剪成 0.8 cm×0.8 cm 大小，放 1 粒王不留行籽粘上，随即贴压在所选耳穴上，由轻到重按压数十次。患者每日自己按压耳贴 3～5 次，每次每穴按压 1～2 分钟。

疗程：每隔 1～2 天换贴压另一侧耳穴。10 次为一疗程。休息 10～15 天，再做下一疗程治疗。

② 穴位按摩

• 神阙穴

变化莫测为神，阙指要处，神阙穴穴当脐孔，该处胎生之时连系脐带以供胎儿之营养，故又命蒂。名之神阙，是因胎儿赖此宫阙，输送营养，灌注全身，遂使胎体逐渐发育，因名神阙。神阙具有培元固本、回阳固脱、和胃理肠的作用。该穴在脐中央，操作时可使用左掌或右掌的大鱼际根部，来回施以顺时针、逆时针揉法 100 次，每天 2 次。

③ 经络拍打

• 足太阴脾经

脾主运化，为后天之本，在维持消化系统功能及将食物化为气血方面起着重要的作用。若脾经出现问题，会出现腹胀、便溏、胃脘痛、嗳气、身重无力等。若脾经气血通畅，经气旺盛，可以使人脏气通顺，运化如常。

具体方法：采取坐位，将一只脚的脚踝压在另一条大腿上，手握空拳，以掌根拍打，自足大趾内侧端起始，然后沿小腿内侧正中线上行，再至大腿内侧前缘，然后至腹部，拍打时要用力适中，双侧都要敲，每侧敲打 10 分钟。

2. 中医辨证治疗

病机：干姜体质之人平素体虚，中脏虚寒；或因感受寒邪，内伤脏腑，导致脏腑虚寒。

症状：恶寒喜热，面色青黄，肢冷身寒，声低气微，舌淡白、苔白腻，呕吐物、泻下物清稀无臭，痰液如水样。

治疗原则：温中散寒，补虚和胃。

方药：理中汤合小建中汤加减。

3. 医案

王某，女，77 岁，于 2020 年 12 月来我院就诊。主诉：腹泻 2 年。既往史：糖尿病病史 12 年。现病史：患者 12 年前查体发现空腹血糖 11.4 mmol/L，诊断为"2 型糖尿病"，口服降糖药控制，2 年前起经常出现腹泻，胃肠镜检查未见异常，故来我院寻求进一步诊治。现症见：腹泻，无腹痛，无便血，日 3 次或 4 次，喜温喜按，遍身乏力，怕冷，纳可，眠一般，夜尿多，舌淡，苔薄白，脉细。中医诊断：消渴病。证型：中焦虚寒。治疗原则：温中补虚。西医诊断：糖尿病胃肠病变。以理中汤合小建中汤为主方加减治疗。处方：党参 20 g，炙甘草 12 g，炒白术 15 g，干姜 12 g，炒山药 15 g，五味子 9 g，白芍 12 g，大枣 6 枚，肉桂 6 g，7 剂，水煎服，日 1 剂。患者服中药一周后复诊，腹泻减轻，予原方继服 14 剂以巩固疗效。

（三）半夏体质

1. 养生保健

（1）饮食注意事项

半夏体质的人饮食宜选用健脾助运、祛湿化痰的食物，如冬瓜、白萝卜、薏苡仁、赤小豆、荷叶、山楂、生姜、荠菜、紫菜、海带、鲫鱼、鲤鱼、鲈鱼、文蛤等。饮茶可选老乌龙茶和老黑茶。少食肥、甜、油、黏腻的食物。

（2）运动疗法

五禽戏是东汉医学家华佗继承古代导引养生术，依据中医学阴阳五行、脏象理论及经络、气血运行规律，观察禽兽活动姿态，用虎、鹿、猿、熊、鸟等动物形象、动作创编的一套养生健身功法。华佗五禽戏，五种动作各有特点、各有侧重，但又是一个整体，如能经常坚持综合练习，就能起到调养精神、调养气血、补益脏腑、通经活络等作用，对慢性疾病，均有较好的治疗和康复作用。

半夏体质的人适宜习练熊戏。习练熊戏时，需仰卧，两手抱膝抬头，躯体向左、右倾侧着地各七次，然后蹲起，双手左右按地。熊戏沉稳，模仿熊的形象，取其体笨力大敦厚之性。习练时，意随形动，形随意动，达到形意一体。熊戏主理脾胃，练熊戏能起到锻炼四肢筋腱、使肌肉发达、增长力气、灵活关节、强身壮体的作用。

（3）音乐疗法

宫音能够促进消化，滋补气血，安定情绪。代表曲目有《梅花三弄》《阳春》《高山》《流水》等。半夏体质的人闲暇之余应多听宫音的音乐，以促进全身气机的稳定，不仅能令心情愉悦，气血和平，也可调养身心，有养生保健之功效。

（4）代茶饮

① 陈皮山楂内金茶

原料：陈皮10 g、山楂5 g、鸡内金5 g。

方法：将陈皮、山楂、鸡内金加入保温杯，开水浸泡约10分钟后，即可饮用。

功效：健脾祛湿消食。

② 砂皮茶

原料：陈皮、砂仁各5 g。

方法：将陈皮、砂仁放入保温杯热水冲泡即可。

功效：理气健脾和胃。

（5）药膳

猪肚山药粥

原料：猪肚1个、人参10 g、干姜10 g、葱白7根、山药100 g、糯米100 g。

方法：将猪肚洗净，葱折去须切段，糯米、山药洗净，一起放入猪肚内，用线缝合。砂锅内加水，将猪肚放入锅内，先用武火烧沸，撇去汤面上的浮沫，改用文火煮烂即可。

功效：健脾益气化湿。

（6）足疗方

二香方

组成：丁香、木香各15 g，红花、艾叶各10 g。

功效：健脾祛湿和胃。

操作方法：将以上药材放入锅中，加水煎煮20分钟，取药液倒入药桶内，泡脚用具最好选取能让双脚舒服地平放的，水位以浸泡到小腿为宜，药液最低要没过脚踝，水温以40 ℃为宜，以全身微微出汗为佳。

注意事项：泡脚时间不宜过长，以 15～20 分钟为宜。在泡脚过程中，由于人体血液循环加快，时间太长的话，容易增加心脏负担。老年人应格外注意，如果有胸闷、头晕的感觉，应暂时停止泡脚，马上躺在床上休息。饭后半小时不宜泡脚，最好是饭后 1 小时后再泡脚。常用中药泡脚者，最好用木盆或足浴桶，不宜用铜盆等金属盆。皮肤有外伤者忌用此方法，患有严重疾病者请在医生指导下应用。

（7）中医外治法

① 耳穴压豆

取穴：脾、胃、交感、皮质下。

方法：耳廓常规消毒后，将胶布剪成 0.8 cm×0.8 cm 大小，放 1 粒王不留行籽粘上，随即贴压在所选耳穴上，由轻到重按压数十次。患者每日自己按压耳贴 3～5 次，每次每穴按压 1～2 分钟。

疗程：每隔 1～2 天换贴压另一侧耳穴。10 次为一疗程。休息 10～15 天，再做下一疗程治疗。

② 穴位按摩

• 中脘穴

中，指本穴相对于上脘穴、下脘穴二穴而为中也。脘，空腔也。该穴名意指任脉地部的经水由此向下而行。任脉上部经脉的下行经水，至本穴后，续向下而行，如流入任脉下部的巨大空腔，故名。取穴时，可采用仰卧的姿势，该穴位于人体的上腹部，前正中线上，胸骨下端和肚脐连接线的中点即为此穴。操作时可使用左掌或右掌的大鱼际根部，来回施以顺时针、逆时针揉法 100 次，每天 2 次。

③ 经络拍打

• 足太阴脾经

脾主运化，为后天之本，在维持消化系统功能及将食物化为气血方面起着重要的作用。若脾经出现问题，会出现腹胀、便溏、胃脘痛、嗳气、身重无力等。若脾经气血通畅，经气旺盛，可以使人脏气通顺，运化如常。

具体方法：采取坐位，将一只脚的脚踝压在另一条大腿上，手握空拳，以掌根拍打，自足大趾内侧端起始，然后沿小腿内侧正中线上行，再至大腿内侧前缘，然后至腹部，拍打时要用力适中，双侧都要敲，每侧敲打 10 分钟。

2. 中医辨证治疗

病机：患者先天不足或恣食肥甘厚味，脾气虚弱，脾不能运化水谷，痰湿内生。

症状：主诉较多而怪异，多为自觉症状。易精神紧张，好疑多虑，易惊恐，易眩晕、心悸，易恶心呕吐、咽喉异物感，易咳喘多痰，易失眠多梦，易肢体麻木疼痛等。

治疗原则：和胃降逆，消痞散结。

方药：半夏泻心汤加减。

3. 医案

刘某，女，74岁，于2020年4月来我院就诊。主诉：便秘4年。既往史：糖尿病病史16年，16年前查体发现空腹血糖10.1 mmol/L，诊断为"2型糖尿病"，口服降糖药控制，4年前出现便秘，胃肠镜检查未见异常，故来我院寻求进一步诊治。现症见：便秘，大便3~4天一次，腹胀，无腹痛，口干，视物模糊，纳可，眠一般，舌淡，苔白腻，脉弦滑。中医诊断：消渴病。证型：痰湿中阻。治疗原则：祛湿和胃通便。西医诊断：糖尿病胃肠病变。以半夏泻心汤加减治疗。处方：半夏12 g，黄连12 g，黄芩15 g，干姜12 g，甘草15 g，大枣6枚，木香12 g，厚朴12 g，枳实12 g，陈皮12 g，党参12 g，大黄9 g，7剂，水煎服，日1剂。患者服中药一周后复诊，大便2~3日一行，予原方加麻子仁30 g、炒山药15 g、炒白术12 g，继服14剂以巩固疗效。

十、总　结

药人体质学说不仅突出了疾病或临床证候的"病"，而且更加看重体型体貌、精神状态、心理行为、好发症状、发病趋势等"人"的特征，着重突出"以人为本"的思想，体现"方""证""人"三者相应，强调体质在辨证论治中的重要性，对临床选方用药具有良好的指导性。各种体质辨识方法都有其独特的角度，相比于其他体质学说，药人体质学说更好地将体质与治疗对应了起来，将抽象的体质特征与具象的中药对应了起来，有着鲜明的辨证施治优势。

糖尿病是较难控制的慢性病之一，血糖长期控制不佳会对患者造成持续性的损伤，根据药人体质进行中医保健干预对糖尿病患者具有个体化意义。从药人体质入手体现出中医慢病管理的简便性、有效性、依从性、实用性。

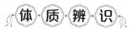
在**糖尿病**慢病管理中的应用

糖尿病患者的并发症发展因人而异,其中便有体质差异这一因素,因而本书也详细讲述了并发症的体质辨识。通过药人体质学说进行辨证调理,可为糖尿病并发症的治疗提供更好的思路。

上述以糖尿病前期、糖尿病期及糖尿病并发症期为纲,列举了每个时期常见的药人体质,并给予了相应的运动、饮食、中医保健等建议,根据此方法进行慢病管理对糖尿病患者效果良好。

第四章　天干五行体质学说在糖尿病慢病管理中的应用

一、概　述

（一）中医天干五行体质学说的重要应用

笔者根据五行的阴阳属性，在人体天生带有的五行体质生理属性基础上，根据体质太过和不及的偏颇，归纳出天干五行十种体质，这十种体质既有生理属性，又有病理倾向性。提出此十种天干五行体质的意义主要在于可以预测人体发病的倾向及疾病的发展趋势，有利于对人群进行健康管理与辨证施治。体质与治未病结合，须明确个体的体质特性，因人而异，形成个体化方案，以达到养生防病的目的。

天干五行体质分类法将天干与五行结合，包含了阴阳、五行、脏腑、经络的内容，可以系统性地把握人的生理病理变化，覆盖面广，特点鲜明，在总结前人经验的基础上改进了以往体质学说的不足，丰富了中医体质学的内容和方法。该体系根据五行生克和阴阳属性给出了诸多未病先防的养生方法，适用于在治未病理念指导下的中医慢病院外管理，具有无可比拟的优越性。

（二）中医天干五行体质分类方法的提出与探讨

笔者通过对《内经》"五行"含义的研究，结合现代文献，参考相关研究，根据体质定义，归纳出天干五行十种体质。天干五行体质分类体系以五行为根本，按天干阴阳属性划分为甲木、乙木、丙火、丁火、戊土、己土、庚金、辛金、壬水、癸水十种体质。其中甲木、丙火、戊土、庚金、壬水体质多倾向于阳证、热证和实证，乙木、丁火、己土、辛金、癸水体质多倾向于阴证、虚证和寒证。每种体质从体貌、心理、生理、经络等特征以及好发症状、对外界环境的适应能力方面进行归纳整理，为建立中医天干五行体质标准奠定了理论基础。现对十种体质的人的特征分述如下。

1. 木形人

《灵枢·阴阳二十五人第六十四》中论述："木形之人，比于上角，似于苍帝。其为人苍色，小头，长面，大肩背，直身，小手足"，"好有才"，但"劳心，少力，多忧劳于事"。也就是说，此类人皮肤苍色，头小，面长瘦露骨，肩背宽，身背挺直，手足细小灵活，性格直爽，善于思考，易多愁善感，易劳心伤神，体力稍差，多忧劳于事。

（1）甲木人

① 体貌特征：面色苍，青亮而有光泽，头小，脸长，上宽下窄，身材细高挺直，肩背宽，手足小。

② 心理特征：善于思考，有担当力。精神亢奋，忿忿不平，急躁易怒。

③ 生命特征：声音直而短，响亮。面热，易口干口苦，多食不胖，喜食酸味，容易盗汗、失眠。

④ 经络特征：胆经所过之处易出现问题，如头、面、目锐眦痛，甲状腺肿，缺盆肿痛，胸胁痛，下肢外侧及外踝前骨节酸痛，第四足趾活动不利等。

⑤ 好发症状：嗳气呕逆，胸胁胀痛，月经量多色红，经期提前或不定期，眩晕，目睛红赤，眵泪较多，容易患中风、血证等。

⑥ 对外界环境的适应能力：耐春夏，不耐秋冬，对风邪的适应和耐受力较差，对精神刺激适应能力较差。

（2）乙木人

① 体貌特征：面色苍，晦暗而缺少光泽，头小，脸长，上宽下窄，身材细高挺直，肩背宽，手足小。

② 心理特征：心胸狭隘，不服人，言语刻薄，不许人驳辩，消极忧虑，多愁善感，优柔寡断，心情抑郁。

③ 生命特征：语音低微，疲乏少力，不耐劳作，多梦易惊醒，手足不温，精神萎靡。

④ 经络特征：肝经所过之处易出现问题，如阴器挛缩、腰部疼痛、活动不利，男子易出现腹股沟疝、女子易出现乳房胀痛等。

⑤ 好发症状：胸胁腹满，月经量少色暗，经期延后，痛经，目睛干涩，视物昏花，肢体麻木，发疏稀落，爪甲不荣，筋脉拘急。

⑥ 对外界环境适应能力：耐春夏，不耐秋冬，对风邪的适应和耐受力较差，较难适应阴雨天气。

2. 火形人

《灵枢·阴阳二十五人第六十四》中论述火形人："比于上徵，似于赤帝。其为人赤色，广䏖，锐面小头，好肩背髀腹，小手足，行安地，疾心，行摇，肩背肉满。"火形人多"有气轻财"，"见事明，好颜"，但"少信，多虑"，"急心，不寿暴死"。也就是说，此类人的皮肤呈赤色，肩背肉满，头小而脸瘦尖，肩背髀腹部较匀称，手足不大，走路时肩背摇动、步履稳重。此类人轻财，明理，爱美，但缺乏信用，多忧善感，干劲足，心急，易冲动，容易患暴病死亡，寿命较短。

（1）丙火人

① 体貌特征：皮肤赤色，面色红亮而有光泽，肩背肉满，头小而脸瘦尖，髀腹粗壮，手足较小，手指根粗指尖，走路肩背摇动。

② 心理特征：性格外向，乐善好施，思维敏捷，有干劲，爱表现，急躁多言，粗心大意，易情绪波动。

③ 生命特征：音调高尖，口渴，多饮，多食，怕热，喜冷饮，多汗，小便短赤，手心热，喜动。

④ 经络特征：小肠经所过之处易出现问题，如耳鸣耳聋，目黄，咽痛，颌下肿，落枕及肩、肘、手臂外侧痛等。

⑤ 好发症状：口舌生疮，口干口苦，舌燥，心悸怔忡，心烦，失眠多梦，易发生疼痛、瘙痒、痈疽疮疡，小便黄，大便常干，易发谵语、狂证、血证等，寿命短，易暴病死亡。

⑥ 对外界环境的适应能力：耐春夏，不耐秋冬，对于火热邪的耐受适应能力较差，难以适应温度较高的环境。

（2）丁火人

① 体貌特征：皮肤赤色，面色暗红少光泽或面色无华，肩背肉满，头小而脸瘦尖，髀腹粗壮，手足较小，手指根粗指尖，走路肩背摇动。

② 心理特征：反应迟钝，爱慕虚荣，缺乏自信，较为敏感，忧思多虑，斤斤计较。

③ 生命特征：少气懒言，精神委顿，多梦眠差，健忘，表情淡漠，口唇、爪甲、舌色紫暗。

④ 经络特征：心经所过之处易出现问题，如肩及前臂疼痛、厥冷等。

⑤ 好发症状：易生寒病，心悸气短，乏力，手足欠温，心胸憋闷，健忘，易发痴呆、胸痹。

⑥ 对外界环境的适应能力：耐春夏，不耐秋冬，较难忍受寒冷环境，对于惊吓等精神刺激适应能力较差。

3. 土形人

《灵枢·阴阳二十五人第六十四》中论述土形人"比于上宫，似于上古黄帝，其为人黄色，圆面，大头，美肩背，大腹，美股胫，小手足，多肉，上下相称，行安地，举足浮"，土形人多"安心，好利人，不喜权势，善附人也"。即土形人皮肤呈黄色，头大而面圆，蒜头鼻，肩背肌肉紧实，腹大，股胫肌肉健美，小手足，身体匀称，符合土色黄而体厚、灌溉四旁的特点，走路轻而稳健。土形人多内心安定，乐于助人，性情温和，敦厚老实，意志坚定，知足常乐，不喜依附权势，善于听取他人意见。

（1）戊土人

① 体貌特征：皮肤色黄，头大而面圆，蒜头鼻，肩背肌肉健壮，腹大，股胫部肌肉丰满，手足较小，肉多，上下匀称，举足轻而步履稳健。形体偏肥胖壮硕，面黄油滑。

② 心理特征：内心平和宁静，性格温和，与人团结和睦，不愿攀附权势，有包容性。

③ 生命特征：力气大，食欲旺盛，嗜食肥甘厚味，口中异味，口干喜饮，大便黏滞不爽或大便干结，唇绛或唇裂，气度厚重，语音宽宏浑厚。

④ 经络特征：足阳明胃经所过之处易出现问题，如面瘫、鼻衄、口唇疱疹，咽喉肿痛，胸痛，乳腺疾病，腹部水肿，下肢外侧及足背疼痛，足第二趾麻木，神志、精神病症，血证，里热证，等等。

⑤ 好发症状：头困身重，胃中嘈杂，口咽干燥渴饮，咳嗽咯痰，腹部胀满疼痛，舌苔厚腻，口舌生疮，大便黏滞不爽或干结。

⑥ 对外界环境的适应能力：耐秋冬，不耐春夏，对于湿邪的耐受和适应能力较差，对夏末秋初湿热气候，湿重或气温偏高环境较难适应。

（2）己土人

① 体貌特征：皮肤色黄，面色黄暗少华，头大而面圆，体态肥胖或瘦弱，手足较小，肉多，上下匀称，举足轻而步履稳健。

② 心理特征：性格固执呆板，沉默寡言，喜忧思，蠢笨蛮横，疑心较重。

③ 生命特征：食少纳呆，倦怠乏力，懒言嗜睡，说话缓慢，大便溏薄，唇白。

④ 经络特征：足太阴脾经所过之处易出现问题，如：舌根、胸及肋间疼痛，足膝关节疼痛，第一足趾活动困难，等等。

⑤ 好发症状：食谷不化，呕吐，嗳气呃逆，腹胀，气短懒言，眩晕，神倦肢困，便溏，肌肉无力，或有内脏下垂，或有贫血、出血，或有水肿、痰饮。

⑥ 对外界环境的适应能力：耐秋冬，不耐春夏，对于湿邪的耐受和适应能力较差，对梅雨季节及湿重环境难以耐受。

4. 金形人

《灵枢·阴阳二十五人第六十四》述金形人"比于上商，似于白帝。其为人方面，白色，小头，小肩背，小腹，小手足，如骨发踵外，骨轻"，多"身清廉，急心，静悍，善为吏"。此类人面色白，脸廓方，体型瘦小，手足、头、肩、背、腹小，符合金色白、体韧而性收的特点。语声响亮，个性严肃冷峻，嗅觉灵敏，组织能力强，讲求秩序。为人清廉，情绪急躁，能静能动，能够担任一定的职务，做事认真。

（1）庚金人

① 体貌特征：面色白亮而有光泽，方脸廓，体型瘦小，头、肩背、腹、手足小，肌肉较为紧实，行动灵敏。

② 心理特征：自我意识强，争强好胜，情绪易失控，具有攻击性。

③ 生命特征：语音响亮、铿锵，嗅觉灵敏，咽干口燥，皮肤干燥，毛发干枯，容易大便秘结。

④ 经络特征：手阳明大肠经所过之处易出现问题，如：拇食指、肩臂前侧疼痛，或咽喉、牙齿肿痛，鼻衄，目黄，等等。

⑤ 好发症状：咳嗽或喘，呼吸不畅，鼻流浊涕，痰多色黄，声音嘶哑，咽喉红肿疼痛，胸闷，大便秘结。

⑥ 对外界环境的适应能力：耐秋冬，不耐春夏，对于燥邪的耐受和适应能力较差，对外界刺激较为敏感。

（2）辛金人

① 体貌特征：面色苍白少泽，方脸廓，体型瘦小，头、肩背、手足小。

② 心理特征：悲忧自扰，烦恼苦闷，满腹牢骚，情绪易失控。

③ 生命特征：短气乏力，声音低怯，动辄汗出。

④ 经络特征：手太阴肺经所过之处易出现问题，如：胸前、缺盆、上肢前臂疼痛，掌中红肿热痛，汗出，皮肤异常，等等。

⑤ 好发症状：易感外邪，咳喘气促，干咳无痰或痰质清稀，鼻流清涕，痰稀色白，音哑。

⑥ 对外界环境的适应能力：耐秋冬，不耐春夏，不耐受风、寒、暑、湿邪。

5. 水行人

《灵枢·阴阳二十五人第六十四》述水形人"比于上羽，似于黑帝，其为人黑色，面不平，大头，廉颐，小肩，大腹，动手足，发行摇身，下尻长，背延延然"，多"不敬畏，善欺绐人，戮死"。即此类人皮肤较黑，面凹，头、脸宽大，脸颊偏菱形，肩小，腹大，手足喜动，走路摇摆身体，腰与臀部相距长，背长。语声慢，深沉内敛，机智灵活。水形人为人态度少敬畏，喜欢欺骗他人，容易遭杀身之祸。

（1）壬水人

① 体貌特征：头大脸宽，面色黑亮且有光泽，油脂较重，腹大，肩部窄，背修长，行走时身摇。

② 心理特征：性格内向，情感丰富，缺乏敬畏之心。

③ 生命特征：性欲旺盛，小便黄赤，臊臭味重，盗汗，阴囊潮湿，说话语声慢。

④ 经络特征：足太阳膀胱经所过之处易出现问题，如：额部、巅顶与枕部头痛，眩晕，目黄流泪，鼻炎，鼻衄，项背及腰疼痛，髋关节屈伸不利，大腿至小腿后外侧疼痛，足小趾痿废不用，等等。

⑤ 好发症状：女性带下多而黄稠，月经先期、量多，潮热盗汗；男性遗精滑精，小便短赤。

⑥ 对外界环境的适应能力：耐秋冬，不耐春夏，易被外事烦扰，对于湿热的耐受能力较差。

（2）癸水人

① 体貌特征：头大脸宽，面色暗黑而少光泽，腹部较大，肩小，走路时身摇。

② 心理特征：安静沉稳，冷淡迟缓，优柔寡断，思虑过度，胆小怕事。

③ 生命特征：性功能低下，骨软齿松，夜尿频数、清白，语声慢长而低。

④ 经络特征：足少阴肾经所过之处易出现问题，如：口热舌干、咽干咽肿、腰脊及下肢疼痛无力、足下热痛等。

⑤ 好发症状：形寒肢冷，男性阳痿早泄，腰膝酸软，失眠健忘；女性白带清稀，月经后期、量少，夜尿清长。

⑥ 对外界环境的适应能力：耐秋冬，不耐春夏，对于寒邪、风邪、湿邪的耐受能力较差。

（三）糖尿病及其并发症人群中的中医天干五行体质分类

糖尿病分为"糖尿病前期""糖尿病期""糖尿病并发症期"。笔者通过查阅古今大量文献，根据糖尿病及其并发症的特点，并结合各天干五行体质人群的临床表现，实现了天干五行体质辨识理论与糖尿病的结合。现对糖尿病各期所对应的常见的天干五行体质进行简单分类。

（1）糖尿病前期：甲木体质、丙火体质、戊土体质

（2）糖尿病期：庚金体质、己土体质、壬水体质

（3）糖尿病肾病：己土体质、辛金体质、癸水体质

（4）糖尿病心血管病变：乙木体质、丁火体质、戊土体质

（5）糖尿病脑血管病变：甲木体质、丙火体质、壬水体质

（6）糖尿病视网膜病变：乙木体质、辛金体质、癸水体质

（7）糖尿病周围神经病变：戊土体质、壬水体质、癸水体质

（8）糖尿病胃肠病变：乙木体质、戊土体质、己土体质

二、糖尿病前期

（一）甲木体质

1. 养生保健

（1）饮食注意事项

甲木体质之人宜少食具有收敛酸涩之性等容易加重气滞的食物，如石榴、阳桃、柠檬、乌梅、酸枣等；宜多食调畅、疏通气机的食物如白萝卜、芹菜、黄花菜等。

(2) 运动疗法

五禽戏是东汉医学家华佗继承古代导引养生术,依据中医学阴阳五行、脏象理论及经络、气血运行规律,观察禽兽活动姿态,用虎、鹿、猿、熊、鸟的动物形象、动作创编的一套养生健身功法。

虎戏通于肝,肝五行属木,其华在爪,在体合筋,与胆相表里。虎戏通过手型(撑掌、虎爪、握拳)的变化和两目的怒视,能对肝的功能进行有效的调节,适合甲木体质之人,能疏肝理气、舒筋活络。练习虎戏时,需手足着地,身躯前纵、后退3次,然后引腰、昂头,如虎行步,前进、后退7步。久练亦能通督脉,督脉通则诸脉皆通,精力自然充沛。

(3) 音乐疗法

甲木体质对应五行属木,甲木的体质特点是喜条达恶抑郁。甲木体质之人适宜听角音。角音相当于简谱中的"mi",其曲调旋律深远悠扬,连绵不断,带有万物生机盎然的感觉。角音音乐对人体而言可入肝胆之经,常听可疏利肝胆,促进人体气机的宣发,兼有助心、健脾、养胃、泻肾火的作用,可作为甲木体质之人平时调养可选择的音乐类型。

乐器中木鱼、竹笛、古箫等木系乐器音质属角。

角音音乐代表曲目有《江南好》《姑苏行》《庄周梦蝶》《春之声圆舞曲》《蓝色多瑙河》及理查德·克莱德曼的现代钢琴曲等。

(4) 代茶饮

① 玫瑰花茶

原料:玫瑰花苞20朵、红茶适量。

方法:将锅中放入250 mL水煮开,接着放入干玫瑰花苞,改小火煮2分钟后熄火,再将适量红茶包放入锅中浸泡2分钟,然后将茶汁过滤到杯中即可;亦可将干玫瑰花苞5～10朵直接开水冲泡,5分钟后即可饮用。

功效:疏肝理气,健脾理胃,美容养颜。

② 菊花决明子茶

原料:决明子15 g、菊花5 g。

方法:将决明子放入锅中,小火干炒至有香味并且听到"噼啪"的响声即可,将炒好的决明子敲碎,同菊花一起用开水冲泡,闷10～15分钟即可饮用。

功效:清热解毒,清肝明目,润肠通便。

(5) 药膳

洋葱炒鳝鱼

原料：鳝鱼3条、洋葱2个。

方法：鳝鱼处理内脏后切块备用，洋葱洗净切条。起锅放入鳝鱼煎至微发黄，再加入洋葱翻炒，加适量盐、酱油调味，稍加清水焖熟即可。

功效：理气健脾。

（6）足疗方

① 香合散

组成：香附15 g、合欢皮15 g。

功效：疏肝理脾。

② 泻肝方

组成：龙胆草15 g、车前子15 g。

功效：清肝泻火。

操作方法：将以上药材放入锅中，加水煎煮20分钟，取药液倒入药桶内，泡脚用具最好选取能让双脚舒服地平放的，水位以浸泡到小腿为宜，药液最低要没过脚踝，水温以40 ℃为宜，以全身微微出汗为佳。

注意事项：泡脚时间不宜过长，以15～20分钟为宜。在泡脚过程中，由于人体血液循环加快，时间太长的话，容易增加心脏负担。老年人应格外注意，如果有胸闷、头晕的感觉，应暂时停止泡脚，马上躺在床上休息。饭后半小时不宜泡脚，最好是饭后1小时后再泡脚。常用中药泡脚者，最好用木盆或足浴桶，不宜用铜盆等金属盆。皮肤有外伤者忌用此方法，患有严重疾病者请在医生指导下应用。

（7）中医外治法

① 耳穴压豆

取穴：肝、胆、脾、三焦。

方法：耳廓常规消毒后，将胶布剪成0.8 cm×0.8 cm大小，放1粒王不留行籽粘上，随即贴压在所选耳穴上，由轻到重按压数十次。患者每日自己按压耳贴3～5次，每次每穴按压1～2分钟。

疗程：每隔1～2天换贴压另一侧耳穴。10次为一疗程。休息10～15天，再做下一疗程治疗。

② 穴位按摩

• 太冲穴

中医认为，肝为"将军之官"，主怒。生气指发火或郁而不发、干生闷气。人体能量在"怒"时，往往走的是"肝经"路线。太冲是肝经的原穴，原穴往往调控着该经的总体气血。经常按压太冲穴具有平肝息风、清热利湿、通络止痛之功。

太冲穴在足背，第1、2跖骨结合部前方凹陷中，或触及动脉搏动处。按摩时，取正坐姿势，术者拇指指面紧贴患者太冲穴，顺时针按揉3~5分钟，力量不宜过大，以局部发热为佳。

③ 经络拍打

- 足少阳胆经

足少阳胆经，简称"胆经"，是联系胆与其他脏腑的重要通路，敲打胆经，可以起到疏肝利胆、清泄胆火、调节体质的作用。

具体方法：患者可平坐亦可站立，术者手握空拳，以掌根自耳前沿着头两侧至两胁，再向下沿着大腿外侧至外踝拍打，以上为1次。每天循经拍打左右手臂各100次。力度要适中，可随时随地进行操作，不必拘泥。

2. 中医辨证治疗

病机：甲木体质之人精神亢奋，忿忿不平，急躁易怒。情志不畅易导致肝气郁结，则出现嗳气、胸胁胀痛等症状；肝郁化火，横逆犯胃，则出现嘈杂吞酸、口干口苦等症状；肝胆实火上炎，肝经湿热下注，则出现头痛、阴痒等症状；肝阳上扰，风阳偏亢，则出现眩晕、目赤等症状。

症状：嗳气呕逆，胸胁胀痛，阴痒，女性带下黄臭，月经量多色红，经期提前或不定期，眩晕，目睛红赤，眵泪较多。面热，口干口苦，多食不胖，喜食酸味，容易盗汗，失眠。

治疗原则：理气疏肝，清热泻火，清利湿热，平肝潜阳。

方药：肝气郁滞者宜柴胡疏肝散加减；肝胆湿热者宜龙胆泻肝汤加减；肝火炽盛者宜左金丸加减；肝阳上亢者宜天麻钩藤饮加减。

3. 医案

于某，女，39岁，2020年6月12日于门诊就诊。主诉：眠差半月余。现病史：患者一月前因工作原因频繁熬夜，半月前出现入睡困难，眠浅易醒，醒后难以入眠，每日睡眠时间不足5小时，近日患者于家中偶测空腹血糖6.6 mmol/L。现症见：面色青，情绪急躁，心烦易怒，经前乳房胀痛，月经量大，喜嗳气，偶有口干口苦、头晕，无多饮多尿，无头痛，纳可，小便可，大便便溏与便秘交替。舌红苔薄黄，脉弦紧。中医诊断：失眠，消渴病。证型：肝郁气结，心神不安。体质分析：甲木体质。方药：柴胡疏肝散加减。组成：柴胡12 g，陈皮9 g，川芎12 g，香附9 g，炒枳壳9 g，赤芍药12 g，龙牡各30 g，清半夏9 g，白术15 g，防风6 g，炙甘草6 g。共7剂，日1剂，水煎服。嘱患者糖尿病饮食，合理运动。复诊：患者空腹血糖6.0 mmol/L，睡眠较前改善，每日睡眠6~7小时，脉象较前缓和。上方去白术，加茯神15 g，共7剂。再诊，患者自诉情况明显改善，上方继服7剂收效。

（二）丙火体质

1. 养生保健

（1）饮食注意事项

丙火体质之人饮食应注意适量、主动补水，晚餐不宜过饱，避免因增加胃肠负担而导致心肌供血不足。宜低盐、低脂，多维生素，少油腻、荤腥、辛辣。糖尿病前期丙火体质之人宜食荸荠、苦瓜、黄瓜、丝瓜、萝卜、鸭肉、绿豆、甲鱼、银耳、番茄、杏仁、莲子心、黑豆、黑芝麻、香菇、红豆等。

（2）运动疗法

五禽戏是东汉医学家华佗继承古代导引养生术，依据中医学阴阳五行、脏象理论及经络、气血运行规律，观察禽兽活动姿态，用虎、鹿、猿、熊、鸟的动物形象、动作创编的一套养生健身功法。

丙火体质之人适宜练猿戏。习练猿戏时，需双手攀物悬空，伸缩躯体7次，或以下肢钩住物体使身体倒悬，然后手钩物体做引体向上7次。猿戏灵巧，仿效猿的动作，外可练肢体灵活，内可抑情志动荡，即可练心。心神主血脉，血脉疏通可提神，因此久练猿戏，能够灵活脑筋、增强记忆、开阔心胸，也可防治健忘、心脑血管疾病等。

（3）音乐疗法

徵音，相当于简谱中的"sol"，为五音之第四级。徵音抑扬咏越，像火一样升腾，具有"火"的特性。丝弦类的古琴、高亢的唢呐以及管弦乐演奏的徵音，曲调清朗悦耳，旋律热烈欢快、轻松活泼，能使人奋进向上。

徵音入心，属于火音。丝弦的声音可拨动人的心弦，通调血脉，抖擞精神。徵音音乐代表曲目有《解放军进行曲》《步步高》《狂欢》《山居吟》《卡门序曲》等。丙火之人闲暇之余应多听徵音音乐，在雅正的音乐中和乐身心，导气养神。

(4) 代茶饮

① 三叶茶

原料：竹叶 9 g、荷叶 6 g、薄荷 6 g。

方法：将竹叶、荷叶、薄荷三者用水煎，每日饮用，既可清心火，又可养心消暑。

功效：清心除烦。

② 莲子清心茶

原料：莲子心 3 g、荷叶 3 g、决明子 2 g、乌梅 2 g、红景天 3 g、三七花 3 朵。

方法：将药材煮水饮用效果最好，也可以用热水泡后饮用，直到没有味道为止。

功效：清火养阴，降脂活血。

(5) 药膳

金麦酿苦瓜

原料：1 根苦瓜、1 块南瓜、1 小块黄油、适量枸杞、1 大勺桂花、适量盐、适量燕麦。

方法：南瓜去皮、蒸熟、碾成泥；黄油放入锅中，小火加热至融化；放入麦片，小火炒香；放入南瓜泥，翻炒均匀；加入桂花，炒至顺滑，盛出待用；苦瓜洗净，切片，挖去内芯；锅中注水，加少许盐，烧开后放入苦瓜焯烫；1 分钟后捞出苦瓜过凉，中间填入炒好的燕麦南瓜馅，点缀枸杞、桂花即可。

功效：清心泻火。

(6) 足疗方

① 通心活血方

组成：竹叶 15 g、木通 10 g、桃仁 10 g、红花 10 g。

功效：清心活血。

② 清心安神方

组成：菊花 15 g、黄芩 15 g、甘草 15 g。

功效：清心安神。

操作方法：将以上药材放入锅中，加水煎煮 20 分钟，取药液倒入药桶内。泡脚用具最好选取能让双脚舒服地平放的，水位以浸泡到小腿为宜，药液最低要没过脚踝，水温以 40 ℃ 为宜，以全身微微出汗为佳。

注意事项：泡脚时间不宜过长，以 15~20 分钟为宜。在泡脚过程中，由于人体血液循环加快,时间太长的话,容易增加心脏负担。老年人应格外注意,如果有胸闷、头晕的感觉,应暂时停止泡脚,马上躺在床上休息。饭后半小时不宜泡脚,最好是饭后 1 小时后再泡脚。常用中药泡脚者,最好用木盆或足浴桶,不宜用铜盆等金属盆。皮肤有外伤者忌用此方法,患有严重疾病者请在医生指导下应用。

(7) 中医外治法

① 耳穴压豆

取穴:心、神门、内分泌、小肠。

方法:耳廓常规消毒后,将胶布剪成 0.8 cm×0.8 cm 大小,放 1 粒王不留行籽粘上,随即贴压在所选耳穴上,由轻到重按压数十次。患者每日自己按压耳贴 3~5 次,每次每穴按压 1~2 分钟。

疗程:每隔 1~2 天换贴压另一侧耳穴。10 次为一疗程。休息 10~15 天,再做下一疗程治疗。

② 穴位按摩

• 劳宫穴

劳宫穴,劳,意为劳动;宫,指宫殿,这里指掌心为心神居住的地方。劳宫穴是手厥阴心包经的常用腧穴之一,心包经的热气在此传递,刺激本穴,具有清心除火、开窍醒神的功效。

清泻心火要用强刺激,可内外劳宫(手心为内劳宫,对应手背处即为外劳宫)同时掐按,并朝第三掌骨桡侧方向用力,以麻胀感至中指尖为宜。一般按揉劳宫穴 3~5 分钟,以起到清热解毒、镇静安神的作用。按摩该穴对心烦意乱,夜间浑身燥热而失眠、多梦、焦虑等有很好的疗效。

③ 经络拍打

• 手太阳小肠经

针对丙火体质可以敲打手太阳小肠经以调理体质。小肠经经手小指尺侧端(少泽穴)起始→沿前臂后边尺侧直上(小海穴)→向上沿上臂后边内侧(肩贞穴)→出行到肩关节后面(肩中俞穴)→绕行肩胛在大椎穴与督脉相会,脉气由此与足太阳膀胱经相接。

拍打时,手握空拳,然后沿着经络的走向"补拍"或者逆着经络的走向"泄拍"。每天一次,每次不超过 5 分钟,力度以拍打时感到舒适为宜,可随时随地进行操作,不必拘泥。

2. 中医辨证治疗

病机:丙火体质之人冲动易怒,心火循经上炎,而见心烦、口干等症状；心热下移小肠，则见小便短赤、尿痛等症状。

症状：口舌生疮，口干口苦，舌燥，心悸怔忡，心烦，失眠多梦，易发生疼痛、瘙痒、痈疽疮疡，小便短赤，大便干。

治疗原则：清心泻火。

方药：导赤散加减。

3. 医案

李某，女，43岁，2020年12月于门诊就诊。主诉：小便发热5日余。现病史：患者平素依靠饮食运动控制血糖，空腹血糖控制在6~7 mmol/L。5日前出现小便发热，自服"清火药"治疗，效一般。现症见：面色红润，心胸烦闷不舒，怕热，口干喜冷饮，舌侧面可见白色溃疡，溃疡周围色鲜红，自述灼痛难忍，纳少眠差，小便热，尿急，大便干，两日一行。舌红苔白，点刺舌，脉浮数。中医诊断：淋证，消渴病。证型：心火炽盛症。体质分类：丙火体质。方药：导赤散加减。组成：生地黄12 g，竹叶12 g，生甘草12 g，黄连9 g，车前子15 g，瞿麦9 g，生大黄6 g，炒栀子9 g，上方5剂，日1剂，水煎服，嘱其多饮水，予蒲公英代茶饮。一周后患者电话告知，收效良好，嘱其蒲公英代茶饮善后。

（三）戊土体质

1. 养生保健

（1）饮食注意事项

戊土体质之人饮食宜以清淡为主，宜食赤小豆、绿豆、空心菜、芹菜、黄瓜、藕、冬瓜、牛肉、玉米、黄豆、薏苡仁、莲子、苦瓜、茵陈、溪黄草、丝瓜、柠檬等；戊土体质的人宜少食辛辣燥烈、大热大补、易助长人体湿热的食物，如烧烤、辣椒、生姜、大蒜、狗肉、羊肉、牛肉等温热之品；宜戒烟酒，烟酒容易助湿生热，是导致人体湿热质的重要原因。

（2）运动疗法

五禽戏是东汉医学家华佗继承古代导引养生术，依据中医学阴阳五行、脏象理论及经络、气血运行规律，观察禽兽活动姿态，用虎、鹿、猿、熊、鸟的动物形象、动作创编的一套养生健身功法。

戊土体质之人适宜练熊戏。习练熊戏时，需仰卧，两手抱膝抬头，躯体向左、右倾侧着地各7次，然后蹲起，双手左右按地。熊戏沉稳，模仿熊的形象，取其体笨力大敦厚之性。习练时，意随形动，形随意动，达到形意一体。熊戏主理脾胃，练熊戏能起到锻炼四肢筋腱、使肌肉发达、增长力气、灵活关节、强身壮体的作用。

（3）音乐疗法

宫音，相当于简谱中的"do"，居五音之首。宫音悠扬和谐，具有"土"的特性，如同大地辽阔而敦厚，孕育万物，包容一切。

宫音入脾，属于土音，与脾之气机相和，能够促进消化，滋补气血，安定情绪。宫音音乐代表曲目有《梅花三弄》《阳春》《高山》《流水》等。戊土之人闲暇之余应多听宫音的音乐，以促进全身气机的稳定，令心情愉悦，气血和平，也可调养身心，有养生保健之功效。

（4）代茶饮

① 茯苓薄荷茶

原料：茯苓 9 g、薄荷 6 g。

方法：茯苓加水煮沸，放入薄荷，关火焖 1 分钟，代茶饮。

功效：健脾和胃，渗湿利水。

② 金银花菊花茵陈茶

原料：金银花 10 g、菊花 3~5 朵、茵陈 10 g。

方法：将金银花、菊花、茵陈放入锅中，加水大火烧开后立即改小火，再煮两三分钟即可。

功效：清热祛湿。

（5）药膳

赤小豆薏苡仁粥

原料：赤小豆 60 g、绿豆 50 g、薏苡仁 50 g。

方法：锅内加适量水烧开，加入赤小豆、绿豆、薏苡仁煮开，转中火煮半小时。

功效：清热利水。

（6）足疗方

① 香合散

组成：大黄 10 g、黄连 10 g、黄柏 10 g、黄芩 10 g、白术 10 g。

功效：泻火祛湿。

② 苏参散

组成：紫苏 20 g、苦参 20 g。

功效：清热利湿。

操作方法：将以上药材放入锅中，加水煎煮 20 分钟，取药液倒入药桶内,泡脚用具最好选取能让双脚舒服地平放的,水位以浸泡到小腿为宜,药液最低要没过脚踝,水温以40 ℃为宜,以全身微微出汗为佳。

注意事项:泡脚时间不宜过长,以15~20分钟为宜。在泡脚过程中,由于人体血液循环加快,时间太长的话,容易增加心脏负担。老年人应格外注意,如果有胸闷、头晕的感觉,应暂时停止泡脚,马上躺在床上休息。饭后半小时不宜泡脚,最好是饭后1小时后再泡脚。常用中药泡脚者,最好用木盆或足浴桶,不宜用铜盆等金属盆。皮肤有外伤者忌用此方法,患有严重疾病者请在医生指导下应用。

(7)中医外治法

① 耳穴压豆

取穴:脾、胃、大肠、内分泌。

方法:耳廓常规消毒后,将胶布剪成0.8 cm×0.8 cm大小,放1粒王不留行籽粘上,随即贴压在所选耳穴上,由轻到重按压数十次。患者每日自己按压耳贴3~5次,每次每穴按压1~2分钟。

疗程:每隔1~2天换贴压另一侧耳穴。10次为一疗程。休息10~15天,再做下一疗程治疗。

② 穴位按摩

• 阳陵泉

阳陵泉是足少阳胆经的合穴,位于膝外侧,腓骨小头前缘凹陷处。阳陵泉是胆经要穴,其改善胆腑功能的作用强大。经常按摩阳陵泉穴,可以让胆腑协助脾脏疏导人体内聚集的水湿,加强脾脏运化水湿的功能,清利湿热,并通过胆腑的调节气机升降的功能协调人体气化作用。

取穴方法:可取坐位,屈膝成90度,膝关节外下方,腓骨小头前缘与下缘交叉处有一凹陷,即是本穴。

操作方法:取穴后,右手大拇指紧按右腿阳陵泉穴,用拇指腹部或指尖做按压转动的动作,同时做顺时针滑动。每次按摩100~160次,然后换左手按摩左腿阳陵泉,动作要领相同,早晚各1遍。

③ 经络拍打

• 足阳明胃经

经络走向:足阳明胃经起于迎香穴→从喉咙向下后行至大椎,折向前行→下行穿过胃下行至腹股沟外髀关穴→而后下行大腿前侧阴市穴→经脉膝下足三里穴,下行入足大趾内侧端隐白穴,交于足太阴脾经。

拍打方法:手握空拳,沿着经络的走向"补拍"或者逆着经络的走向

"泄拍"（腹部以上轻拍）。力度要适中，可随时随地进行操作，不必拘泥。

2. 中医辨证治疗

病机：戊土体质之人脾胃虚弱。运化失司，湿浊中阻，则出现腹部胀满疼痛、嗳气纳呆等症状；或胃有积热，胃热伤津，胃火上攻，出现口干、口舌生疮等症状；或湿遏热伏，出现头身困重、大便黏滞等症状。

症状：头困身重，胃中嘈杂，口咽干燥渴饮，咳嗽咯痰，腹部胀满疼痛，舌苔厚腻，口舌生疮，大便黏滞不爽或干结。

治疗原则：理气健脾，清热祛湿。

方药：胃气郁滞者宜木香顺气丸加减；痰湿困脾者宜参苓白术散加减；胃火炽盛证者宜清胃散加减；脾胃湿热者宜三仁汤加减。

3. 医案

周某，男，27岁，2020年8月于门诊就诊。主诉：体重增加2年余。现病史：半月前患者于我院进行单位体检，发现"血糖6.8 mmol/L，血压148/85 mmHg，腹部彩超提示中度脂肪肝"。现症见：身形肥胖，面色黄、质油，面部痤疮，唇色红，喜食肥甘厚味，口臭，多汗，身体沉重。近两年体重增加15 kg。纳眠可，小便黄，大便黏腻不爽。舌黄腻，脉沉。中医诊断：肥胖，消渴病。证型：湿热困脾。体质分类：戊土体质。方药：三仁汤加减。组成：炒杏仁9 g，生薏苡仁18 g，白蔻仁6 g，通草6 g，竹叶6 g，厚朴6 g，枳壳9 g，清半夏12 g，荷叶15 g，丹参12 g，红曲9 g，上方14剂，日1剂，水煎服，嘱其清淡饮食，加强运动。复诊：患者自述半月减重2.5 kg，体力较前好转，口臭减轻，上方去红曲，加黄芪20 g、黄连6 g，继服14剂，嘱其合理饮食，改善生活方式，随诊。

三、糖尿病期

（一）庚金体质

1. 养生保健

（1）饮食注意事项

糖尿病期庚金体质之人应禁烟戒酒，少吃辛辣食物（葱、椒、韭、桂、辣等），以减少对气管、支气管的刺激。饮食宜清淡，不可过食肥甘及烧烤、油炸之品，以免生痰化火。可适当食用梨、枇杷、荸荠、藕、萝卜、刀豆、冬瓜、丝瓜、豆腐等化痰清肺之品。咳嗽气急较重者，应忌海腥，如鱼、虾、蟹等，以防咳喘加重。

（2）运动疗法

五禽戏是东汉医学家华佗继承古代导引养生术，依据中医学阴阳五行、脏象理论及经络、气血运行规律，观察禽兽活动姿态，用虎、鹿、猿、熊、鸟的动物形象、动作创编的一套养生健身功法。

鸟戏对应肺，肺在五行属金，与大肠相表里。

练习时采用自然站式。吸气时跷起左腿，两臂侧平举，扬起眉毛，鼓足气力，如鸟展翅欲飞状；呼气时，左腿回落地面，两臂回落腿侧。接着，跷右腿如前法操作。如此左右交替各7次。然后坐下。屈右腿，两手抱右膝，拉腿膝近胸；稍停后两手换抱左膝如法操作。如此左右交替亦7次。最后，两臂如鸟理翅般伸缩各7次。

（3）音乐疗法

商音，属肺的音阶，相当于简谱中的"re"。商音乐曲风格高亢悲壮，铿锵雄伟，具有"金"之特性，可入肺。

商音音乐最佳曲目有《白雪》。肺气需要滋润，这首曲子曲调高昂，包括属于土的宫音和属于火的徵音，一个助长肺气，一个平衡肺气，再加上属于肺的商音，可以通过音乐把你的肺从里到外彻底梳理一遍。

（4）代茶饮

① 大青升茶

原料：大青叶5 g、生地3 g、升麻3 g、绿茶6 g。

方法：将绿茶置于杯中，可添加适量白糖，用大青叶、生地、升麻煎汤300 mL冲泡绿茶5～10分钟即可。也可直接冲泡饮用。

功效：清热泻火，生津润燥。

② 夏芩茶

原料：夏枯草5 g、黄芩3 g、绿茶3 g。

方法：用200 mL开水冲泡5～10分钟后即可，冲饮至味淡。

功效：清肺泻火。

（5）药膳

● 松子粥

原料：松子仁25 g、粳米100 g、食盐适量。

方法：松子仁、粳米分别淘洗干净，放入锅中，加清水、食盐，旺火烧沸后再改用小火煮至粥成。

功效：滋肺润肠。

（6）足疗方

① 麻辛散

组成：麻黄 10 g、细辛 10 g、甘草 10 g。

功效：止咳平喘。

② 清肺化痰散

组成：金银花 10 g、紫苏叶 10 g、半夏 10 g。

功效：清肺化痰。

操作方法：将以上药材放入锅中，加水煎煮 20 分钟，取药液倒入药桶内，泡脚用具最好选取能让双脚舒服地平放的，水位以浸泡到小腿为宜，药液最低要没过脚踝，水温以 40 ℃为宜，以全身微微出汗为佳。

注意事项：泡脚时间不宜过长，以 15～20 分钟为宜。在泡脚过程中，由于人体血液循环加快，时间太长的话，容易增加心脏负担。老年人应格外注意，如果有胸闷、头晕的感觉，应暂时停止泡脚，马上躺在床上休息。饭后半小时不宜泡脚，最好是饭后 1 小时后再泡脚。常用中药泡脚者，最好用木盆或足浴桶，不宜用铜盆等金属盆。皮肤有外伤者忌用此方法，患有严重疾病者请在医生指导下应用。

（7）中医外治法

① 耳穴压豆

取穴：肺、大肠、神门、内分泌。

方法：耳廓常规消毒后，将胶布剪成 0.8 cm×0.8 cm 大小，放 1 粒王不留行籽粘上，随即贴压在所选耳穴上，由轻到重按压数十次。患者每日自己按压耳贴 3～5 次，每次每穴按压 1～2 分钟。

疗程：每隔 1～2 天换贴压另一侧耳穴。10 次为一疗程。休息 10～15 天，再做下一疗程治疗。

② 穴位按摩

• 少商穴

少商穴在大拇指末节桡侧（即手背朝上远离食指的一侧），距指甲根角 0.1 寸处（约 0.1 cm）。用拇指指腹先后点按两侧少商穴各 1～2 分钟。

功效：按摩此穴能通经气、清肺逆、利咽喉，可治疗咳嗽、气喘、咽喉肿痛、卒中昏迷等症。

③ 经络拍打

• 手太阴肺经

敲打手太阴肺经，可以起到清热化痰、利咽止咳、调节体质的作用。

具体方法：可平坐亦可站立，手握空拳，以掌根自肩膀前侧开始向下沿手臂内侧外缘拍打，过肘横纹桡侧，继续向下拍打直至手掌大鱼际，以上为一次。每天循经拍打左右手臂各 100 次。力度要适中，可随时随地进行操作，不必拘泥。

2. 中医辨证治疗

病机：庚金体质之人争强好胜，情绪易失控。痰阻气滞，痰多阻肺，则见咳嗽气喘、呼吸不畅等症状；肺热津伤，痰热互结，则见痰多色黄、声音嘶哑等症状。

症状：咳嗽或喘，呼吸不畅，鼻流浊涕，痰多色黄，声音嘶哑，咽喉红肿疼痛，胸闷，大便秘结。

治疗原则：清泄肺热，理肺化痰。

方药：痰湿阻肺者宜六君子汤加减；肺热炽盛者宜凉膈散合银翘散加减。

3. 医案

李某，男，46 岁，2020 年 9 月于门诊就诊。主诉：咽痛 5 日余。现病史：患者 5 日前冒雨后出现恶寒、鼻塞、咽痛，自服感冒药后仍咽痛，余症缓。现症见：咽痛，不恶寒，体温 36.7 ℃，鼻流浊涕，声嘶，口干口渴，偶咳黄痰，无明显头晕头痛，纳眠可，二便调。舌红苔薄白，脉浮。既往史：糖尿病病史 2 年余，高血压病病史 3 年余，现口服"苯磺酸氨氯地平片 5 mg qd"，未规律使用降糖药，靠饮食运动控制血糖。中医诊断：感冒，消渴病。证型：风热犯肺。体质分类：庚金体质。方药：银翘散加减。组成：银花 20 g，连翘 20 g，桔梗 12 g，薄荷 9 g，竹叶 12 g，甘草 9 g，荆芥 12 g，淡豆豉 12 g，牛蒡子 18 g，射干 9 g，山豆根 6 g，天花粉 20 g，细辛 3 g。上方 7 剂，日 1 剂，水煎服，嘱其日常金银花代茶饮，忌辛辣之品，效可。

（二）己土体质

1. 养生保健

（1）饮食注意事项

己土体质之人要注意饮食有节、饮食卫生健康等，平时可多吃具有健脾利温作用的食物，饮食宜清淡，宜少食肥甘厚味之品。饮酒不宜过量，饮食不宜过饱。

（2）运动疗法

己土体质之人应当加强运动锻炼，从而增强全身肌肉的力量。可以练习太极拳、瑜伽、气功、站桩，以及优雅的舞蹈等。可适当配合做一些大强度、大运动量的锻炼，如爬山、游泳、骑自行车、中长跑、武术以及各种球类（如足球、篮球、乒乓球、羽毛球等均可）等。

（3）音乐疗法

宫音，相当于简谱中的"do"，居五音之首。宫音悠扬和谐，具有"土"的特性，如同大地辽阔而敦厚，孕育万物，包容一切。宫音入脾，属于土音，与脾之气机相和，能够促进消化，滋补气血，安定情绪。宫音音乐代表曲目有《梅花三弄》《阳春》《高山》《流水》等。己土之人闲暇之余应多听宫音的音乐，以促进全身气机的稳定，不仅能令心情愉悦，气血和平，也可调养身心，有养生保健之功效。

（4）代茶饮

① 陈皮茯苓茶

原料：茯苓5 g、陈皮2 g。

方法：茯苓、陈皮洗净，放入保温杯中，冲入热水，等5分钟即可饮用。

功效：益气渗湿。

② 益气健脾茶

原料：炒薏苡仁10 g、荷叶10 g、山楂10 g。

方法：将炒薏苡仁、荷叶、山楂放入保温杯中，冲入滚烫的开水，浸泡5~10分钟即可饮用。

功效：健脾消食。

（5）药膳

冬瓜薏米猪骨汤

原料：猪大骨、冬瓜、薏苡仁、茯苓、红枣、枸杞、姜片。

方法：将以上材料除冬瓜外入砂锅，加入姜片和适量的水，大火煮开；转微火煲两小时，最后半小时加入冬瓜；关火前加入少许盐。

功效：健脾祛湿，滋阴补血。

(6) 足疗方

① 薏参山药散

组成：薏苡仁 20 g、党参 20 g、山药 20 g。

功效：补脾祛湿。

② 芪术散

组成：黄芪 30 g、白术 20 g。

功效：补气健脾。

操作方法：将以上药材放入锅中，加水煎煮 20 分钟，取药液倒入药桶内，泡脚用具最好选取能让双脚舒服地平放的，水位以浸泡到小腿为宜，药液最低要没过脚踝，水温以 40 ℃为宜，以全身微微出汗为佳。

注意事项：泡脚时间不宜过长，以 15~20 分钟为宜。在泡脚过程中，由于人体血液循环加快，时间太长的话，容易增加心脏负担。老年人应格外注意，如果有胸闷、头晕的感觉，应暂时停止泡脚，马上躺在床上休息。饭后半小时不宜泡脚，最好是饭后 1 小时后再泡脚。常用中药泡脚者，最好用木盆或足浴桶，不宜用铜盆等金属盆。皮肤有外伤者忌用此方法，患有严重疾病者请在医生指导下应用。

(7) 中医外治法

① 耳穴压豆

取穴：脾、胃、交感、内分泌。

方法：耳廓常规消毒后，将胶布剪成 0.8 cm×0.8 cm 大小，放 1 粒王不留行籽粘上，随即贴压在所选耳穴上，由轻到重按压数十次。患者每日自己按压耳贴 3~5 次，每次每穴按压 1~2 分钟。

疗程：每隔 1~2 天换贴压另一侧耳穴。10 次为一疗程。休息 10~15 天，再做下一疗程治疗。

② 穴位按摩

- 足三里穴

足三里穴为保健要穴，具有调理脾胃、补中益气、通经活络、疏风化湿、扶正祛邪之效。足三里穴位于小腿外侧，当犊鼻下 3 寸，距胫骨前嵴外一横指处，犊鼻与解溪连线上。操作时，用大拇指或中指按压足三里穴一次，每次每穴按压 5~10 分钟，每分钟按压 15~20 次，注意每次按压要使足三里穴有针刺一样的酸胀、发热的感觉。

③ 经络拍打

- 足太阴脾经

脾主运化，为后天之本，在维持消化系统功能及将食物化为气血方面起着重要的作用。若脾经出现问题，会出现腹胀、便溏、胃脘痛、嗳气、身重无力等；若脾经气血通畅，经气旺盛，可以使人脏气通顺，运化如常。

具体方法：采取坐位，将一只脚的脚踝压在另一条大腿上，手握空拳，以掌根拍打，自足大趾内侧端起始，然后沿小腿内侧正中线上行，再至大腿内侧前缘，然后至腹部，拍打时要用力适中，双侧都要敲，每侧敲打10分钟。

2. 中医辨证治疗

病机：己土体质之人脾胃虚弱。中阳不足，运化失司，痰湿内停，则见腹胀、便溏、水肿等症状；若中气虚弱，升降失常，清阳不升，浊气不降，则出现眩晕、内脏下垂等症状；气血运化不利，气虚不摄，则出现出血、贫血等症状。

症状：食谷不化，呕吐，嗳气呃逆，腹胀，气短懒言，神倦肢困，便溏，肌肉无力，眩晕，或内脏下垂，可见胃、子宫脱垂，脱肛等，或有出血、贫血，或有痰饮、水肿。

治疗原则：补气健脾，散寒化湿。

方药：脾胃虚寒者宜黄芪建中汤加减；寒湿困脾者宜附子理中丸合参苓白术散加减；脾气虚者宜人参健脾丸加减；脾阳虚者宜小建中汤合附子理中汤加减。

3. 医案

郭某，男，41岁，2021年2月于门诊就诊。主诉：胃胀7日余。现病史：患者7日前因饮食不节出现乏力，自服"木香顺气丸"后，未见缓解。现症见：面色萎黄，腹软无压痛，倦怠乏力，神疲气短，食后胃胀，自述身体困重，偶有心中不安。纳差眠多，大便时溏，夜尿多。舌淡苔薄白，脉无力。既往史：糖尿病病史1年余，现口服"阿卡波糖片50 mg tid"。中医诊断：胃胀，消渴病。体质分类：己土体质。方药：黄芪建中汤加减。组成：黄芪30 g，桂枝10 g，白芍20 g，党参15 g，白术15 g，茯苓10 g，山药15 g，桑叶15 g，炙草6 g，金樱子30 g，生姜6片，红枣5枚，饴糖30 g，7剂，日1剂，水煎服，改阿卡波糖片为磷酸西格列汀片50 mg qd po。复诊：患者余症好转，腹胀下午明显，上方去炙甘草，加厚朴9 g、半夏12 g，上方7剂，日1剂，水煎服。三诊，症状明显好转，予参苓白术丸善后。

（三）壬水体质

1. 养生保健

（1）饮食注意事项

壬水体质之人宜多食清热、利尿、解毒的食物，如冬瓜、苦瓜、萝卜、绿豆、薏苡仁、马齿苋等。体质内热较盛者，禁忌辛辣燥烈、大热大补的食物，如辣椒、生姜、大葱、大蒜等。对于狗肉、鹿肉、牛肉、羊肉、酒等温热食品和饮品，宜少食和少饮。不要长期熬夜或过度疲劳。要保持二便通畅，防止湿热郁聚。要注意个人卫生，预防皮肤病变。忌烟酒。

（2）运动疗法

五禽戏是东汉医学家华佗继承古代导引养生术，依据中医学阴阳五行、脏象理论及经络、气血运行规律，观察禽兽活动姿态，用虎、鹿、猿、熊、鸟的动物形象、动作创编的一套养生健身功法。

鹿戏对应肾，肾在五行属水，与膀胱相表里。

习练鹿戏时，四肢着地，吸气，头颈向左转，双目向左侧后视，当左转至极后稍停；呼气，头颈回转，当转至面朝地时再吸气，并继续向右转，一如前法。如此左转3次，右转2次，最后回复如起势。然后，抬左腿向后挺伸，稍停后放下左腿，抬右腿如前法挺伸。如此左腿后伸3次，右腿后伸2次。

（3）音乐疗法

羽音，属肾的音阶，相当于简谱中的"la"。羽音乐曲风格清纯，凄切哀怨，苍凉柔润，如天垂晶幕，行云流水，具有"水"之特性，可入肾。

羽音音乐最佳曲目有《梅花三弄》。肾气需要蕴藏，这首曲子中合宜的五音搭配，不经意间运用了五行互生的原理，反复、逐一地将产生的能量源源不断地输送到肾中。一曲听罢，神清气爽，倍感轻松。

（4）代茶饮

① 知柏茶

原料：知母3 g、黄柏2 g、茉莉花茶3 g。

方法：将知母、黄柏用250 mL水煎沸后，冲泡茉莉花茶5～10分钟即可。可分数次饮。

功效：清热除湿，养阴降火。

② 青柏茶

原料：青蒿 3 g、黄柏 2 g、绿茶 3 g。

方法：将青蒿、黄柏用 250 mL 水煮沸后泡茶。也可直接冲泡，冲饮至味淡。

功效：滋阴清热。

（5）药膳

杞子骨皮蒸甲鱼

原料：甲鱼 1 只、枸杞子 30 g、地骨皮 30 g。

方法：甲鱼去内脏洗净，腹中放入枸杞子、葱、姜、酒。地骨皮另煎汤，将汤汁与甲鱼一起蒸煮 1 小时。

功效：滋阴清热。

（6）足疗方

① 桑知黄柏散

组成：桑葚 30 g、知母 12 g、黄柏 12 g。

功效：滋阴降火。

② 贞脊方

组成：女贞子 30 g、狗脊 15 g。

功效：补肾滋阴。

操作方法：将以上药材放入锅中，加水煎煮 20 分钟，取药液倒入药桶内，泡脚用具最好选取能让双脚舒服地平放的，水位以浸泡到小腿为宜，药液最低要没过脚踝，水温以 40 ℃ 为宜，以全身微微出汗为佳。

注意事项：泡脚时间不宜过长，以 15～20 分钟为宜。在泡脚过程中，由于人体血液循环加快，时间太长的话，容易增加心脏负担。老年人应格外注意，如果有胸闷、头晕的感觉，应暂时停止泡脚，马上躺在床上休息。饭后半小时不宜泡脚，最好是饭后 1 小时后再泡脚。常用中药泡脚者，最好用木盆或足浴桶，不宜用铜盆等金属盆。皮肤有外伤者忌用此方法，患有严重疾病者请在医生指导下应用。

（7）中医外治法

① 耳穴压豆

取穴：肾、命门、三焦、膀胱。

方法：耳廓常规消毒后，将胶布剪成 0.8 cm×0.8 cm 大小，放 1 粒王不留行籽粘上，随即贴压在所选耳穴上，由轻到重按压数十次。患者每日自己按压耳贴 3～5 次，每次每穴按压 1～2 分钟。

疗程：每隔1~2天换贴压另一侧耳穴。10次为一疗程。休息10~15天，再做下一疗程治疗。

②穴位按摩

• 涌泉穴

按摩涌泉穴可引火下行，引气血归于肾，可以改善体质虚寒、肾火旺、肾阴不足（脚心热）等问题，可以调节高血压。

该穴在足底，屈足卷趾时足心最凹陷处即是本穴，睡觉前搓揉本穴100下。

③经络拍打

• 足少阴肾经

敲打足少阴肾经，可促进气血运行，起到固肾藏精、滋阴泻火、调节体质的作用。

具体方法：平坐，手握空拳，以掌根从足底向上沿着大腿内侧至前腹部拍打，以上为一次。每天循经拍打双下肢各100次。力度要适中，可随时随地进行操作，不必拘泥。

2. 中医辨证治疗

病机：壬水体质之人性格内向，情感丰富。肾藏精，肾精亏虚，相火妄动，则易出现潮热、盗汗、遗精等症状。

症状：女性带下多而黄稠，月经先期、量多，潮热盗汗；男性遗精滑精，小便短赤。

治疗原则：补肾滋阴。

方药：肾阴虚者宜六味地黄丸或杞菊地黄丸或知柏地黄丸加减。

3. 医案

胡某，女，56岁，2021年3月于我院门诊就诊。主诉：口干口渴半月余。现症见：面色黄，黑眼圈明显，口干口渴，心烦易怒，潮热盗汗，无明显心慌心悸，小便可，大便干，纳可，眠差，易醒，醒后难以入睡，舌红少苔，脉细弱。近两月体重减轻3 kg。患者2周前体检报告提示：空腹血糖7.8 mmol/L，甲状腺彩超示甲状腺结节。中医诊断：消渴病、瘿病。证型：肾阴亏虚。体质分类：壬水体质。方药：六味地黄汤加减。组成：熟地24 g，山茱萸肉12 g，山药12 g，丹皮10 g，泽泻10 g，茯苓10 g，女贞子15 g，旱莲草15 g，焦栀子9 g，淡豆豉6 g，玄参30 g，麦冬24 g，上方7剂，日1剂。给予"盐酸二甲双胍片0.5 g tid"口服，嘱其监测空腹及餐后血糖。复诊：血糖控制在空腹 6.7 mmol/L 左右，无明显胃肠道不适；心烦、大便症状均较前改善。调整"二甲双胍片"剂量为 1 g bid，上方继服 7 剂，六味地黄丸善后，随诊。

四、糖尿病肾病

（一）己土体质

1. 养生保健

（1）饮食注意事项

己土体质之人要注意饮食有节、饮食卫生、进食保健等。平时可多吃些具有益气健脾作用的食物，饮食清淡，应少食肥甘厚味之品，少食盐，饮食不宜过饱。戒烟酒。

（2）运动疗法

糖尿病肾病己土体质之人应当适当进行体育锻炼，从而增强全身肌肉的力量。可以练习太极拳、瑜伽、气功、站桩，以及优雅的舞蹈等。在健康评估后，可适当配合做一些中等强度的锻炼，如爬山、游泳、骑自行车、进行中长跑、练习武术以及进行各种球类（如足球、篮球、乒乓球、羽毛球等均可）等体育活动，增强肌肉力量，调节身体的代谢功能。

（3）音乐疗法

宫音，相当于简谱中的"do"，居五音之首。宫音悠扬和谐，具有"土"的特性，如同大地辽阔而敦厚，孕育万物，包容一切。宫音入脾，属于土音，与脾之气机相和，能够促进消化，滋补气血，安定情绪。宫音音乐代表曲目有《梅花三弄》《阳春》《高山》《流水》等。己土之人闲暇之余应多听宫音音乐，以促进全身气机的稳定，不仅能令心情愉悦、气血和平，也可调养身心，有养生保健之功效。

（4）代茶饮

① 玉米须茶

原料：鲜玉米须 20 g。

方法：将玉米须放入锅中加水煮沸，放温凉后代茶饮用。

功效：降压利尿。

在**糖尿病**慢病管理中的应用

② 芪仲山楂茶

原料：黄芪10 g、杜仲10 g、山楂10 g。

方法：将黄芪、杜仲、山楂放入保温杯中，冲入滚烫的开水，浸泡5～10分钟即可饮用。

功效：益气补肾，健脾消食。

（5）药膳

芪玉薏米粥

原料：黄芪30 g、薏苡仁30 g、玉米须20 g、适量糯米。

方法：以适量水煮黄芪和玉米须20分钟，捞渣，再加入薏苡仁、糯米，煮熟成粥。

功效：益气健脾，利水消肿。

（6）足疗方

① 薏仁芪通散

组成：薏苡仁20 g、黄芪30 g，木通20 g。

功效：益气利湿。

② 桃红黄芪散

组成：黄芪20 g、桃仁20 g、红花20 g。

功效：益气活血。

操作方法：将以上药材放入锅中，加水煎煮20分钟，取药液倒入药桶内，泡脚用具最好选取能让双脚舒服地平放的，水位以浸泡到小腿为宜，药液最低要没过脚踝，水温以40 ℃为宜，以全身微微出汗为佳。

注意事项：泡脚时间不宜过长，以15～20分钟为宜。在泡脚过程中，由于人体血液循环加快，时间太长的话，容易增加心脏负担。老年人应格外注意，如果有胸闷、头晕的感觉，应暂时停止泡脚，马上躺在床上休息。饭后半小时不宜泡脚，最好是饭后1小时后再泡脚。常用中药泡脚者，最好用木盆或足浴桶，不宜用铜盆等金属盆。皮肤有外伤者忌用此方法，患有严重疾病者请在医生指导下应用。

（7）中医外治法

① 耳穴压豆

取穴：脾、胃、肾、内分泌。

方法：耳廓常规消毒后，将胶布剪成0.8 cm×0.8 cm大小，放1粒王不留行籽粘上，随即贴压在所选耳穴上，由轻到重按压数十次。患者每日自己按压耳贴3～5次，每次每穴按压1～2分钟。

疗程：每隔1~2天换贴压另一侧耳穴。10次为一疗程。休息10~15天，再做下一疗程治疗。

② 穴位按摩

● 三阴交穴

三阴交穴属足太阴脾经，足三阴经气血在此交会。该穴除可健脾益气外，还可调肝补肾，亦有安神之效。三阴交穴位于小腿内侧，内踝尖上三寸，胫骨内侧缘后际。操作时，左手拇指按压三阴交穴，左右旋按各20次；然后用右手按压左三阴交穴，要领同前。

③ 经络拍打

● 足太阴脾经

脾主运化，为后天之本，在维持消化系统功能及将食物化为气血方面起着重要的作用。若脾经出现问题，会出现腹胀、便溏、胃脘痛、嗳气、身重无力等。若脾经气血通畅，经气旺盛，可以使人脏气通顺，运化如常。

具体方法：采取坐位，将一只脚的脚踝压在另一条大腿上，手握空拳，以掌根拍打，自足大趾内侧端起始，然后沿小腿内侧正中线上行，再至大腿内侧前缘，然后至腹部，拍打时要用力适中，双侧都要敲，每侧敲打10分钟。

2. 中医辨证治疗

病机：糖尿病肾病己土体质之人脾胃虚弱。若中阳不足，运化失司，痰湿内停，则见腹胀、便溏、水肿等症状；若中气虚弱，升降失常，清阳不升，浊气不降，则出现眩晕、内脏下垂等症状；若气血运化不利，气虚不摄，则出现出血、贫血等症状。

症状：水肿较明显，另有食谷不化，呕吐，嗳气呃逆，腹胀，气短懒言，神倦肢困，便溏，肌肉无力，眩晕，或内脏下垂，可见胃、子宫脱垂，脱肛，或有出血、贫血。

治疗原则：补气健脾，散寒化湿。

方药：脾胃虚寒者宜黄芪建中汤加减；寒湿困脾者宜附子理中丸合参苓白术散加减；脾气虚者宜人参健脾丸加减；脾阳虚者宜小建中汤合附子理中汤加减。

3. 医案

任某，男，75岁，2020年2月份于我院就诊。主诉：水肿1月余。现病史：患者既往糖尿病肾病病史3年，一月前出现双下肢凹陷性水肿。现症见：面色黄，形体较胖，神疲乏力，头晕目眩，食欲不振，身体困重，偶有胸闷短气，纳差眠多，大便可，小便频且有泡沫，尿急。舌暗苔白腻，脉沉。中医诊断：水肿，消渴病。证型：中气下陷。体质分类：己土体质。方药：补中益气汤加减。组成：黄芪60 g，党参15 g，当归20 g，白术15 g，柴胡6 g，丹参20 g，桃仁15 g，大黄6 g，茯苓15 g，桂枝10 g，乌药6 g，萆薢12 g，共7剂，日1剂。复诊：水肿、身体沉重缓解，小便泡沫多，大便稀。上方去大黄、乌药，加海螵蛸12 g，金樱子12 g，白芍30 g，共14剂，日1剂。随后服用补中益气丸善后。

（二）辛金体质

1. 养生保健

（1）饮食注意事项

辛金体质之人要注意饮食有节、饮食卫生健康等。宜淡食、少盐，忌咸。须常食温性或平性的食物，饮食切勿过寒过热，尤其不宜食凉饮冷。

（2）运动疗法

辛金体质之人可选择适当的运动项目，积极地参加运动锻炼，如做广播体操、练气功、打太极拳、在空气清新的地方散步等。可着重进行腹式呼吸的训练，这种呼吸方式可以加深呼吸的幅度，改善心肺的功能，从而有效地增强体质。此外，提倡做耐寒锻炼，如冷水浴面、空气浴，以及进行鼻部的保健等，坚持锻炼可以增强机体免疫力，预防感冒。

（3）音乐疗法

商音，相当于简谱中的"re"，为五音之第二级。商音铿锵肃劲，具有"金"的特性。金属、石制的乐器，如编钟、磬、锣、三角铁、铃声等，发出的清脆声音，具有金之特性，高亢悲壮，铿锵雄伟。商音入肺经和大肠经，能促进气机的内收，主理肺肠的健康。商音音乐代表曲目有《春江花月夜》《风雷引》《潇湘水云》等，辛金之人闲暇之余应多听清润淳和的商音音乐。

（4）代茶饮：

① 百合薏米茶

原料：百合10 g、薏苡仁10 g。

方法：将百合、薏苡仁放入保温杯中，开水浸泡30分钟，待温凉后即可饮用。

功效:养阴润肺,祛湿消肿。

② 芪车肉桂茶

原料:黄芪10 g、车前子10 g、肉桂5 g、花茶3 g。

方法:将黄芪、车前子、肉桂、花茶放入保温杯中,冲入滚烫的开水,浸泡5~10分钟即可饮用。

功效:益气固表,利湿消肿。

(5) 药膳

黄芪赤豆鲤鱼

原料:鲤鱼1条、赤小豆30 g、浙贝母10 g、玄参10 g。

方法:鲤鱼刮去鳞,除去内脏,洗净,将浙贝母、玄参、赤小豆塞入鱼腹,再将鱼放入大碗内,加调料及鸡汤,上屉蒸1~1.5小时。熟后拣出浙贝母、玄参、赤小豆即可食用。

功效:养阴清肺,利水消肿。

(6) 足疗方

① 芪香白术散

组成:黄芪20 g、藿香10 g、白术15 g。

功效:益气固表化湿。

② 芪参防风散

组成:黄芪10 g、玄参10 g、防风5 g。

功效:益气固表养阴。

操作方法:将以上药材放入锅中,加水煎煮20分钟,取药液倒入药桶内,泡脚用具最好选取能让双脚舒服地平放的,水位以浸泡到小腿为宜,药液最低要没过脚踝,水温以40 ℃为宜,以全身微微出汗为佳。

注意事项:泡脚时间不宜过长,以15~20分钟为宜。在泡脚过程中,由于人体血液循环加快,时间太长的话,容易增加心脏负担。老年人应格外注意,如果有胸闷、头晕的感觉,应暂时停止泡脚,马上躺在床上休息。饭后半小时不宜泡脚,最好是饭后1小时后再泡脚。常用中药泡脚者,最好用木盆或足浴桶,不宜用铜盆等金属盆。皮肤有外伤者忌用此方法,患有严重疾病者请在医生指导下应用。

(7) 中医外治法

① 耳穴压豆

取穴:肺、大肠、肾、内分泌。

方法:耳廓常规消毒后,将胶布剪成0.8 cm×0.8 cm大小,放1粒王不留行籽粘上，随即贴压在所选耳穴上，由轻到重按压数十次。患者每日自己按压耳贴 3~5 次，每次每穴按压 1~2 分钟。

疗程：每隔 1~2 天换贴压另一侧耳穴。10 次为一疗程。休息 10~15 天，再做下一疗程治疗。

② 穴位按摩

- 肺俞穴

肺俞穴是足太阳膀胱经上的穴位，为肺脏经气转输之处。肺俞穴为肺之背俞穴，具有宣肺、平喘、理气的作用，可防治肺功能失调所引起的病症，是肺的保健穴。肺俞穴位于第三胸椎棘突下，后正中线旁开 1.5 寸。操作时，用掌根着力于穴位，做轻柔缓和的环旋活动，按揉 2~3 分钟，每天操作 1~2 次。

③ 经络拍打

- 手太阴肺经

肺主肃降，能帮助通调水道，输布津液于皮毛，起到滋润皮肤的作用，还能促进卫气抵御外邪。若肺经气血通畅，经气旺盛，可以使人脏气通顺，避免外邪侵袭。肺较好的保健办法就是拍打手太阴肺经。

具体方法：可平坐亦可站立，手握空拳，以掌根自肩膀前侧开始向下沿手臂内侧外缘拍打，过肘横纹桡侧，继续向下拍打直至手掌大鱼际，以上为一次。每天循经拍打左右手臂各 100 次。力度要适中，可随时随地进行操作，不必拘泥。

2. 中医辨证治疗

病机：糖尿病肾病辛金体质之人常卫气不固。皮腠开合失司，营阴不守，易出现咳嗽、鼻流清涕等症状；肺肾阴亏，则常见干咳少痰、音哑等症状。

症状：水肿较明显，易感外邪，咳喘气促，自汗，干咳无痰或痰质清稀，鼻流清涕，痰稀色白，音哑。

治疗原则：补肺益气，养阴生津。

方药：肺气虚者宜玉屏风散合七味都气丸加减；肺阴虚者宜养阴清肺汤合百合固金汤加减。

3. 医案

赵某，女，68 岁，2020 年 8 月于我院就诊。主诉：眼睑水肿 5 日余。

现病史：患者糖尿病肾病病史 2 年余，5 日前患者不慎外感后出现眼睑水肿。

现症见：面色灰白，体型瘦高，平素易感冒，自汗多，偶有咽部干痒，上眼睑水肿，色淡红，乏力，无胸闷心慌，无口苦胁肋胀满，纳眠可，小便不利，大便干，舌淡红苔薄白，脉沉。中医诊断：水肿，消渴病。证型：风水相搏。体质分类：辛金体质。方药：玉屏风散合越婢汤加减。组成：黄芪30 g，白术 20 g，防风 10 g，麻黄 9 g，石膏 30 g，生大黄 9 g，苍术 12 g，杏仁 9 g，赤小豆 30 g，大腹皮 20 g，生姜 6 片，大枣 3 枚，甘草 6 g，共七剂，日 1 剂。7 日后随诊，患者诉水肿情况明显好转。

（三）癸水体质

1. 养生保健

（1）饮食注意事项

癸水体质之人宜食苦，如莲子心、苦瓜、苦荞、杏、野蒜。（按：《素问·脏气法时论篇第二十二》曰："肾欲坚，急食苦以坚之，用苦补之，咸泻之。"）糖尿病肾病癸水体质之人可以适当多吃温阳之品，如羊肉、韭菜等，平时须注意适量补充维生素，同时须忌辛辣刺激、油腻之品。

（2）运动疗法

糖尿病肾病癸水体质之人应当适当进行体育锻炼，"动则生阳"，可根据体力强弱选择散步、慢跑、太极拳、五禽戏、八段锦、舞蹈等活动，亦可常做日光浴、空气浴，强壮卫阳。气功方面，可坚持做强壮功、站桩功、保健功、长寿功。

（3）音乐疗法

适宜曲目有《伏阳朗照》。肾属水，在音为羽。羽音风格凄切哀怨、苍凉柔润，具有水之特性。《伏阳朗照》为羽音，却具有正午阳光般温暖的意境，可温肾水。

（4）代茶饮

① 虫草茶

原料：冬虫夏草 5 g。

方法：将冬虫夏草放入保温杯中，冲入滚烫的开水，浸泡 5～10 分钟即可饮用。

功效：滋补肝肾。

② 肉苁蓉枸杞茶

原料：肉苁蓉 10 g、枸杞 10 g。

方法：将炒肉苁蓉、枸杞放入保温杯中，冲入滚烫的开水，浸泡5～10分钟即可饮用。

功效：温补肾阳。

（5）药膳

豇豆蕹菜炖鸡

原料：豇豆150 g、蕹菜（空心菜）150 g、鸡1只（约250～500 g）。

方法：鸡宰杀洗净，切块，与豇豆、蕹菜同炖，加盐、葱等调料，食肉吃菜。

功效：补肾健脾，利水消肿。

（6）足疗方

① 杜仲山药散

组成：杜仲20 g、山药30 g。

功效：温补肾阳。

② 羊藿锁阳散

组成：淫羊藿20 g、锁阳20 g。

功效：补肾壮阳。

操作方法：将以上药材放入锅中，加水煎煮20分钟，取药液倒入药桶内，泡脚用具最好选取能让双脚舒服地平放的，水位以浸泡到小腿为宜，药液最低要没过脚踝，水温以40 ℃为宜，以全身微微出汗为佳。

注意事项：泡脚时间不宜过长，以15～20分钟为宜。在泡脚过程中，由于人体血液循环加快，时间太长的话，容易增加心脏负担。老年人应格外注意，如果有胸闷、头晕的感觉，应暂时停止泡脚，马上躺在床上休息。饭后半小时不宜泡脚，最好是饭后1小时后再泡脚。常用中药泡脚者，最好用木盆或足浴桶，不宜用铜盆等金属盆。皮肤有外伤者忌用此方法，患有严重疾病者请在医生指导下应用。

（7）中医外治法

① 耳穴压豆

取穴：肾、膀胱、三焦、内分泌。

方法：耳廓常规消毒后，将胶布剪成0.8 cm×0.8 cm大小，放1粒王不留行籽粘上，随即贴压在所选耳穴上，由轻到重按压数十次。患者每日自己按压耳贴3～5次，每次每穴按压1～2分钟。

疗程：每隔1～2天换贴压另一侧耳穴。10次为一疗程。休息10～15天，再做下一疗程治疗。

② 穴位按摩

• 命门穴

命门穴属督脉，位于腰部，腰为肾之府，命门穴有温经散寒、补肾壮阳的作用。命门穴位于第二、三腰椎棘突之间，左手拇指按压命门穴，左右旋按 20 次；然后用右手按压命门穴。

③ 经络拍打

• 足少阴肾经

通过敲打足少阴肾经，促进气血运行通畅，可以起到固肾藏精、滋阴泻火、调节体质的作用。

具体方法：平坐，手握空拳，以掌根从足底向上沿着大腿内侧至前腹部拍打，以上为一次。每天循经拍打双下肢各一百次。力度要适中，可随时随地进行操作，不必拘泥。

2. 中医辨证治疗

病机：糖尿病肾病癸水体质之人命门火衰、肾阳亏虚，气化失常，则见形寒肢冷、水肿等现象。

症状：形寒肢冷，水肿，阳痿早泄，腰膝酸软，失眠健忘，白带清稀，月经后期量少，夜尿清长。

治疗原则：补肾壮阳。

方药：金匮肾气丸加减。

3. 医案

李某，男，73 岁，2021 年 3 月于我院就诊。主诉：小便泡沫增多 2 周余。现病史：患者糖尿病肾病病史 5 年余，2 周前出现小便泡沫增多，收入病房治疗。现症见：面浮肿，乏力，双下肢水肿，腰膝冷痛，四肢发凉，头晕目眩，偶有食后心下痞满，小便清长，泡沫多，大便不成形。舌胖大苔薄白，脉沉。中医诊断：水肿，消渴病。证型：肾阳亏虚。体质分类：癸水体质。方药：金匮肾气丸加减。组成：附子 9 g，桂枝 15 g，熟地 24 g，山茱萸肉 12 g，山药 12 g，丹皮 10 g，泽泻 10 g，茯苓 10 g，金樱子 15 g，海螵蛸 15 g，黄芪 60 g，芡实 15 g，蝉蜕 9 g，共 14 剂，日 1 剂。经治疗患者上述症状均减轻，上方改黄芪药量为 45 g，继服 14 剂。

五、糖尿病心血管病变

（一）乙木体质

1. 养生保健

（1）饮食注意事项

乙木体质之人宜少食油腻、辛辣、性味温热等易损伤人体阴液的食物，如油炸物、辣椒、花椒、韭菜等。宜多食银耳、枸杞等补肝健脾的食物，多喝水，多食水果、蔬菜。

（2）运动疗法

乙木体质之人可以适当进行游泳锻炼，这样可以及时滋润肌肤，缓解皮肤干燥。还可以选择太极拳、太极剑、八段锦、气功等动静结合的传统健身项目。锻炼时要控制出汗量，及时补充水分。忌夏练三伏和蒸桑拿。

（3）音乐疗法

乙木体质对应五行为木，体质特点为喜条达恶抑郁。乙木体质之人五音对应角音，相当于简谱中的"mi"，角音深远悠扬，带有万物生机盎然的感觉。角音音乐可入肝胆之经，常听可疏利肝胆，促进人体气机的宣发，兼有助心、健脾、养胃、泻肾火的作用，可作为乙木体质之人平时调养可选择的音乐类型。

乐器中木鱼、竹笛、古箫等木系乐器音质属角。

角音音乐代表曲目有《江南好》《姑苏行》《庄周梦蝶》《春之声圆舞曲》《蓝色多瑙河》及理查德·克莱德曼的现代钢琴曲等。

（4）代茶饮

① 当归补血茶

原料：白芍10 g、熟地10 g、当归10 g。

方法：将白芍、熟地、当归放入保温杯中，冲入滚烫的开水，浸泡5～10分钟即可饮用。

功效：养血补肝。

② 红枣枸杞茶

原料：红枣10 g、枸杞10 g。

方法:将红枣、枸杞放入保温杯中,冲入滚烫的开水,浸泡5~10分钟即可饮用。

功效:滋阴养血。

(5) 药膳

杞精鹌鹑汤

原料:鹌鹑1只、枸杞子30 g、黄精30 g。

方法:将鹌鹑洗净,枸杞、黄精装鹌鹑腹内,加水适量,文火炖煮,加盐、味精适量调味即成。

功效:滋养肝肾,补精益智。

(6) 足疗方

① 知柏归芎散

组成:知母20 g、黄柏20 g、当归20 g、川芎20 g。

功效:滋阴养血。

② 膝归散

组成:牛膝20 g、当归20 g。

功效:养血补肝。

操作方法:将以上药材放入锅中,加水煎煮20分钟,取药液倒入药桶内,泡脚用具最好选取能让双脚舒服地平放的,水位以浸泡到小腿为宜,药液最低要没过脚踝,水温以40 ℃为宜,以全身微微出汗为佳。

注意事项:泡脚时间不宜过长,以15~20分钟为宜。在泡脚过程中,由于人体血液循环加快,时间太长的话,容易增加心脏负担。老年人应格外注意,如果有胸闷、头晕的感觉,应暂时停止泡脚,马上躺在床上休息。饭后半小时不宜泡脚,最好是饭后1小时后再泡脚。常用中药泡脚者,最好用木盆或足浴桶,不宜用铜盆等金属盆。皮肤有外伤者忌用此方法,患有严重疾病者请在医生指导下应用。

(7) 中医外治法

① 耳穴压豆

取穴:心、肝、胆、内分泌。

方法:耳廓常规消毒后,将胶布剪成0.8 cm×0.8 cm大小,放1粒王不留行籽粘上,随即贴压在所选耳穴上,由轻到重按压数十次。患者每日自己按压耳贴3~5次,每次每穴按压1~2分钟。

疗程:每隔1~2天换贴压另一侧耳穴。10次为一疗程。休息10~15天,再做下一疗程治疗。

② 穴位按摩

- 曲泉穴

曲泉穴是足厥阴肝经的合穴，按揉此穴具有滋阴养肝的作用。屈膝，在膝关节内侧，大腿与小腿连接褶皱尽头的凹陷处便是曲泉穴。按摩时，可以用大拇指反复按揉曲泉穴，每次 5~8 分钟，每天早晚各 1 次。

③ 经络拍打

- 足厥阴肝经

足厥阴肝经是联系肝脏与其他脏腑的重要通路，敲打肝经可以起到疏肝理气、补益肝脏、调节体质的作用。

具体方法：可平坐亦可站立，手握空拳，以掌根自两胁向下沿着大腿内侧至内踝拍打，以上为一次。每天循经拍打左右两侧各 100 次，力度要适中，可随时随地进行操作，不必拘泥。

2. 中医辨证治疗

病机：糖尿病心血管病乙木体质之人体虚肝血不足。血能生气与载气，血虚气无所依，则出现月经量少、视物昏花、肢体麻木等症状。

症状：胸胁腹满，女性月经量少、延后，经血色暗，痛经，目睛干涩，视物昏花，肢体麻木，发疏稀落，爪甲不荣，筋脉拘急，易发疝气、瘰疬肿块。

治疗原则：养阴柔肝。

方药：肝阴虚者宜知柏地黄汤加减；肝血亏虚者宜八珍汤合杞菊地黄丸加减。

3. 医案

张某，男，54 岁，2021 年 9 月于我院就诊。主诉：心慌气短 2 周余。现病史：患者 2 周前劳累后出现心慌气短，自服"速效救心丸"后缓解，行心电图检查提示，窦性心律，ST-T 段压低。现症见：面唇色暗，平素性情急躁，心慌气短，休息后缓解，劳累后加重，眼睛干涩，心烦，夜晚明显，偶有头晕目眩、心烦，无咳嗽咳痰，无心前区压榨性疼痛，纳可眠差，夜尿 2 次或 3 次，大便偶干。舌暗红苔薄白裂纹舌，脉弦紧。中医诊断：心悸，消渴病。证型：肝肾阴虚。体质分类：乙木体质。方药：知柏地黄汤加减。组成：知母 15 g，黄柏 9 g，熟地 24 g，山茱萸肉 12 g，山药 12 g，丹皮 10 g，泽泻 10 g，茯苓 10 g，太子参 15 g，甘松 6 g，丹参 15 g，共 1 剂，日 1 剂。

复诊：心慌气短明显改善，偶有心烦、大便干，眼睛干涩改善不明显。上方去茯苓、丹皮，加当归30 g、五味子15 g、密蒙花30 g，共14剂，日1剂。再诊时患者上述情况均减轻，眼睛干涩较前改善。嘱其参松养心胶囊善后，减少用眼时间，温水熨双眼。

（二）丁火体质

1. 养生保健

（1）饮食注意事项

丁火体质之人本身火气衰弱，容易被金侮。丁火体质之人可以适当食用羊肉、猪心、鹿茸、人参等来温阳益气，同时配合食用补血活血之品。尽量少吃生冷寒凉之品，同时注意清淡饮食。

（2）运动疗法

丁火体质为五行所缺为火者，因本身火气衰弱，干预总则是补火，具体方法主要为直接补火法，同时适当运用五行相生之法，辅以间接补火法。宜进行书法、散步、太极、瑜伽、易筋经、八段锦等中国传统功法的训练，不宜过度出汗。午时练功效佳。

（3）音乐疗法

适宜曲目：《荷花映日》。心属火，在音为徵。徵音乐曲旋律热烈欢快、轻松活泼，具有"火"之特性，令人情绪欢畅。《荷花映日》为徵音，有夏日炎炎、荷香四溢之意。

（4）代茶饮

① 独参茶

原料：人参10 g、花茶3 g。

方法：用200 mL开水冲泡5~10分钟即可。

功效：大补元气，固脱生津，安神益智。

② 芪升茶

原料：黄芪5 g、升麻3 g、花茶3 g。

方法：用250 mL开水冲泡后饮用，冲饮至味淡。

功效：益气升阳。

（5）药膳

人参莲肉汤

原料：人参10 g、莲子10枚。

方法：将人参、莲子（去心）放入碗中，加洁净水适量泡发。将盛药物的碗置于蒸锅内,隔水蒸炖1小时。人参可反复使用3次,次日再加莲子和水适量,如前法蒸炖。吃莲肉,喝汤,第3次时,莲肉同人参一起吃下。早晚各食1次。

功效:补气养心。

(6) 足疗方

① 温阳益气汤

组成:桂枝20 g、参须各6 g、生姜30 g。

功效:温阳益气。

② 术艾当归散

组成:艾叶15 g、白术15 g、当归20 g。

功效:温阳补血。

操作方法:将以上药材放入锅中,加水煎煮20分钟,取药液倒入药桶内,泡脚用具最好选取能让双脚舒服地平放的,水位以浸泡到小腿为宜,药液最低要没过脚踝,水温以40 ℃为宜,以全身微微出汗为佳。

注意事项:泡脚时间不宜过长,以15~20分钟为宜。在泡脚过程中,由于人体血液循环加快,时间太长的话,容易增加心脏负担。老年人应格外注意,如果有胸闷、头晕的感觉,应暂时停止泡脚,马上躺在床上休息。饭后半小时不宜泡脚,最好是饭后1小时后再泡脚。常用中药泡脚者,最好用木盆或足浴桶,不宜用铜盆等金属盆。皮肤有外伤者忌用此方法,患有严重疾病者请在医生指导下应用。

(7) 中医外治法

① 耳穴压豆

取穴:心、肝、神门、内分泌。

方法:耳廓常规消毒后,将胶布剪成0.8 cm×0.8 cm大小,放1粒王不留行籽粘上,随即贴压在所选耳穴上,由轻到重按压数十次。患者每日自己按压耳贴3~5次,每次每穴按压1~2分钟。

疗程:每隔1~2天换贴压另一侧耳穴。10次为一疗程。休息10~15天,再做下一疗程治疗。

② 穴位按摩

• 神门穴

神门穴是手少阴心经的穴位之一,按揉此穴具有补心安神的作用。该穴位在手腕关节的手掌一侧,尺侧腕屈肌腱的桡侧凹陷处。按摩时可用大拇指反复按揉,每天睡前按摩,每次8~10分钟,以有轻微酸胀感为宜。

③ 经络拍打
- 手少阴心经

手少阴心经，是联系心与其他脏腑的重要通路。敲打心经，可以起到调摄心神、补气益血、调节体质的作用。

具体方法：可平坐亦可站立，手握空拳拍打，始于腋下，止于小拇指指尖，贯穿上臂内侧，以上为一次。每天循经拍打左右手臂各100次。力度要适中，可随时随地进行操作，不必拘泥。

2. 中医辨证治疗

病机：糖尿病心血管病丁火体质之人心血不足。血虚气无所依，气血亏虚，则见心悸气短、乏力等症状；心阳或心阴不足，则出现眠差、多梦等症状；心血瘀阻，则出现舌色紫暗、爪甲紫暗等症状。

症状：心悸气短，乏力，少气懒言，精神委顿，多梦眠差，健忘，表情淡漠，口唇、爪甲、舌色紫暗。

治疗原则：益气温阳，补血养心，活血化瘀。

方药：心血亏虚者宜八珍汤加减；心阴虚者宜天王补心丹加减；心气虚者宜归脾汤加减；心阳虚者宜参附汤加减；心血瘀阻者宜血府逐瘀汤合丹参饮加减。

3. 医案

辛某，女，65岁，2021年7月于我院就诊。主诉：心悸1月余，加重2天。现病史：患者1月前心悸，自服"复方丹参片"后好转，行心电图示：窦性心律不齐，房性早搏。心脏彩超：二尖瓣关闭不全（轻度），三尖瓣关闭不全（轻度）。2周前，患者因睡眠障碍出现心悸。现症见：体型瘦小，面色淡，心慌气短，神疲乏力，爪甲色淡，易头晕，起身时明显，气短懒言，惊悸健忘，夜寐不安，纳可眠差，二便调。舌淡苔薄白，脉沉。中医诊断：心悸，消渴病。证型：心气亏虚。体质分类：丁火体质。方药：八珍汤加减。组成：黄芪30 g，当归20 g，桂心15 g，甘草6 g，陈皮15 g，白术18 g，人参9 g，白芍15 g，熟地黄9 g，丹参15 g，木香12 g，砂仁15 g，共7剂，日1剂。复诊，患者心悸较前改善，睡眠、乏力稍有改善，上方去桂心、白芍，加五味子15 g、茯苓20 g、远志15 g、生龙牡各30 g，共14剂，日1剂。再诊，患者症状均较前改善，改人参为太子参15 g，继服14剂善后。

（三）戊土体质

1. 养生保健

（1）饮食注意事项

戊土体质之人饮食宜以清淡为主，宜食空心菜、芹菜、黄瓜、藕、冬瓜、牛肉、橙子、玉米、薏苡仁、莲子、苦瓜、茵陈、溪黄草、车前草、丝瓜、柠檬等，戊土体质的人宜少食辛辣燥烈、大热大补、易助长人体湿热的食物，如烧烤、辣椒、生姜、大蒜、狗肉、羊肉、牛肉等温热之品。宜少食用胆固醇含量高的食品。宜戒烟酒，烟酒容易助湿生热，是导致人体湿热状态的重要原因。糖尿病心血管病变戊土体质之人应适当食用补血活血之品，如猪血、羊血、大枣、龙眼等。

（2）运动疗法

五禽戏是东汉医学家华佗继承古代导引养生术，依据中医学阴阳五行、脏象理论及经络、气血运行规律，观察禽兽活动姿态，用虎、鹿、猿、熊、鸟的动物形象、动作创编的一套养生健身功法。

戊土体质之人适宜练熊戏。习练熊戏时，需仰卧，两手抱膝抬头，躯体向左、右倾侧着地各7次，然后蹲起，双手左右按地。熊戏沉稳，模仿熊的形象，取其体笨力大敦厚之性。习练时，意随形动，形随意动，达到形意一体。熊戏主理脾胃，练熊戏能起到锻炼四肢筋腱、使肌肉发达、增长力气、灵活关节、强身壮体的作用。

（3）音乐疗法

宫音，相当于简谱中的"do"，居五音之首。宫音悠扬和谐，具有"土"的特性。如同大地辽阔而敦厚，孕育万物，包容一切。

宫音入脾，属于土音，与脾之气机相和，能够促进消化，滋补气血，安定情绪。宫音音乐代表曲目有《梅花三弄》《阳春》《高山》《流水》等。戊土之人闲暇之余应多听宫音的音乐，以促进全身气机的稳定，令心情愉悦，气血和平，也可调养身心，有养生保健之功效。

（4）代茶饮

① 参七茶

原料：丹参5 g、三七5 g。

方法：用200 mL开水冲泡，焖10分钟左右即可饮用。

功效：活血降脂。

② 山楂泽泻茶

原料：山楂 2 颗、泽泻 5 g。

方法：用 200 mL 开水冲 10 分钟左右即可饮用。

功效：活血祛湿。

(5) 药膳

三仁粥

原料：桃仁、枣仁、柏子仁各 10 g，粳米 60 g。

方法：将桃仁、枣仁、柏子仁粉碎，放水适当，文火烧开 30~40 分钟，除杂取汁，将粳米淘净下锅，倒入药汁，文火烧开，慢火熬出粥。

功效：养心安神，活血化瘀。

(6) 足疗方

① 桃仁红花散

组成：桃仁 10 g、红花 10 g。

功效：活血化瘀。

② 合欢散

组成：合欢皮 20 g、香附 20 g。

功效：养心安神。

操作方法：将以上药材放入锅中，加水煎煮 20 分钟，取药液倒入药桶内，泡脚用具最好选取能让双脚舒服地平放的，水位以浸泡到小腿为宜，药液最低要没过脚踝，水温以 40 ℃ 为宜，以全身微微出汗为佳。

注意事项：泡脚时间不宜过长，以 15~20 分钟为宜。在泡脚过程中，由于人体血液循环加快，时间太长的话，容易增加心脏负担。老年人应格外注意，如果有胸闷、头晕的感觉，应暂时停止泡脚，马上躺在床上休息。饭后半小时不宜泡脚，最好是饭后 1 小时后再泡脚。常用中药泡脚者，最好用木盆或足浴桶，不宜用铜盆等金属盆。皮肤有外伤者忌用此方法，患有严重疾病者请在医生指导下应用。

(7) 中医外治法

① 耳穴压豆

取穴：脾、胃、心、神门。

方法：耳廓常规消毒后，将胶布剪成 0.8 cm × 0.8 cm 大小，放 1 粒王不留行籽粘上，随即贴压在所选耳穴上，由轻到重按压数十次。患者每日自己按压耳贴 3~5 次，每次每穴按压 1~2 分钟。

疗程：每隔 1~2 天换贴压另一侧耳穴。10 次为一疗程。休息 10~15

天，再做下一疗程治疗。

② 穴位按摩

- 三阴交

三阴交是足太阴脾经养生要穴。三阴交意指足部肝、脾、肾三条阴经经脉的气血在此处交会。按揉三阴交可以帮助机体运化痰湿，排散积留的热邪。三阴交归属于脾经，有助于调节脾脏运化水湿的功能，从而帮助排除体内滞留的水湿和痰饮。同时，三阴交还可沟通肾、肝两条阴经。

取穴方法：取正坐姿势，该穴位于足内踝尖上除拇指以外四横指的宽度（约3寸），当胫骨后方凹陷处。先用热水泡脚半小时左右，然后将脚擦干。将左脚架于右腿上，用右手的拇指或中指指端用力按压左侧三阴交穴，一压一放为1次，按压50次；然后改为先顺时针方向、后逆时针方向各按揉此穴5分钟，也可以使用按摩棒或光滑的木棒按揉，注意力量柔和，以感觉酸胀为度，不可力量过大，以免伤及皮肤。然后换右脚，方法同上。

③ 经络拍打

- 足太阴脾经

脾主运化，为后天之本，在维持消化系统功能及将食物化为气血方面起着重要的作用。若脾经出现问题，会出现腹胀、便溏、胃脘痛、嗳气、身重无力等。若脾经气血通畅，经气旺盛，可以使人脏气通顺，运化如常。

具体方法：采取坐位，将一只脚的脚踝压在另一条大腿上，手握空拳，以掌根拍打，自足大趾内侧端起始，然后沿小腿内侧正中线上行，再至大腿内侧前缘，然后至腹部，拍打时要用力适中，双侧都要敲，每侧敲打10分钟。

2. 中医辨证治疗

病机：戊土体质之人脾胃虚弱、运化失司，湿浊中阻，脾胃不和，则出现腹部胀满疼痛，嗳气纳呆等症状；或胃有积热，胃热伤津，胃火上攻，则出现口干、口舌生疮等症状；或湿性重浊，湿遏热伏，则会出现头身困重，大便黏滞等症状。糖尿病心血管病变戊土体质之人常伴有心神失养，心神不安。

症状：心神不安，失眠多梦，头困身重，胃中嘈杂，口咽干燥渴饮，咳嗽咯痰，腹部胀满疼痛，舌苔厚腻，口舌生疮，大便黏滞不爽或干结。

治疗原则：理气健脾，清热利湿。

方药：胃气郁滞者宜木香顺气丸加减；痰湿困脾者宜参苓白术散加减；

胃火炽盛证者宜清胃散加减；脾胃湿热者宜三仁汤加减。

3. 医案

刘某，女，67 岁，2021 年 9 月于我院就诊。主诉：心慌气短 3 日余。现病史：患者 3 日前因劳累出现心慌气短。现症见：面色黄，体型胖壮，心慌气短，易头晕，心下痞闷不舒，四肢沉重，偶有口干口苦，关节酸痛，纳眠可，小便调，大便溏，质黏腻。舌胖苔白腻，脉濡。中医诊断：心悸，消渴病。证型：心脾气虚。体质分类：戊土体质。方药：参苓白术散加减。组成：白扁豆 15 g，白术 20 g，茯苓 20 g，甘草 6 g，桔梗 9 g，莲子肉 9 g，太子参 15 g，砂仁 15 g，山药 18 g，薏苡仁 30 g，丹参 15 g，赤芍 15 g，甘松 9 g，黄连 6 g，共 7 剂，日 1 剂。复诊，患者诉症状均较前改善，原方继服 14 剂善后。

六、糖尿病脑血管病变

（一）甲木体质

1. 养生保健

（1）饮食注意事项

甲木体质之人宜少食具有收敛酸涩之性等容易加重气滞的食物，如柠檬、乌梅、酸枣等。宜多食调畅、疏通气机的食物，如萝卜、金橘、黄花菜等。糖尿病脑血管病变的甲木体质的患者应当控制每日食盐的摄入量，不能摄入高盐的食物以加重病情，同时可以食入一些能帮助加快血液循环的食物比如生姜、洋葱、羊肉等。

（2）运动疗法

• 八段锦

八段锦为传统医学中导引按跷之瑰宝，共有八节。锦者，誉其似锦之柔和优美。"锦"字，由"金""帛"组成，以表示其精美华贵。除此之外，"锦"字还可理解为单个导引术式的汇集，如丝锦那样连绵不断，是一套完整的健身方法。八段锦的具体做法如下：

第一段　双手托天理三焦：

① 两脚平行开立，与肩同宽。两臂徐徐分别自左右身侧向上高举过头，

十指交叉，翻转掌心极力向上托，使两臂充分伸展，不可紧张，恰似伸懒腰状。同时缓缓抬头上观，要有擎天柱地的神态，此时缓缓吸气。

② 翻转掌心朝下，在身前正落至胸高时，随落随翻转掌心再朝上，微低头，眼随手运。同进配以缓缓呼气。

如此两掌上托下落，练习 4~8 次。

第二段　左右开弓似射雕：

① 两脚平行开立，略宽于肩，成马步站式。上体正直，两臂平屈于胸前，左臂在上，右臂在下。

② 手握拳，食指与拇指呈八字形撑开，左手缓缓向左平推，左臂展直，同时右臂屈肘向右拉回，右拳停于右肋前，拳心朝上，如拉弓状。眼看左手。

③、④动作与①、①动作同，唯左右相反。如此左右各开弓 4~8 次。

第三段　调理脾胃臂单举：

① 左手自身前成竖掌向上高举，继而翻掌上撑，指尖向右，同时右掌心向下按，指尖朝前。

② 左手俯掌在身前下落，同时引气血下行，全身随之放松，恢复自然站立。

③、④动作与①、②动作同，唯左右相反。如此左右手交替上举各 4~8 次。

第四段　五劳七伤往后瞧：

① 两脚平行开立，与肩同宽。两臂自然下垂或叉腰。头颈带动脊柱缓缓向左拧转，眼看后方，同时配合吸气。

② 头颈带动脊柱徐徐向右转，恢复前平视。同时配合呼气，全身放松。

③、④动作与①、②动作同，唯左右相反。如此左右后瞧各 4~8 次。

第五段　摇头摆尾去心火：

① 马步站立，两手叉腰，缓缓呼气后拧腰向左，屈身下俯，将余气缓缓呼出。动作不停，头自左下方经体前至右下方，像小勺舀水似的引颈前伸，自右侧慢慢将头抬起，同时配以吸气；拧腰向左，身体恢复马步桩，缓缓深长呼气。同时全身放松，呼气末尾，两手同时做节律性掐腰动作数次。

② 动作与①动作同，唯左右相反。如此①、②动作交替进行各做 4~8 次。

第六段　双手攀足固肾腰：

① 两脚平行开立，与肩同宽，两掌分按脐旁。

② 两掌沿带脉分向后腰。

③ 上体缓缓前倾，两膝保持挺直，同时两掌沿尾骨、大向下按摩至脚跟。沿脚外侧按摩至脚内侧。

④ 上体展直，同时两手沿两大腿内侧按摩至脐两旁。

如此反复俯仰4～8次。

第七段　攒拳怒目增气力：

预备姿势：两脚开立，成马步桩，两手握拳分置腰间，拳心朝上，两眼睁大。

① 左拳向前方缓缓击出，成立拳或俯拳皆可。击拳时宜微微拧腰向右，左肩随之前顺展拳变掌臂外旋握拳抓回，呈仰拳置于腰间。

② 与①动作同，唯左右相反。如此左右交替各击出4～8次。

第八段　背后七颠百病消：

预备姿势：两脚平行开立，与肩同宽，或两脚相并。

两臂自身侧上举过头，脚跟提起，同时配合吸气。两臂自身前下落，脚跟亦随之下落，并配合呼气，全身放松。如此起落4～8次。

（3）音乐疗法

五音疗法是天干五行体质调养的特色方法之一。五音养生乐曲以各自对应的音为主音，其余各音进行有序组合，组成宫、商、角、徵、羽不同的调式，调式不同，表达的内容亦会有所差异，同时对于不同的脏腑产生的作用也不同。

甲木体质对应五行属木，体质特点为喜条达恶抑郁。甲木体质之人五音对应角音。角音相当于简谱中的"mi"，其曲调旋律深远悠扬，带有万物生机盎然的感觉。角音可入肝胆之经，常听可疏利肝胆，促进人体内气机的宣发，兼有助心、健脾、养胃、泻肾火的作用，可作为甲木体质之人平时调养可选择的音乐类型。

乐器中木鱼、竹笛、古箫等木系乐器音质属角音。

角音音乐代表曲目有《江南好》《姑苏行》《庄周梦蝶》《春之声圆舞曲》《蓝色多瑙河》以及理查德·克莱德曼的现代钢琴曲等。

（4）代茶饮

① 桑叶红花茶

原料：桑叶15 g、红花5 g。

方法：将桑叶、红花一起加水煮15分钟，放温凉后即可饮用。

功效：疏肝活血。

② 银花竹叶茶

原料：金银花 15 g、菊花 15 g、淡竹叶 15 g。

方法：将金银花、菊花、淡竹叶一起加水煮 15 分钟，放温凉后即可饮用。

功效：疏肝清热。

(5) 药膳

芹菜萝卜汤

原料：芹菜 20 g 切段，白萝卜 300 g 去皮切片。

方法：汤锅放在火上，倒入适量清水，下入芹菜、白萝卜同煮，煮约 1 小时，加入少许精盐调味即成。

功效：健脾开胃理气。

(6) 足疗方

① 柴胡疏肝方

组成：柴胡 15 g、白芍 15 g、香附 10 g。

功效：疏肝解郁。

② 当归泻肝散

组成：当归 15 g、白芍 15 g、柴胡 10 g、青皮 15 g。

功效：疏肝解郁，行气活血。

操作方法：将以上药材放入锅中，加水煎煮 20 分钟，取药液倒入药桶内，泡脚用具最好选取能让双脚舒服地平放的，水位以浸泡到小腿为宜，药液最低要没过脚踝，水温以 40 ℃为宜，以全身微微出汗为佳。

注意事项：泡脚时间不宜过长，以 15~20 分钟为宜。在泡脚过程中，由于人体血液循环加快，时间太长的话，容易增加心脏负担。老年人应格外注意，如果有胸闷、头晕的感觉，应暂时停止泡脚，马上躺在床上休息。饭后半小时不宜泡脚，最好是饭后 1 小时后再泡脚。常用中药泡脚者，最好用木盆或足浴桶，不宜用铜盆等金属盆。皮肤有外伤者忌用此方法，患有严重疾病者请在医生指导下应用。

(7) 中医外治法

① 耳穴压豆

取穴：肝、内分泌、三焦。

方法：耳廓常规消毒后，将胶布剪成 0.8 cm×0.8 cm 大小，放 1 粒王不留行籽粘上，随即贴压在所选耳穴上，由轻到重按压数十次。患者每日自己按压耳贴 3~5 次，每次每穴按压 1~2 分钟。

疗程：每隔 1~2 天换贴压另一侧耳穴。10 次为一疗程。休息 10~15 天，再做下一疗程治疗。

② 穴位按摩

- 膻中穴

膻中穴位于人体前正中线上，平第 4 肋间，具有益气宽胸、活血通脉的作用，被称作人体的"上气海"。经常按揉此穴，能够宽胸理气，缓解胸闷、气胀、疼痛发酸等症状。膻中穴是心包募穴，也是宗气聚集之处。募，指募集，是说膻中穴在胸部募集气血精微，向外输送至心包，为心包经提供气血，故膻中被称为心包募。宗气由自然界清气与脾胃所化生的水谷精气相结合而成，积于胸中，出于喉咙，贯心脉而行呼吸。我们可以通过刺激膻中穴，来影响宗气的运行，以此濡润脏腑，增强防御外邪、推动血液运行、输布精微的功能，从而缓解气滞引起的失眠、情绪不稳、食后易腹胀等症状。气滞日久，人经常会出现气喘、短气等症状，而膻中穴对此有很好的预防和治疗作用，《针灸甲乙经》中就有这样病症的治疗记载："咳逆上气，唾喘短气不得息，口不能言，膻中主之。"

男性膻中穴在两乳头之间中点；女性乳头位置不确定，可由锁骨向下数第三条肋骨下间隙，与前胸正中汇合处取穴，即平第四肋间，当前正中线处。操作时，患者取正坐或仰卧的姿势，术者掌根紧贴患者膻中穴，顺时针按揉 3~5 分钟，力量不宜过大，以局部发热为佳。

③ 经络拍打

- 足厥阴肝经

足厥阴肝经简称肝经，是联系肝脏与其他脏腑的重要通路，敲打肝经，可以起到疏肝理气、补益肝脏、调节体质的作用。

具体方法：患者可平坐亦可站立，术者手握空拳，以掌根自患者两胁向下沿着大腿内侧至内踝拍打，以上为一次。每天循经拍打左右侧各 100 次，力度要适中，可随时随地进行操作，不必拘泥。

2. 中医辨证治疗

病机：甲木体质之精神亢奋、忿忿不平、急躁易怒。情志不畅导致肝气郁结，则出现嗳气、胸胁胀痛等症状；肝郁化火，横逆犯胃，则出现嘈杂吞酸、口干口苦等症状；肝胆实火上炎，肝经湿热下注，则出现头痛、阴痒等症状；肝阳上扰，风阳偏亢，则出现眩晕、目赤等症状。

症状：呕逆嗳气，胸胁胀满疼痛，月经量多、色红，经期提前或不定期，目睛红赤，眵泪多，眩晕，易发中风、血证。

治疗原则：疏肝活血，清热泻火，清利湿热，平肝潜阳。

方药：肝气郁滞者宜柴胡疏肝散加减；肝胆湿热者宜龙胆泻肝汤加减；肝火炽盛者宜左金丸加减；肝阳上亢者宜天麻钩藤饮加减。

3. 医案

于某，女，67岁，2020年6月12日于门诊就诊。主诉：头晕5日余。现病史：患者5日前因情绪不畅出现头晕，自服"布洛芬片"未见明显改善。既往史：糖尿病病史10余年，脑梗死病史2年余。现症见：情绪急躁，心烦易怒，头晕，头部胀痛，听力减退，口干，偶有口苦，纳可眠差，小便可，大便偶干。舌红苔薄黄，脉弦紧。中医诊断：头晕，消渴病。证型：肝阳上亢。体质分析：甲木体质。方药：天麻钩藤饮加减。组成：天麻9 g，川牛膝、钩藤各12 g，石决明18 g，山栀、黄芩、益母草、桑寄生、夜交藤、茯神各9 g，白芍30 g，川楝子15 g，龙胆草、夏枯草各12 g，共7剂，日1剂，水煎服。复诊：患者头痛头晕较前改善，情绪稍缓解，睡眠稍改善，脉象较前缓和。上方改茯神为15 g，加半夏15 g，郁金15 g，共7剂。再诊，患者自诉情况明显改善，嘱其自我调节情绪，上方继服7剂收效。

（二）丙火体质

1. 养生保健

（1）饮食注意事项

丙火体质之人饮食应注意适量、主动补水，晚餐不宜过饱，避免因增加胃肠负担而导致减少心肌供血不足。且此类糖尿病患者具有脑血管病变，宜低盐、低脂、多维生素，油腻、荤腥、辛辣。丙火体质之人宜食荸荠、苦瓜、黄瓜、丝瓜、萝卜、鸭肉、绿豆、甲鱼、银耳、番茄、杏仁、莲子心、黑豆、黑芝麻、香菇、红豆等。为了控制胆固醇和盐的摄入量，患者应尽量少食动物的内脏，在日常生活中多食入蔬菜、水果、豆类和杂粮等食物。

（2）运动疗法

丙火体质之人应加强体育锻炼并持之以恒，可选择强度不大的运动，如游泳、太极拳、八段锦、长寿功、健身操等，以全身关节都能活动的运动为佳。通过运动可以使全身经络、气血通畅，五脏六腑调和。有脑血管病变的患者不能进行剧烈运动，可以在较暖和的温度下进行适当强度的运动，并应坚持经常性的锻炼，如进行太极、五禽戏及各种舞蹈、健身操等运动，以达到改善体质的目的。

养生操,简单易操作,长久坚持,可收到明目聪耳、固齿健脑、健脾和胃的效果,所有人皆可使用,具体做法如下。

第一节:对两手掌呵气两口,搓热,摩擦两鼻旁、双眼十五通。将两耳揉捏扯拽,卷向前后15遍。

第二节:两手抱脑后,用中食二指弹击脑后24下。

第三节:耸肩舒臂,作开弓势,左右交替各8遍。

第四节:上下牙相互叩击35下,嘴尽量张大,力量适中。待津液满口时,分3次缓缓咽下。

第五节:按摩腹部,顺时针、逆时针各50下。

结束后,饮用热水一杯。

(3) 音乐疗法

徵音,相当于简谱中的"sol",为五音之第四级。徵音抑扬咏越,像火一样升腾,具有"火"的特性。丝弦类的古琴、高亢的唢呐以及管弦乐演奏的徵音,曲调清朗悦耳,旋律热烈欢快、轻松活泼,能使人奋进向上。

徵音入心,属于火音。丝弦的声音可拨动人的心弦,通调血脉,抖擞精神。徵音音乐代表曲目有《解放军进行曲》《步步高》《狂欢》《山居吟》《卡门序曲》等。丙火之人闲暇之余应多听徵类的音乐,在雅正的音乐中和乐身心,导气养神。

(4) 代茶饮

① 荷丹竹叶茶

原料:丹参9 g、荷叶6 g、竹叶6 g。

方法:将丹参、荷叶、竹叶放入保温杯中,冲入滚烫的开水,浸泡5~10分钟即可饮用。

功效:活血降脂。

② 枣仁安神茶

原料:酸枣仁10 g、女贞子5 g、莲子5 g。

方法:将酸枣仁、女贞子放入保温杯中,冲入滚烫的开水,浸泡5~10分钟即可饮用。

功效:清心泻火,益精安神。

(5) 药膳:

竹叶蒲公英绿豆汤

原料:淡竹叶10 g、蒲公英10 g、绿豆30 g。

方法：先将蒲公英、淡竹叶水煎取汁。再将绿豆煮成绿豆汁，调入药汁即成。

功效：泻火养阴。

（6）足疗方

① 益智桃红散

组成：益智仁10 g，红花10 g、桃仁10 g。

功效：益智活血。

② 竹叶薄荷散

组成：竹叶10 g，薄荷10 g。

功效：清心泻火。

操作方法：将以上药材放入锅中，加水煎煮20分钟，取药液倒入药桶内，泡脚用具最好选取能让双脚舒服地平放的，水位以浸泡到小腿为宜，药液最低要没过脚踝，水温以40 ℃为宜，以全身微微出汗为佳。

注意事项：泡脚时间不宜过长，以15～20分钟为宜。在泡脚过程中，由于人体血液循环加快，时间太长的话，容易增加心脏负担。老年人应格外注意，如果有胸闷、头晕的感觉，应暂时停止泡脚，马上躺在床上休息。饭后半小时不宜泡脚，最好是饭后1小时后再泡脚。常用中药泡脚者，最好用木盆或足浴桶，不宜用铜盆等金属盆。皮肤有外伤者忌用此方法，患有严重疾病者请在医生指导下应用。

（7）中医外治法

① 耳穴压豆

取穴：心、神门、交感、小肠。

方法：耳廓常规消毒后，将胶布剪成0.8 cm×0.8 cm大小，放1粒王不留行籽粘上，随即贴压在所选耳穴上，由轻到重按压数十次。患者每日自己按压耳贴3～5次，每次每穴按压1～2分钟。

疗程：每隔1～2天换贴压另一侧耳穴。10次为一疗程。休息10～15天，再做下一疗程治疗。

② 穴位按摩

• 内关穴

穴位定位：位于前臂掌侧，当曲泽与大陵的连线上，腕横纹上2寸，掌长肌腱与桡侧腕屈肌腱之间。

功能主治：宁心安神，理气止痛，可以治疗心绞痛、心律不齐。

取穴方法：如果要找左手的内关穴，就把左手心向上伸出来，右手食指、中指、无名指三指并拢,把无名指放在左手腕横纹上,那么左手的内关穴就在食指的下边,掌侧面的正中处。右手也用同样方法找。

操作方法:由于内关的位置比较深,用指尖有节奏地进行按压,以产生酸、麻、胀的感觉为最好。

注意事项:对于没有心脏病的人,按摩的时间大约为每天2次,每次2分钟,60~70下为宜。如果按揉内关的时候,明显有酸痛感觉,时间可以延长至4分钟或5分钟。

③ 敲打经络

• 手厥阴心包经

针对丙火体质可以敲打手厥阴心包经以调理体质。

经络走向:经臂前区腋前纹头下(天泉穴)起始→向前臂至掌侧远端横纹横纹上(内关穴)→沿第三掌指关节近端(劳宫穴)→中指最高点(中冲穴),与手少阳三焦经相接。

拍打方法:手握空拳,然后沿着经络的走向"补拍"或者逆着经络的走向"泄拍"。每天1次,每次不超过5分钟,力度以拍打时感到舒适为宜,可随时随地进行操作,不必拘泥。

2. 中医辨证治疗

病机:丙火体质之人冲动易怒。心火循经上炎,而见心烦、口干等症状;心热下移小肠,则见小便短赤、尿痛等症状。

症状:心烦急躁,口舌生疮,甚则吐血衄血,大便秘结,小便短赤,面红舌赤,苔黄脉数。

治疗原则:清心泻火。

方药:导赤散加减。

3. 医案

谢某,男,66岁,2020年12月于我院门诊就诊。主诉:头晕7日余。既往史:糖尿病病史12年余,脑梗塞病史1年余。现症见:面色红,头晕头胀,平素口舌容易生疮,口干欲饮水,心烦,偶有心悸怔忡,无明显的咳嗽气喘,双下肢无水肿,小便黄,大便常干,舌红舌尖点刺,苔黄,脉浮。中医诊断:头晕,消渴病。证型:火热上扰。体质分类:丙火体质。方药:芎芷石膏汤合导赤散加减。组成:川芎 15 g、白芷 30 g、石膏 30 g、藁本 12 g、羌活 15 g、菊花 30 g、栀子 12 g、黄连 9 g、淡豆豉 6 g、大黄 6 g,上方 14 剂,日 1 剂。复诊:患者头晕较前改善,偶有头痛,上方加细辛 3 g、天麻 12 g、蔓荆子 15 g、白蒺藜 9 g，继服 7 剂。再诊，患者上述情况均改善，嘱其清淡饮食，随诊。

（三）壬水体质

1. 养生保健

（1）饮食注意事项

壬水体质之人宜多食清热、利尿、解毒的食物，如西瓜、冬瓜、苦瓜、萝卜、绿豆、薏苡仁、马齿苋等。体质内热较盛者，禁忌辛辣燥烈、大热大补的食物，如辣椒、生姜、大葱、大蒜等，对于狗肉、鹿肉、牛肉、羊肉、酒等温热食品和饮品，宜少食和少饮。不要长期熬夜或过度疲劳，要保持二便通畅，防止湿热郁聚。对脑血管疾患的患者来说，保持二便通畅尤为重要，因此可以适量食用蔬菜及含糖量少的水果。要注意个人卫生，预防皮肤病变。忌烟酒。

（2）运动疗法

- 八段锦

第一段　双手托天理三焦：

① 两脚平行开立，与肩同宽。两臂徐徐分别自左右身侧向上高举过头，十指交叉，翻转掌心极力向上托，使两臂充分伸展，不可紧张，恰似伸懒腰状。同时缓缓抬头上观，要有擎天柱地的神态，此时缓缓吸气。

② 翻转掌心朝下，在身前正落至胸高时，随落随翻转掌心再朝上，微低头，眼随手运。同进配以缓缓呼气。

如此两掌上托下落，练习 4~8 次。

第二段　左右开弓似射雕：

① 两脚平行开立，略宽于肩，成马步站式。上体正直，两臂平屈于胸前，左臂在上，右臂在下。

② 手握拳，食指与拇指呈八字形撑开，左手缓缓向左平推，左臂展直，同时右臂屈肘向右拉回，右拳停于右肋前，拳心朝上，如拉弓状。眼看左手。

③、④动作与①、②动作同，唯左右相反。如此左右各开弓 4~8 次。

第三段　调理脾胃臂单举：

① 左手自身前成竖掌向上高举，继而翻掌上撑，指尖向右，同时右掌心向下按，指尖朝前。

② 左手俯掌在身前下落，同时引气血下行，全身随之放松，恢复自然站立。

③、④动作与①、②动作同，唯左右相反。如此左右手交替上举各4~8次。

第四段　五劳七伤往后瞧：

① 两脚平行开立，与肩同宽。两臂自然下垂或叉腰。头颈带动脊柱缓缓向左拧转，眼看后方，同时配合吸气。

② 头颈带动脊柱徐徐向右转，恢复前平视。同时配合呼气，全身放松。

③、④动作与①、②动作同，唯左右相反。如此左右后瞧各4~8次。

第五段　摇头摆尾去心火：

① 马步站立，两手叉腰，缓缓呼气后拧腰向左，屈身下俯，将余气缓缓呼出。动作不停，头自左下方经体前至右下方，像小勺舀水似的引颈前伸，自右侧慢慢将头抬起，同时配以吸气；拧腰向左，身体恢复马步桩，缓缓深长呼气。同时全身放松，呼气末尾，两手同时做节律性掐腰动作数次。

② 动作与①动作同，唯左右相反。如此①、②动作交替进行各做4~8次。

第六段　双手攀足固肾腰：

① 两脚平行开立，与肩同宽，两掌分按脐旁。

② 两掌沿带脉分向后腰。

③ 上体缓缓前倾，两膝保持挺直，同时两掌沿尾骨、大向下按摩至脚跟。沿脚外侧按摩至脚内侧。

④ 上体展直，同时两手沿两大腿内侧按摩至脐两旁。

如此反复俯仰4~8次。

第七段　攒拳怒目增气力：

预备姿势：两脚开立，成马步桩，两手握拳分置腰间，拳心朝上，两眼睁大。

① 左拳向前方缓缓击出，成立拳或俯拳皆可。击拳时宜微微拧腰向右，左肩随之前顺展拳变掌臂外旋握拳抓回，呈仰拳置于腰间。

② 与①动作同，唯左右相反。如此左右交替各击出4~8次。

第八段　背后七颠百病消：

预备姿势：两脚平行开立，与肩同宽，或两脚相并。

两臂自身侧上举过头，脚跟提起，同时配合吸气。两臂自身前下落，脚跟亦随之下落，并配合呼气，全身放松。如此起落4~8次。

(3) 音乐疗法

羽音,属肾的音阶,相当于简谱中的"la"。羽音乐曲风格清纯,凄切哀怨,苍凉柔润,如天垂晶幕,行云流水,具有"水"之特性,可入肾。

羽音音乐最佳曲目有《梅花三弄》。肾气需要蕴藏,这首曲子中合宜的五音搭配,不经意间运用了五行互生的原理,反复、逐一地将产生的能量源源不断地输送到肾中。一曲听罢,神清气爽,倍感轻松。

(4) 代茶饮

① 白术甘草茶

原料:白术 6 g、绿茶 3 g、甘草 3 g。

方法:将白术与甘草用水煎沸后,冲泡绿茶 5~10 分钟即可,冲饮至味淡。也可直接冲泡饮用,可根据个人情况加入适量枸杞。

功效:健脾补肾,益气生血。

② 苍柏茶

原料:苍术 3 g、黄柏 0.5 g、绿茶 3 g。

方法:将苍术、黄柏用 250 mL 水煎煮沸后泡茶。也可直接冲泡,冲饮至味淡。

功效:补肾除湿清热。

(5) 药膳

荠菜二豆鲫鱼汤

原料:荠菜 100 g、黑豆 30 g、赤小豆 30 g、白鲫鱼 1 条(约 400 g)、生姜 3 片。

方法:白鲫鱼去鳞、内脏,洗净,在油锅中略煎至 7 分熟,将鲫鱼放入砂锅,加入洗净的荠菜、黑豆、赤小豆、生姜以及适量清水,大火煮沸,小火熬煮 1.5 小时,调入适量精盐。

功效:清热利湿。

(6) 足疗方

① 仙芩方

组成:仙鹤草 40 g、黄芩 10 g。

功效:健脾祛湿。

② 凉血桑知散

组成:桑葚 30 g、知母 12 g、黄柏 12 g。

功效:清热泻火健脾。

操作方法:将以上药材放入锅中,加水煎煮 20 分钟,取药液倒入药桶内，泡脚用具最好选取能让双脚舒服地平放的，水位以浸泡到小腿为宜，药液最低要没过脚踝，水温以40 ℃为宜，以全身微微出汗为佳。

注意事项：泡脚时间不宜过长，以15~20分钟为宜。在泡脚过程中，由于人体血液循环加快，时间太长的话，容易增加心脏负担。老年人应格外注意，如果有胸闷、头晕的感觉，应暂时停止泡脚，马上躺在床上休息。饭后半小时不宜泡脚，最好是饭后1小时后再泡脚。常用中药泡脚者，最好用木盆或足浴桶，不宜用铜盆等金属盆。皮肤有外伤者忌用此方法，患有严重疾病者请在医生指导下应用。

（7）中医外治法

① 耳穴压豆

取穴：肾、命门、神门、膀胱。

方法：耳廓常规消毒后，将胶布剪成0.8 cm×0.8 cm大小，放1粒王不留行籽粘上，随即贴压在所选耳穴上，由轻到重按压数十次。患者每日自己按压耳贴3~5次，每次每穴按压1~2分钟。

疗程：每隔1~2天换贴压另一侧耳穴。10次为一疗程。休息10~15天，再做下一疗程治疗。

② 穴位按摩

• 太溪穴

功能主治：经常按揉太溪穴可以缓解肾脏之虚，如改善肾虚引起的耳鸣、尿频尿急、头痛、牙痛，以及男性的阳痿遗精和女性的月经不调、带下异常等不适。

取穴方法：内踝后方与跟骨之间凹陷处。

操作方法：取正坐姿势，拇指指面紧贴太溪穴，顺时针按揉3~5分钟，力量不宜过大，以局部发热为佳。

③ 敲打经络

• 足少阴肾经

敲打足少阴肾经，可促进气血运行，起到固肾藏精、滋阴泻火、调节体质的作用。

具体方法：平坐，手握空拳，以掌根从足底向上沿着大腿内侧至前腹部拍打，以上为1次。每天循经拍打双下肢各100次。力度要适中，可随时随地进行操作，不必拘泥。

2. 中医辨证治疗

病机：壬水体质之人性格内向，情感丰富。肾藏精，肾精亏虚，相火妄

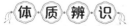
在**糖尿病**慢病管理中的应用

动,则易出现潮热、盗汗、遗精等症状。

症状:腰膝酸软,头晕耳鸣,五心烦热,潮热盗汗,失眠多梦等。

治疗原则:滋肾养阴。

方药:六味地黄丸或杞菊地黄丸或知柏地黄丸加减。

3. 医案

赵某,女,59岁,2021年8月于我院门诊就诊。主诉:头晕2日余。颅脑CT提示:陈旧性脑梗死。既往史:糖尿病病史6年余。现症见:面色暗,头晕,偶头痛,目胀耳鸣,生气时加重,心中烦热,潮热盗汗,偶有胸胁苦满,眠差,入睡困难,舌红少苔,脉弦细,二便可。中医诊断:头晕,消渴病。证型:肾阴亏虚,肝阳上亢。体质分类:壬水体质。方药:镇肝息风汤加减。组成:怀牛膝30 g,生赭石30 g,生龙牡各30 g,生龟板12 g,白芍30 g,玄参15 g,天冬15 g,川楝子9 g,茵陈6 g,女贞子15 g,旱莲草15 g,麦冬24 g,上方14剂,日1剂。复诊:患者头晕较前改善,耳鸣稍缓解,上方去茵陈,加龙胆草15 g、栀子9 g、夏枯草12 g、半夏12 g,继服14剂。再诊,患者偶有失眠,余改善,嘱其条畅情志,给予舒眠胶囊善后,随诊。

七、糖尿病视网膜病变

(一)乙木体质

1. 养生保健

(1)饮食注意事项

乙木体质之人宜少食油腻、辛辣、性味温热等易损伤人体阴液的食物,如油炸物、辣椒、花椒、韭菜等。对糖尿病视网膜病变的患者来说,控制好自身的血糖、血脂与血压十分重要。因此,患者应当少食油腻,可以多食银耳、枸杞、红枣、桂圆等补肝健脾的食物,注意多喝水,多食水果、蔬菜。

(2)运动疗法

运动可以疏通经络、调畅气机。糖尿病视网膜病变的患者大多只适合做强度较小且有间歇的运动,可以选择太极拳、太极剑、八段锦、气功等动静结合的传统健身项目。乙木体质的人大部分较消瘦,容易上火,皮肤干燥。

可以适当进行游泳锻炼,这样可以及时滋润肌肤,缓解皮肤干燥。锻炼时要控制出汗量,及时补充水分。忌夏练三伏和蒸桑拿。

(3) 音乐疗法

五音疗法是天干五行体质调养的特色方法之一。以五行各自对应的音为主音,其余各音进行有序组合,组成宫、商、角、徵、羽不同的调式,调式不同,表达的内容亦会有所差异,同时对不同脏腑产生的作用也不同。

乙木体质对应五行为木,体质特点为喜条达恶抑郁。乙木体质之人五音对应角音,相当于简谱中的"mi",角音深远悠扬,带有万物生机盎然的感觉。角音音乐可入肝胆之经,常听可疏利肝胆,促进人体气机的宣发,兼有助心、健脾、养胃、泻肾火的作用,可作为乙木体质之人平时调养可选择的音乐类型。

乐器中木鱼、竹笛、古箫等木系乐器音质属角音。

角音音乐代表曲目有《江南好》《姑苏行》《庄周梦蝶》《春之声圆舞曲》《蓝色多瑙河》及理查德·克莱德曼的现代钢琴曲等。

(4) 代茶饮

① 玫瑰决明茶

原料:干玫瑰花苞 10 g、决明子 10 g。

方法:直接开水冲泡,10 分钟后即可饮用。

功效:疏肝明目。

② 苍杞菊花茶

原料:苍术 10 g、枸杞 5 g、菊花 5 g。

方法:直接开水冲泡,10 分钟后即可饮用。

功效:疏肝明目。

(5) 药膳

枸杞红枣乌鸡汤

原料:乌鸡 1 只、枸杞 40 g、红枣 20 枚、生姜 2 片。

方法:将乌鸡洗净,去毛及内脏,放入沸水中烫煮 5 分钟,捞起沥干水。枸杞 40 g 用温水浸透。鸡入锅,水开撇去浮沫,加入红枣 20 枚、生姜 2 片及枸杞大火煮开,小火慢炖 2.5~3 小时。

功效:滋阴养肝补血。

(6) 足疗方

① 柴胡补肝散

组成:柴胡 15 g、益母草 15 g、苦参 15 g。

功效：疏肝理气。

② 补益肝肾方

组成：熟地黄 15 g、牡丹皮 15 g、山药 15 g。

功效：滋阴养肝。

操作方法：将以上药材放入锅中，加水煎煮 20 分钟，取药液倒入药桶内，泡脚用具最好选取能让双脚舒服地平放的，水位以浸泡到小腿为宜，药液最低要没过脚踝，水温以 40 ℃为宜，以全身微微出汗为佳。

注意事项：泡脚时间不宜过长，以 15~20 分钟为宜。在泡脚过程中，由于人体血液循环加快，时间太长的话，容易增加心脏负担。老年人应格外注意，如果有胸闷、头晕的感觉，应暂时停止泡脚，马上躺在床上休息。饭后半小时不宜泡脚，最好是饭后 1 小时后再泡脚。常用中药泡脚者，最好用木盆或足浴桶，不宜用铜盆等金属盆。皮肤有外伤者忌用此方法，患有严重疾病者请在医生指导下应用。

(7) 中医外治法

① 耳穴压豆

取穴：眼、肝、肾、内分泌。

方法：耳廓常规消毒后，将胶布剪成 0.8 cm×0.8 cm 大小，放 1 粒王不留行籽粘上，随即贴压在所选耳穴上，由轻到重按压数十次。患者每日自己按压耳贴 3~5 次，每次每穴按压 1~2 分钟。

疗程：每隔 1~2 天换贴压另一侧耳穴。10 次为一疗程。休息 10~15 天，再做下一疗程治疗。

② 穴位按摩

· 太溪穴

太溪穴具有滋肾养肝明目的作用。这个养生要穴是肾的原穴，是储存肾脏元气的仓库。肝属木，肾属水，树木需要水的浇灌才能健康成长，所以养肝必须要滋肾。用太溪调动肾脏的功能，能够更好地"滋水涵木"。

取穴方法：该穴位于足内侧，内踝后方与跟骨筋腱之间的凹陷处，即内踝与跟腱之间的凹陷处，双侧对称。

操作方法：右手大拇指紧按右踝太溪穴，用拇指腹部或指尖做按压转动的动作，同时做顺时针滑动。然后换左手按摩左踝太溪穴，动作要领相同。动作需要轻柔、均匀、和缓，力度以感舒适为度。每次按摩 100~160 次，每日早晚各 1 遍，左右两穴都须按摩。

③ 敲打经络

- 足厥阴肝经

足厥阴肝经是联系肝脏与其他脏腑的重要通路，敲打肝经可以起到疏肝理气、补益肝脏、调节体质的作用。

具体方法：可平坐亦可站立，手握空拳，以掌根自两胁向下沿着大腿内侧至内踝拍打，以上为 1 次。每天循经拍打左右两侧各 100 次，力度要适中，可随时随地进行操作，不必拘泥。

2. 中医辨证论治

病机：乙木体质之人体虚肝血不足，血能生气与载气，血虚气无所依，则出现月经量少、视物昏花、肢体麻木等症状。

症状：目睛干涩，视物昏花为主，面色苍白缺少光泽，情志抑郁或急躁易怒，乏力，语音低微，肢体麻木，发疏稀落，爪甲不荣，筋脉拘急，易发疝气、瘰疬肿块。男子腹股沟疝，女子乳房胀痛，月经量少、色暗，经期延后，痛经。

治疗原则：滋养肝肾，养肝补血。

方药：肝阴虚者宜知柏地黄汤加减；肝血亏虚者宜八珍汤合杞菊地黄丸加减。

3. 医案

杨某，女，54 岁，2020 年 6 月于我院门诊就诊。主诉：视物模糊 3 日余。既往史：糖尿病病史 6 年余，糖尿病视网膜病变 1 年余。现病史：3 日前，因工作原因出现眼睛干涩。现症见：面色暗，视物模糊，眼睛干涩，潮热盗汗，偶有眩晕耳鸣、腰膝酸软、小腿转筋，舌淡少苔有裂纹，脉细，二便可。中医诊断：视瞻昏渺，消渴病。证型：肝阴血亏。体质分类：乙木体质。方药：杞菊地黄汤加减。组成：枸杞子 24 g，菊花 15 g，熟地 24 g，山茱萸肉 12 g，山药 12 g，丹皮 10 g，泽泻 10 g，茯苓 10 g，白茅根 20 g，麦冬 24 g，木瓜 12 g，当归 12 g，上方 14 剂，日 1 剂。复诊，患者上述情况均改善，但仍有眼睛干涩，上方加赤芍 15 g、桃红各 9 g，继服 7 剂。电话告知收效较好，上方继服，杞菊地黄丸收效，随诊。

（二）辛金体质

1. 养生保健

（1）饮食注意事项

辛金体质之人宜淡食、少盐，忌咸。须常食温性或平性的食物，饮食切勿过寒过热，尤其不宜食凉饮冷。糖尿病视网膜病变的患者要控制好血脂、血糖与血压，因此少盐是必不可少的条件。

（2）运动疗法

辛金体质之人可选择适当的运动项目，积极参加运动锻炼，如做广播体操、练气功、打太极拳、在空气清新的地方散步等。可着重进行腹式呼吸的训练，这种呼吸方式可以加深呼吸的幅度，改善心肺的功能，从而有效地增强体质。此外，提倡做耐寒锻炼，如冷水浴面、空气浴，以及进行鼻部的保健等，坚持锻炼可以增强机体免疫力，预防感冒。

（3）音乐疗法

商音，相当于简谱中的"re"，为五音之第二级。商音铿锵肃劲，具有"金"的特性。金属、石制的乐器，如编钟、磬、锣、号、三角铁、铃声等，发出的清脆的声音，具有金之特性，高亢悲壮，铿锵雄伟。商音入肺经和大肠经，能促进气机的内收，主理肺肠的健康。商音音乐代表曲目有《春江花月夜》《风雷引》《潇湘水云》等，辛金之人闲暇之余应多听清润淳和的商音音乐。

（4）代茶饮

① 当归丹参散

原料：当归 10 g、丹参 10 g。

方法：将所有材料放入茶杯中，冲入 250 mL 的热水，焖约 30 分钟即可饮用。

功效：补气养血，活血祛瘀。

② 黄芪决明子茶

原料：黄芪 15 g、决明子 10 g。

方法：将所有材料放入茶杯中，冲入 250 mL 的热水，焖约 30 分钟即可饮用。

功效：益气明目。

(5) 药膳

芪归红枣乌鸡汤

原料：乌鸡 1 只、黄芪 30 g、当归 30 g、决明子 30 g、红枣 30 g。

方法：将乌鸡清理干净，切块，放入开水中焯去血水和多余油脂；在炖锅中放入适量矿泉水，放入黄芪、当归、决明子和乌鸡开始炖，大火沸腾后转小火炖 30 分钟，再放入红枣继续炖 20 分钟，出锅前 5 分钟放入 2 块或 3 块冰糖。

功效：益气补虚，养肝明目。

(6) 足疗方

① 黄芪补血方

组成：黄芪 15 g、枸杞 15 g、何首乌 10 g。

功效：补气升阳。

② 当归丹参散

组成：当归 15 g、丹参 20 g、黄芪 15 g。

功效：补气活血。

操作方法：将以上药材放入锅中，加水煎煮 20 分钟，取药液倒入药桶内，泡脚用具最好选取能让双脚舒服地平放的，水位以浸泡到小腿为宜，药液最低要没过脚踝，水温以 40 ℃ 为宜，以全身微微出汗为佳。

注意事项：泡脚时间不宜过长，以 15~20 分钟为宜。在泡脚过程中，由于人体血液循环加快，时间太长的话，容易增加心脏负担。老年人应格外注意，如果有胸闷、头晕的感觉，应暂时停止泡脚，马上躺在床上休息。饭后半小时不宜泡脚，最好是饭后 1 小时后再泡脚。常用中药泡脚者，最好用木盆或足浴桶，不宜用铜盆等金属盆。皮肤有外伤者忌用此方法，患有严重疾病者请在医生指导下应用。

(7) 中医外治法

① 耳穴压豆

取穴：眼、肝、肺、大肠、内分泌。

方法：耳廓常规消毒后，将胶布剪成 0.8 cm×0.8 cm 大小，放 1 粒王不留行籽粘上，随即贴压在所选耳穴上，由轻到重按压数十次。患者每日自己按压耳贴 3~5 次，每次每穴按压 1~2 分钟。

疗程：每隔 1~2 天换贴压另一侧耳穴。10 次为一疗程。休息 10~15 天，再做下一疗程治疗。

② 穴位按摩

- 膻中穴

膻中为气会，又称"上气海"。以诸气有时来归，本穴具有调理人身气机之功能。

膻中穴位于胸部前正中线上，平第4肋间，两乳头连线之中点。操作时取仰卧位，用中指端按揉此穴，约揉50~100次。

③ 敲打经络

- 足太阳膀胱经

足太阳膀胱经可以调节脏腑及其相关组织器官。拍打足太阳膀胱经可以滋润皮肤并帮助卫气抵御外邪。

具体方法：可平坐亦可站立，手握空拳，以掌根拍打，自头顶开始，向下过耳上角，后由枕项部向下沿肩胛内侧脊柱两旁下行到达腰部，以上为1次。每天循经拍打左右膀胱经各100次。力度要适中，可随时随地进行操作，不必拘泥。

2. 中医辨证治疗

病机：辛金体质的视网膜病变患者常卫气不固，开合失司，营阴不守，易出现咳嗽、鼻流清涕等症状；肺肾阴亏，则常见干咳少痰、音哑等症状。

症状：易感外邪，咳喘气促，干咳无痰或痰质清稀，鼻流清涕，痰稀色白，音哑，面色苍白，缺少光泽，烦恼苦闷，情绪易失控。

治疗原则：补益肺气，滋阴补肺。

方药：肺气虚者宜玉屏风散合七味都气丸加减；肺阴虚者宜养阴清肺汤合百合固金汤加减。

3. 医案

孙某，女，47岁，2020年7月于我院门诊就诊。主诉：眼睛干涩1月余。既往史：糖尿病病史4年余，糖尿病视网膜病变5月余。现症见：眼睛干涩，咽喉不利，如有异物，口干咽燥，手足心热，纳少，不欲食，眠可，舌红少苔，脉虚数。中医诊断：视瞻昏渺，消渴病。证型：肺胃阴虚。体质分类：辛金体质。方药：麦门冬汤加减。组成：麦门冬42 g，半夏6 g，人参9 g，沙参12 g，玉竹12 g，粳米3 g，大枣4枚，枸杞子15 g，菊花12 g，甘草6 g，蒲黄9 g，桃红各9 g，共14剂，日1剂，效可。

（三）癸水体质

1. 养生保健

（1）饮食注意事项

癸水体质之人宜食苦，如莲子心、苦瓜、苦荞、野蒜。（按：《素问·脏气法时论篇第二十二》曰："肾欲坚，急食苦以坚之，用苦补之，咸泻之。"，同时，糖尿病视网膜病变患者还应严格控制好血糖、血脂与血压控制视网膜病变程度。

（2）运动疗法

糖尿病视网膜病变患者不可进行剧烈运动。为了防止眼底血管的出血，可以进行缓慢的、有间歇性的运动，如太极剑、太极拳、八段锦等。

太 极 拳

1. 起势

①两脚开立；②两臂前举；③屈膝按掌。

2. 野马分鬃

2.1 ①收脚抱球；②左转出步；③弓步分手。

2.2 ①后坐撇脚；②跟步抱球；③右转出步；④弓步分手。

2.3 ①后坐撇脚；②跟步抱球；③左转出步；④弓步分手。

3. 白鹤亮翅

①跟半步胸前抱球；②后坐举臂；③虚步分手。

4. 搂膝拗步

4.1 ①左转落手；②右转收脚举臂；③出步屈肘；④弓步搂推。

4.2 ①后坐撇脚；②跟步举臂；③出步屈肘；④弓步搂推。

4.3 ①后坐撇脚；②跟步举臂；③出步屈肘；④弓步搂推。

5. 手挥琵琶

①跟步展手；②后坐挑掌；③虚步合臂。

6. 倒卷肱

①两手展开；②提膝屈肘；③撤步错手；④后坐推掌。（重复四次）

7. 左揽雀尾

①右转收脚抱球；②左转出步；③弓步棚臂；④左转随臂展掌；⑤后坐右转下捋；⑥左转出步搭腕；⑦弓步前挤；⑧后坐分手屈肘收掌；⑨弓步按掌。

8. 右揽雀尾

①后坐扣脚、右转分手；②回体重收脚抱球；③右转出步；④弓步棚臂；⑤右转随臂展掌；⑥后坐左转下捋；⑦右转出步搭手；⑧弓步前挤；⑨后坐分手屈肘收掌；⑩弓步推掌。

9. 单鞭

①左转扣脚；②右转收脚展臂；③出步勾手；④弓步推举。

10. 云手

①右转落手；②左转云手；③并步按掌；④右转云手；⑤出步按掌。（注：重复三次）

11. 单鞭

①斜落步右转举臂；②出步勾手；③弓步推掌。

12. 高探马

①跟步后坐展手；②虚步推掌。

13. 右蹬脚

①收脚收手；②左转出步；③弓步划弧；④合抱提膝；⑤分手蹬脚。

14. 双峰贯耳

①收脚落手；②出步收手；③弓步贯拳。

15. 转身左蹬脚

①后坐扣脚；②左转展手；③回体重合抱提膝；④分手蹬脚。

16. 左下势独立

①收脚勾手；②蹲身仆步；③穿掌下势；④撇脚弓腿；⑤扣脚转身；⑥提膝挑掌。

17. 右下势独立

①落脚左转勾手；②蹲身仆步；③穿掌下势；④撇脚弓腿；⑤扣脚转身；⑥提膝挑掌。

18. 左右穿梭

①落步落手；②跟步抱球；③右转出步；④弓步推架；⑤后坐落手；⑥跟步抱球；⑦左转出步；⑧弓步推架。

19. 海底针

①跟步落手；②后坐提手；③虚步插掌。

20. 闪通臂

①收脚举臂；②出步翻掌；③弓步推架。

21. 转身搬拦捶

①后坐扣脚右转摆掌；②收脚握拳；③垫步搬捶；④跟步旋臂；⑤出步裹拳拦掌；⑥弓步打拳。

22. 如封似闭

①穿臂翻掌；②后坐收掌；③弓步推掌。

23. 十字手

①后坐扣脚；②右转撤脚分手；③移重心扣脚划弧。

24. 收势

①收脚合抱；②旋臂分手；③下落收势。

（3）音乐疗法

宫音，相当于简谱中的"do"，居五音之首。宫音悠扬和谐，具有"土"的特性，如同大地辽阔而敦厚，孕育万物，包容一切。宫音入脾，属于土音，与脾之气机相和，能够促进消化，滋补气血，安定情绪。宫音音乐代表曲目有《梅花三弄》《阳春》《高山》《流水》等。己土之人闲暇之余应多听宫音的音乐，促进全身气机的稳定，令心情愉悦，气血和平，也可调养身心，有养生保健之功效。

（4）代茶饮

① 枸杞龙眼茶

原料：枸杞5 g、龙眼肉3 g、绿茶3 g。

方法：用前二味药的煎煮液300 mL泡茶。

功效：滋肾补心，安神。

② 当归芍药茶

原料：吴茱萸10 g、大枣2颗或3颗、当归15 g、芍药15 g。

方法：将吴茱萸、大枣、当归、芍药放入锅中，加水大火烧开后立即改小火，再煮2~3分钟即可。

功效：温补肾阳，健脾祛湿。

（5）药膳

枸杞肉丝

原料：枸杞100 g、瘦猪肉500 g、竹笋100 g、猪油30 g。

方法：将瘦猪肉洗净，去筋膜，切成细丝，竹笋切成同样长的丝，枸杞洗净待用。炒锅加猪油烧热，肉丝、笋丝同时下锅，加入料酒，再加入酱油、盐、味精搅匀，投入枸杞翻炒几下，淋入麻油，起锅即成。

功效：滋阴补肾，健身明目。

（6）足疗方

① 散寒方

组成：桂枝 15 g、白术各 10 g，生姜 30 g、白芍 10 g。

功效：温阳散寒。

② 山药大补散

组成：山药 15 g、补骨脂 15 g、白芍 15 g。

功效：温补肾阳。

操作方法：将以上药材放入锅中，加水煎煮 20 分钟，取药液倒入药桶内，泡脚用具最好选取能让双脚舒服地平放的，水位以浸泡到小腿为宜，药液最低要没过脚踝，水温以 40 ℃ 为宜，以全身微微出汗为佳。

注意事项：泡脚时间不宜过长，以 15～20 分钟为宜。在泡脚过程中，由于人体血液循环加快，时间太长的话，容易增加心脏负担。老年人应格外注意，如果有胸闷、头晕的感觉，应暂时停止泡脚，马上躺在床上休息。饭后半小时不宜泡脚，最好是饭后 1 小时后再泡脚。常用中药泡脚者，最好用木盆或足浴桶，不宜用铜盆等金属盆。皮肤有外伤者忌用此方法，患有严重疾病者请在医生指导下应用。

（7）中医外治法

① 耳穴压豆

取穴：肾、眼、脾、胃。

方法：耳廓常规消毒后，将胶布剪成 0.8 cm × 0.8 cm 大小，放 1 粒王不留行籽粘上，随即贴压在所选耳穴上，由轻到重按压数十次。患者每日自己按压耳贴 3～5 次，每次每穴按压 1～2 分钟。

疗程：每隔 1～2 天换贴压另一侧耳穴。10 次为一疗程。休息 10～15 天，再做下一疗程治疗。

② 穴位按摩

• 列缺穴

列缺穴是八脉交会穴之一，时常按摩列缺穴可以达到补肺益肾的作用。同时，按摩列缺穴还可对面部诸病症起到调节的作用，如可以缓解眼睛干涩、耳鸣、偏正头痛、齿痛等。

取穴方法：两手虎口自然平直交叉，手食指按在另一手桡骨茎突上，指尖下凹陷中即本穴。

功效：补益肺肾，清热散风，通络止痛。

操作方法：按压右手部列缺穴时，使右手放松，一面吐气一面用左手的大拇指用力按压6秒钟。相反，如果是按压左手列缺穴，则使左手放松，用右手的大拇指强力按压。按摩时以有酸胀感为佳。

③ 经络拍打

• 足太阳膀胱经

膀胱经是人体最大的"排毒"通道，如果此经络畅通，外寒难以侵入，内毒能及时排出身体，就不会有严重疾病。经常拍打足太阳膀胱经可以帮助调节肾阳虚的癸水体质，缓解腰膝酸软、失眠健忘等不适。

膀胱经从头顶开始，延至后背、臀部，于脚跟止。膀胱经经气旺在申时，即15:00—17:00时，此时为敲打膀胱经的最佳时间。敲打膀胱经时，施力要由轻到重，循序渐进，敲打到后背微微发热的程度即可。

2. 中医辨证治疗

病机：癸水体质之人命门火衰、肾阳亏虚，气化失常，则见形寒肢冷、水肿等现象。糖尿病视网膜病变癸水体质之人肾精亏虚，不能濡养眼目，故视物模糊。

症状：形寒肢冷，视物模糊，腰膝酸软，失眠健忘，头面部缺少光泽，易思虑过度，骨软齿松，夜尿清长。男性性功能低下，阳痿早泄；女性白带清稀，月经后期、量少。

治疗原则：温补肾阳。

方药：肾阳虚者宜金匮肾气丸加减。

3. 医案

邓某，男，62岁，2021年9月于我院门诊就诊。主诉：视物模糊2月余。既往史：糖尿病病史10年余，糖尿病视网膜病变2年余。个人史：吸烟史40余年，未戒烟。现症见：面色暗黑，视物模糊，眼睛干涩，四肢怕冷，喜热饮，心悸，偶有乏力，纳可，眠一般，小便多，大便干，舌淡苔薄白，脉沉。中医诊断：视瞻昏渺，消渴病。证型：肾阳亏虚。体质分类：癸水体质。方药：金匮肾气丸加减。组成：附子12 g（先煎），桂枝12 g，干姜12 g，熟地24 g，山茱萸肉12 g，山药12 g，丹皮10 g，桑寄生12 g，五灵脂9 g，蒲黄24 g，乌梅12 g，上方7剂，日1剂。复诊，患者上述情况均改善，偶有心悸，上方加枸杞子13 g、菊花15 g、丹参30 g、檀香9 g、砂仁12 g，继服7剂，嘱其戒烟，随诊。

八、糖尿病周围神经病变

（一）戊土体质

1. 养生保健

（1）饮食注意事项

戊土体质之人饮食宜以清淡为主，宜食赤小豆、绿豆、空心菜、芹菜、黄瓜、藕、冬瓜、牛肉、南瓜、玉米、黄豆、薏苡仁、莲子、苦瓜、茵陈、溪黄草、丝瓜、柠檬等；戊土体质的人宜少食辛辣燥烈、大热大补、易助长人体湿热的食物，如烧烤、辣椒、生姜、大蒜、狗肉、羊肉、牛肉等温热之品；宜戒烟酒，烟酒容易助湿生热，是导致人体湿热质的重要原因。上述饮食习惯可以帮助患者更好地控制血糖，从而使病情处于可控范围内。

（2）运动疗法

戊土体质的人群适合慢跑、游泳、武术等运动，这些运动可以消耗体内多余的热量，排泄多余的水分，达到清热除湿的目的。戊土体质的人在运动的时候要适当地多用腹式呼吸按摩消化系统。运动时腹式呼吸可以使膈肌和腹肌的活动幅度增加，不仅可以加快体内脏器的蠕动，还可以促进食物的消化和排空，有助于加强脾胃的运化功能。戊土体质的人可以选择棋类、太极拳、慢跑、游泳和骑车等慢而持久的运动。盛夏暑湿较重的季节，应尽量减少户外活动的时间，最好选择在清晨或傍晚凉爽时锻炼。

（3）音乐疗法

宫音，相当于简谱中的"do"，居五音之首。宫音悠扬和谐，具有"土"的特性，如同大地辽阔而敦厚，孕育万物，包容一切。

宫音入脾，属于土音，与脾之气机相和，能够促进消化，滋补气血，安定情绪。宫音音乐代表曲目有《梅花三弄》《阳春》《高山》《流水》等。戊土之人闲暇之余应多听宫音的音乐，以促进全身气机的稳定，令心情愉悦，气血和平，也可调养身心，有养生保健之功效。

（4）代茶饮

① 筋草薄荷茵陈茶

原料：伸筋草 5 g、薄荷 10 g、茵陈 10 g。

方法：将伸筋草、茵陈放入锅中，加水大火烧开后立即改小火，放入薄荷再煮2~3分钟即可。

功效：清热祛湿，舒筋活络。

② 五花茶

原料：金银花10 g、菊花10 g、葛根花10 g、鸡蛋花10 g、木棉花10 g。

方法：将金银花、菊花、葛根花、鸡蛋花、木棉花放入锅中，加水大火烧开后立即改小火，再煮2~3分钟即可。

功效：清热解毒祛湿。

（5）药膳

茯苓白术冬瓜薏仁汤

原料：冬瓜700 g、茯苓30 g、白术50 g、生薏仁38 g、黄豆38 g、腰果140 g、姜数片、水2.5升、盐适量。

方法：全部材料洗干净，冬瓜切块，大火煲滚水后，放入全部材料，水再滚起后，转慢火煲1小时，加盐调味完成。

功效：清热利湿，健脾益气。

（6）足疗方

① 槐花祛湿方

组成：薏苡仁15 g、槐花10 g、陈皮15 g。

功效：健脾祛湿利水。

② 砂仁陈皮散

组成：伸筋草15 g、天麻10 g、扁豆15 g。

功效：健脾利水，伸筋通络。

操作方法：将以上药材放入锅中，加水煎煮20分钟，取药液倒入药桶内，泡脚用具最好选取能让双脚舒服地平放的，水位以浸泡到小腿为宜，药液最低要没过脚踝，水温以40 ℃为宜，以全身微微出汗为佳。

注意事项：泡脚时间不宜过长，以15~20分钟为宜。在泡脚过程中，由于人体血液循环加快，时间太长的话，容易增加心脏负担。老年人应格外注意，如果有胸闷、头晕的感觉，应暂时停止泡脚，马上躺在床上休息。饭后半小时不宜泡脚，最好是饭后1小时后再泡脚。常用中药泡脚者，最好用木盆或足浴桶，不宜用铜盆等金属盆。皮肤有外伤者忌用此方法，患有严重疾病者请在医生指导下应用。

(7) 中医外治法

① 耳穴压豆

取穴：脾、胃、交感、膝。

方法：操作前应准备耳穴贴、镊子、酒精、棉棒，找到相应穴位后，先用酒精棉棒消毒擦干，然后用镊子取下耳豆垂直压于穴位上方，轻轻按揉，以发热为度，约按揉1~3分钟，3~5天换一次。

② 穴位按摩

• 脾俞穴

按揉脾俞穴可以调节脾的功能，相应地可以缓解腹胀、呕吐、腹泻等脾胃病症。同时，时常按揉脾俞穴还可以帮助体内水谷运化，改善糖尿病患者多食善饥、身体消瘦的症状。

取穴方法：取正坐位或者俯卧位，先找到肩胛下角，肩胛下角平对第7胸椎，从第7胸椎垂直向下数4个棘突，就是第11胸椎棘突，其下凹陷处水平旁开1.5寸，就是脾俞穴。

操作方法：先顺时针方向、后逆时针方向各按揉此穴5分钟，也可以使用按摩棒或光滑的木棒按揉，注意力柔和，以局部感觉酸胀为度，不可力量过大，以免伤及皮肤。

③ 经络拍打

• 足太阳膀胱经

足太阳膀胱经自内眼角向上经过额部到达头顶。其支脉从头顶入颅内络脑，沿枕项部沿肩胛内侧脊柱两旁下行到达腰部，一支脉从腰中分出，通过臀部进入腘窝中；另一支脉从左右肩胛内侧分别下行，经过髋关节部，沿大腿外侧后缘下行，与前一支脉会和于腘窝内，后一同下行出外踝后方至小趾外侧末端。

拍打方法：手握空拳，沿着经络的走向"补拍"或者逆着经络的走向"泄拍"（腹部以上轻拍）。力度要适中，可随时随地进行操作，不必拘泥。

2. 中医辨证治疗

病机：戊土体质之人常脾胃虚弱。运化失司，湿浊中阻，脾胃不和，则出现腹部胀满疼痛、嗳气纳呆等症状；胃有积热，胃热伤津，胃火上攻，则出现口干、口舌生疮等症状；湿性重浊，湿遏热伏，则出现头身困重，大便黏滞等症状。糖尿病周围神经病变戊土体质之人常伴有四肢麻木疼痛、行动力减弱。

症状：头困身重，胃中嘈杂，口咽干燥渴饮，咳嗽咯痰，腹部胀满疼痛，下肢麻木，四肢酸胀，舌苔厚腻，口舌生疮，大便黏滞不爽或干结。

治疗原则：理气健脾，清热利湿，舒筋通络。

方药：胃气郁滞者宜木香顺气丸加减；痰湿困脾者宜参苓白术散加减；胃火炽盛证者宜清胃散加减；脾胃湿热者宜三仁汤加减。

3. 医案

战某，男，62 岁，2021 年 1 月于我院门诊就诊。主诉：右足麻木 1 月余。现病史：患者一月前出现右足麻木，自行使用膏药治疗，未见明显改善。既往史：糖尿病病史 10 年余，糖尿病周围神经病变 2 年余。个人史：吸烟史 30 余年，10 根/日。现症见：面色黄，身体壮，右足麻木，偶有刺痛感，夜晚加重，口干欲饮，晨起口黏，身体沉重，晨起偶吐痰，无心慌气短，无头晕目眩，纳可多眠，舌暗苔薄白，脉涩。中医诊断：血痹，消渴病。证型：痰湿内阻。体质分类：戊土体质。方药：平胃散加减。组成：苍术 15 g，厚朴 12 g，陈皮 12 g，泽泻 12 g，茯苓 18 g，黄芪 30 g，桂枝 9 g，白芍 20 g，柴胡 9 g，羌活 12 g，独活 9 g，丹参 15 g，地龙 9 g，生姜 6 片，大枣 5 枚，上方 7 剂，日 1 剂，嘱其戒烟。复诊，患者症状较前改善，上方去羌活、独活，加川牛膝 30 g，石斛 12 g，桃红各 9 g，并辅助双侧针刺足三里、三阴交、太溪、外关、肾俞、脾俞、环跳、曲池、合谷穴，上方 7 剂，日 1 剂。再诊，患者情况好转，针刺善后。

（二）壬水体质

1. 养生保健

（1）饮食注意事项

壬水体质之人宜多食清热、利尿、解毒的食物，如西瓜、冬瓜、苦瓜、萝卜、绿豆、薏苡仁、马齿苋等。糖尿病周围神经病变患者应当注意饮食清淡，切记不可吃大鱼大肉。其中体质内热较盛者，禁忌辛辣躁烈、大热大补的食物，如辣椒、生姜、大葱、大蒜等；对于狗肉、鹿肉、牛肉、羊肉、酒等温热食品和饮品，宜少食和少饮。在日常生活中，要控制好自己的血脂、血糖，不要长期熬夜或过度疲劳。要保持二便通畅，防止湿热郁聚。注意个人卫生，预防皮肤病变。忌烟酒。

（2）运动疗法

• 养生操

养生操，简单易操作，长久坚持，可收到明目聪耳、固齿健脑、健脾和胃的效果，所有人皆可使用，具体做法如下。

第一节：对两手掌呵气两口，搓热，摩擦两鼻旁、双眼十五通。将两耳揉捏扯拽，卷向前后15遍。

第二节：两手抱脑后，用中食二指弹击脑后24下。

第三节：耸肩舒臀，作开弓势，左右交替各8遍。

第四节：上下牙相互叩击35下，嘴尽量张大，力量适中。待津液满口时，分三次缓缓咽下。

第五节：按摩腹部，顺时针、逆时针各50下。

结束后，饮用热水一杯。

（3）音乐疗法

羽音，属肾的音阶，相当于简谱中的"la"。羽音乐曲风格清纯，凄切哀怨，苍凉柔润，如天垂晶幕，行云流水，具有"水"之特性，可入肾。

最佳曲目：《梅花三弄》。肾气需要蕴藏，这首曲子中合宜的五音搭配，不经意间运用了五行互生的原理，反复、逐一地将产生的能量源源不断地输送到肾中。一曲听罢，神清气爽，倍感轻松。

（4）代茶饮

① 知柏筋草茶

原料：知母3 g、黄柏3 g、伸筋草3 g。

方法：将知母、黄柏、伸筋草用250 mL水煎沸，放温凉后即可饮用。

功效：清热除湿，伸筋通络。

② 陈皮茯苓茶

原料：陈皮6 g、茯苓6 g、枸杞6 g、薏苡仁6 g。

方法：将薏苡仁、陈皮与茯苓用200 mL水煎沸后，加入枸杞冲泡即可，冲饮至味淡。

功效：清热解毒，补肾祛湿。

（5）药膳

双豆土茯苓猪瘦肉汤

原料：祛湿豆40 g、赤小豆25 g、土茯苓30 g、伸筋草30 g、陈皮1/4个、猪瘦肉300 g、生姜3片。

做法：各物分别洗净，猪瘦肉切块，其余均浸泡。食材与生姜一起下瓦煲，加水2 500 mL（约10碗量），武火滚沸后改文火煲约1.5小时，下盐便可。此量为3人或4人用。

功效：清热利湿，解毒通络。

（6）足疗方

① 祛湿通络散

组成：黄芩 10 g、丹皮 10 g、芡实 30 g、伸筋草 30 g。

功效：清热利湿，活血通络。

② 陈皮茯苓方

组成：陈皮 10 g、茯苓 10 g、桑葚 30 g、知母 12 g、透骨草 20 g。

功效：清热解毒，祛湿止痛。

操作方法：将以上药材放入锅中，加水煎煮 20 分钟，取药液倒入药桶内，泡脚用具最好选取能让双脚舒服地平放的，水位以浸泡到小腿为宜，药液最低要没过脚踝，水温以 40 ℃为宜，以全身微微出汗为佳。

注意事项：泡脚时间不宜过长，以 15~20 分钟为宜。在泡脚过程中，由于人体血液循环加快，时间太长的话，容易增加心脏负担。老年人应格外注意，如果有胸闷、头晕的感觉，应暂时停止泡脚，马上躺在床上休息。饭后半小时不宜泡脚，最好是饭后 1 小时后再泡脚。常用中药泡脚者，最好用木盆或足浴桶，不宜用铜盆等金属盆。皮肤有外伤者忌用此方法，患有严重疾病者请在医生指导下应用。

（7）中医外治法

① 耳穴压豆

取穴：肾、肝、肘、膝。

方法：耳廓常规消毒后，将胶布剪成 0.8 cm×0.8 cm 大小，放 1 粒王不留行籽粘上，随即贴压在所选耳穴上，由轻到重按压数十次。患者每日自己按压耳贴 3~5 次，每次每穴按压 1~2 分钟。

疗程：每隔 1~2 天换贴压另一侧耳穴。10 次为一疗程。休息 10~15 天，再做下一疗程治疗。

② 穴位按摩

• 复溜穴

功能主治：滋肾阴，利水行气，通络止痛。

穴位定位：位于小腿内侧，太溪穴直上 2 寸，跟腱前方。

操作方法：患者取舒适的体位（坐位、仰卧位均可），用拇指腹按压在复溜穴上，按而揉之，局部产生酸、胀、痛感，再屈伸踝关节，加强指压的感觉，然后用揉法放松。左右两侧交替进行按揉，约 10~15 分钟。每日 2 次或 3 次。

③ 经络拍打

- 手少阳三焦经

拍打手少阳三焦经可以很好地通元气，化精气，帮助温补脾肾，滋补肾阴。睡前是手少阳三焦经最活跃的时间段，我们可以在此时拍打手少阳三焦经，以更好地达到补益肾阴的作用。

具体方法：首先要按顺序拍打，顺着经络的走向进行"补拍"，或者是逆着经络的方向"泄拍"，可以集中于前臂外侧中间至上臂外侧后缘拍打，在腹部以上的部位手法要轻一些。拍打手少阳三焦经需要在手少阳三焦经最活跃的时间，即晚上 21:00—23:00。

2. 中医辨证治疗

病机：壬水体质之人性格内向，情感丰富。肾藏精，肾精亏虚，相火妄动，则易出现潮热、盗汗、遗精等症状。肾主骨生髓，糖尿病壬水体质之人阴精亏虚，不能濡养四肢筋脉，则易出现四肢麻木、疼痛等症状。

症状：女性带下多而黄稠，月经先期量多，潮热盗汗，男性遗精滑精，小便短赤。四肢疼痛、麻木、肿胀。

治疗原则：滋阴补肾。

方药：肾阴虚者宜六味地黄丸或杞菊地黄丸或知柏地黄丸加减。

3. 医案

范某，女，52 岁，2021 年 4 月于我院门诊就诊。主诉：左手麻木 5 日余。现病史：患者 5 日前因劳累出现左手麻木，行颅脑核磁检查未见明显异常。既往史：糖尿病病史 6 年余。震动感觉阈值：提示患者存在糖尿病周围神经病变。现症见：面色暗，左手麻木，无疼痛，潮热汗出，急躁易怒，偶有头晕、腰酸，月经不规律，（3~4）/（34~45），经色暗，纳可，眠差，小便可，大便难，舌红苔黄，脉沉弦。中医诊断：血痹，消渴病。证型：阴虚阳燥。体质分类：壬水体质。方药：六味地黄汤加减。组成：熟地 24 g，山茱萸肉 12 g，山药 12 g，丹皮 10 g，泽泻 10 g，茯苓 10 g，熟大黄 6 g，白芍 15 g，柴胡 15 g，川芎 12 g，钩藤 9 g，藁本 12 g，上方 7 剂，日 1 剂。复诊：患者肢体麻木稍减轻，偶有便干、失眠，给予患者上方去山药，加知母 12 g、黄柏 9 g，改熟大黄为 9 g，上方 14 剂，日 1 剂。针刺善后。

（三）癸水体质

1. 养生保健

（1）饮食注意事项

癸水体质患者宜食苦性食物，如莲子心、苦瓜、苦荞、野蒜。（按：《素问·脏气法时论篇第二十二》曰："肾欲坚，急食苦以坚之，用苦补之，咸泻之。"）部分糖尿病周围神经病变患者可能伴有胃肠神经病变，因此要少吃辛辣寒凉的食物。

（2）运动疗法

八段锦为传统医学中导引按跷之瑰宝，共有八节。锦者，誉其似锦之柔和优美。"锦"字，由"金""帛"组成，以表示其精美华贵。除此之外，"锦"字还可理解为单个导引术式的汇集，如丝锦那样连绵不断，是一套完整的健身方法，具体做法如下。

第一段　双手托天理三焦：

① 两脚平行开立，与肩同宽。两臂徐徐分别自左右身侧向上高举过头，十指交叉，翻转掌心极力向上托，使两臂充分伸展，不可紧张，恰似伸懒腰状。同时缓缓抬头上观，要有擎天柱地的神态，此时缓缓吸气。

② 翻转掌心朝下，在身前正落至胸高时，随落随翻转掌心再朝上，微低头，眼随手运。同进配以缓缓呼气。

如此两掌上托下落，练习4~8次。

第二段　左右开弓似射雕：

① 两脚平行开立，略宽于肩，成马步站式。上体正直，两臂平屈于胸前，左臂在上，右臂在下。

② 手握拳，食指与拇指呈八字形撑开，左手缓缓向左平推，左臂展直，同时右臂屈肘向右拉回，右拳停于右肋前，拳心朝上，如拉弓状。眼看左手。

③、④动作与①、②动作同，唯左右相反。如此左右各开弓4~8次。

第三段　调理脾胃臂单举：

① 左手自身前成竖掌向上高举，继而翻掌上撑，指尖向右，同时右掌心向下按，指尖朝前。

② 左手俯掌在身前下落，同时引气血下行，全身随之放松，恢复自然站立。

③、④动作与①、②动作同，唯左右相反。如此左右手交替上举各 4～8 次。

第四段　五劳七伤往后瞧：

① 两脚平行开立，与肩同宽。两臂自然下垂或叉腰。头颈带动脊柱缓缓向左拧转，眼看后方，同时配合吸气。

② 头颈带动脊柱徐徐向右转，恢复前平视。同时配合呼气，全身放松。

③、④动作与①、②动作同，唯左右相反。如此左右后瞧各 4～8 次。

第五段　摇头摆尾去心火：

① 马步站立，两手叉腰，缓缓呼气后拧腰向左，屈身下俯，将余气缓缓呼出。动作不停，头自左下方经体前至右下方，像小勺舀水似的引颈前伸，自右侧慢慢将头抬起，同时配以吸气；拧腰向左，身体恢复马步桩，缓缓深长呼气。同时全身放松，呼气末尾，两手同时做节律性掐腰动作数次。

② 动作与①动作同，唯左右相反。如此①、②动作交替进行各做 4～8 次。

第六段　双手攀足固肾腰：

① 两脚平行开立，与肩同宽，两掌分按脐旁。

② 两掌沿带脉分向后腰。

③ 上体缓缓前倾，两膝保持挺直，同时两掌沿尾骨、大向下按摩至脚跟。沿脚外侧按摩至脚内侧。

④ 上体展直，同时两手沿两大腿内侧按摩至脐两旁。

如此反复俯仰 4～8 次。

第七段　攒拳怒目增气力：

预备姿势：两脚开立，成马步桩，两手握拳分置腰间，拳心朝上，两眼睁大。

① 左拳向前方缓缓击出，成立拳或俯拳皆可。击拳时宜微微拧腰向右，左肩随之前顺展拳变掌臂外旋握拳抓回，呈仰拳置于腰间。

② 与①动作同，唯左右相反。如此左右交替各击出 4～8 次。

第八段　背后七颠百病消：

预备姿势：两脚平行开立，与肩同宽，或两脚相并。

两臂自身侧上举过头，脚跟提起，同时配合吸气。两臂自身前下落，脚跟亦随之下落，并配合呼气，全身放松。如此起落 4～8 次。

（3）音乐疗法

羽音，属肾的音阶，相当于简谱中的"la"。羽音乐曲风格清纯，凄切哀怨，苍凉柔润，如天垂晶幕，行云流水，具有"水"之特性，可入肾。

羽音音乐最佳曲目有《梅花三弄》。肾气需要蕴藏，这首曲子中合宜的五音搭配，不经意间运用了五行互生的原理，反复地、逐一地将产生的能量源源不断输送到肾中。一曲听罢，神清气爽，倍感轻松。

（4）代茶饮

① 金锁固精茶

原料：沙苑子 5 g、芡实 3 g、莲须 3 g、花茶 5 g。

方法：用沙苑子、芡实、莲须的煎煮液 400 mL 冲泡花茶饮用。冲饮至味淡。

功能：补肾益精。

② 枸杞安神方

原料：枸杞 20 g、伸筋草 20 g、龙骨 20 g、绿茶 10 g。

方法：用枸杞、伸筋草、龙骨的煎煮液 400 mL 冲泡绿茶饮用。冲饮至味淡。

功能：温补肾阳，安神通络。

（5）药膳

核桃仁炒韭菜

原料：核桃仁 60 g，韭菜白 250 g，麻油 30 g，食盐 1.5 g。

方法：将核桃仁先用沸水焯约 2 分钟，捞出后撕去表皮，冲洗干净，滤干水装于碗内，韭菜白择洗后，切成 3 厘米长的段备用。炒锅烧热后，倒入麻油，油热时下入核桃仁翻炒至色黄，再下韭菜白一起翻炒至熟，起锅时撒入食盐，炒匀后装盘即成。

功效：补肾壮阳，温固肾气。

（6）足疗方

① 枸杞温补方

组成：枸杞 15 g、山药 15 g、白芍 10 g、熟地黄 15 g。

功效：温补肾阳。

② 补骨散

组成：怀牛膝 15 g、红花 10 g、骨碎补 15 g、附子 5 g。

功效：补肾壮骨。

操作方法：将以上药材放入锅中，加水煎煮 20 分钟，取药液倒入药桶内，泡脚用具最好选取能让双脚舒服地平放的，水位以浸泡到小腿为宜，药液最低要没过脚踝，水温以 40 ℃为宜，以全身微微出汗为佳。

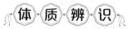
在**糖尿病**慢病管理中的应用

注意事项：泡脚时间不宜过长，以15～20分钟为宜。在泡脚过程中，由于人体血液循环加快，时间太长的话，容易增加心脏负担。老年人应格外注意，如果有胸闷、头晕的感觉，应暂时停止泡脚，马上躺在床上休息。饭后半小时不宜泡脚，最好是饭后1小时后再泡脚。常用中药泡脚者，最好用木盆或足浴桶，不宜用铜盆等金属盆。皮肤有外伤者忌用此方法，患有严重疾病者请在医生指导下应用。

（7）中医外治法

① 耳穴压豆

取穴：肾、神门、膀胱、膝。

方法：耳廓常规消毒后，将胶布剪成 0.8 cm×0.8 cm 大小，放1粒王不留行籽粘上，随即贴压在所选耳穴上，由轻到重按压数十次。患者每日自己按压耳贴3～5次，每次每穴按压1～2分钟。

疗程：每隔1～2天换贴压另一侧耳穴。10次为一疗程。休息10～15天，再做下一疗程治疗。

② 穴位按摩

- 肾俞穴

按揉肾俞穴可以改善肾脏功能，调节体质，促进人体的造血和排毒功能。且能改善头晕、耳鸣、腰酸痛等肾虚病症；改善遗尿、遗精、阳痿等生殖系统的疾病；改善月经不调、带下异常、不孕等妇科病症。同时，按揉肾俞穴还可以改善消渴症状，调节人的体质，辅助治疗消渴病。

取穴方法：取正坐姿势，该穴位于人体第二腰椎棘突下旁开1.5寸，通常和脐部位于同一水平线上。

操作方法：正确找到肾俞的位置，将两手掌心搓热，然后用手掌上下来回地按摩本穴30次，持续时间大概为5分钟，以腰部发热为准。

③ 经络拍打

- 手太阴肺经

手太阴肺经从腋窝下起始，延至肘中，于拇指末端止。敲打手太阴肺经可以改善常见的咳嗽咳痰、胸闷气短、咽喉肿痛等症状，同时还可以调节肾阳虚体质，帮助患者改善腰膝酸软等症状。敲打时，施力要由轻到重，循序渐进，敲打到后背微微发热即可。

2. 中医辨证治疗

病机：糖尿病肾病癸水体质之人命门火衰。肾阳亏虚，气化失常，则见形寒肢冷、水肿等现象；阳虚四肢失于温煦，则常见四肢麻木、疼痛等表现。

症状：形寒肢冷，四肢疼痛、麻木、水肿，男性阳痿早泄，腰膝酸软，失眠健忘，女性白带清稀，月经后期、量少，夜尿清长。

治疗原则：温补肾阳。

方药：肾阳虚者宜金匮肾气丸加减。

3. 医案

任某，女，67岁，2020年3月于我院门诊就诊。主诉：右小腿麻木半月余。现病史：患者半月前因受寒出现左手麻木，行颅脑核磁未见明显异常。既往史：糖尿病病史10年余，糖尿病周围神经病变3年余。现症见：面色暗，右腿麻木，偶有疼痛，刺痛为主，遇寒加重，四肢发凉，手足明显，喜温恶寒，喜热饮，纳眠可，小便清长，舌淡苔薄白，脉沉弦。中医诊断：血痹，消渴病。证型：肾阳亏虚。体质分类：癸水体质。方药：金匮肾气丸加减。组成：附子12 g（先煎），桂枝9 g，熟地24 g，山茱萸肉12 g，山药12 g，丹皮10 g，泽泻10 g，茯苓10 g，干姜9 g，白芍21 g，怀牛膝30 g，丹参15 g，桃红各9 g，全蝎6 g，蜈蚣2条，上方14剂，日1剂，温针灸善后。

九、糖尿病胃肠病变

（一）乙木体质

1. 养生保健

（1）饮食注意事项

糖尿病胃肠病变的患者应当少食辛辣刺激、性味寒凉的食物。其中，乙木体质之人宜少食油腻、辛辣等易损伤人体阴液的食物，如油炸物、辣椒、花椒、韭菜等。宜多食银耳、枸杞等补肝健脾的食物，注意多喝水，多食水果、蔬菜。

（2）运动疗法

运动可以疏通经络、调畅气机，乙木体质的人适合做中小强度、间断性的身体练习。乙木体质的人大部分消瘦，容易上火，皮肤干燥等。可以适当进行游泳锻炼,这样可以及时滋润肌肤,缓解皮肤干燥。还可以选择太极拳、太极剑、八段锦、气功等动静结合的传统健身项目。锻炼时要控制出汗量,及时补充水分。忌夏练三伏和桑拿。

- 八段锦

八段锦为传统医学中导引按跷之瑰宝,共有八节。锦者,誉其似锦之柔和优美。"锦"字,由"金""帛"组成,以表示其精美华贵。除此之外,"锦"字还可理解为单个导引术式的汇集,如丝锦那样连绵不断,是一套完整的健身方法,具体做法如下。

第一段　双手托天理三焦:

① 两脚平行开立,与肩同宽。两臂徐徐分别自左右身侧向上高举过头,十指交叉,翻转掌心极力向上托,使两臂充分伸展,不可紧张,恰似伸懒腰状。同时缓缓抬头上观,要有擎天柱地的神态,此时缓缓吸气。

② 翻转掌心朝下,在身前正落至胸高时,随落随翻转掌心再朝上,微低头,眼随手运。同进配以缓缓呼气。

如此两掌上托下落,练习4~8次。

第二段　左右开弓似射雕:

① 两脚平行开立,略宽于肩,成马步站式。上体正直,两臂平屈于胸前,左臂在上,右臂在下。

② 手握拳,食指与拇指呈八字形撑开,左手缓缓向左平推,左臂展直,同时右臂屈肘向右拉回,右拳停于右肋前,拳心朝上,如拉弓状。眼看左手。

③、④动作与①、②动作同,唯左右相反。如此左右各开弓4~8次。

第三段　调理脾胃臂单举:

① 左手自身前成竖掌向上高举,继而翻掌上撑,指尖向右,同时右掌心向下按,指尖朝前。

② 左手俯掌在身前下落,同时引气血下行,全身随之放松,恢复自然站立。

③、④动作与①、②动作同,唯左右相反。如此左右手交替上举各4~8次。

第四段　五劳七伤往后瞧:

① 两脚平行开立,与肩同宽。两臂自然下垂或叉腰。头颈带动脊柱缓缓向左拧转,眼看后方,同时配合吸气。

② 头颈带动脊柱徐徐向右转,恢复前平视。同时配合呼气,全身放松。

③、④动作与①、②动作同，唯左右相反。如此左右后瞧各4~8次。

第五段　摇头摆尾去心火：

① 马步站立，两手叉腰，缓缓呼气后拧腰向左，屈身下俯，将余气缓缓呼出。动作不停，头自左下方经体前至右下方，像小勺舀水似的引颈前伸，自右侧慢慢将头抬起，同时配以吸气；拧腰向左，身体恢复马步桩，缓缓深长呼气。同时全身放松，呼气末尾，两手同时做节律性捐腰动作数次。

② 动作与①动作同，唯左右相反。如此①、②动作交替进行各做4~8次。

第六段　双手攀足固肾腰：

① 两脚平行开立，与肩同宽，两掌分按脐旁。

② 两掌沿带脉分向后腰。

③ 上体缓缓前倾，两膝保持挺直，同时两掌沿尾骨、大向下按摩至脚跟。沿脚外侧按摩至脚内侧。

④ 上体展直，同时两手沿两大腿内侧按摩至脐两旁。

如此反复俯仰4~8次。

第七段　攒拳怒目增气力：

预备姿势：两脚开立，成马步桩，两手握拳分置腰间，拳心朝上，两眼睁大。

① 左拳向前方缓缓击出，成立拳或俯拳皆可。击拳时宜微微拧腰向右，左肩随之前顺展拳变掌臂外旋握拳抓回，呈仰拳置于腰间。

② 与①动作同，唯左右相反。如此左右交替各击出4~8次。

第八段　背后七颠百病消：

预备姿势：两脚平行开立，与肩同宽，或两脚相并。

两臂自身侧上举过头，脚跟提起，同时配合吸气。两臂自身前下落，脚跟亦随之下落，并配合呼气，全身放松。如此起落4~8次。

（3）音乐疗法

五音疗法是天干五行体质调养的特色方法之一。以五行对应的音为主音，其余各音进行有序组合，组成宫、商、角、徵、羽不同的调式，调式不同，表达的内容亦会有所差异，同时对不同的脏腑产生的作用也不同。

乙木体质对应五行为木，体质特点为喜条达恶抑郁。乙木体质之人五音对应角音，相当于简谱中的"mi"，角音深远悠扬，带有万物生机盎然的感觉。角音音乐可入肝胆之经，常听可疏利肝胆促进人体气机的宣发，兼有助心、健脾、养胃、泻肾火的作用，可作为乙木体质之人平时调养可选择的音乐类型。

乐器中木鱼、竹笛、古箫等木系乐器音质属角音。

角音音乐代表曲目有《江南好》《姑苏行》《庄周梦蝶》《春之声圆舞曲》《蓝色多瑙河》及理查德·克莱德曼的现代钢琴曲等。

(4) 代茶饮

① 生地健脾茶

原料：生地 15 g 的煎煮液、绿茶 3 g、人参 3 g、250 mL 水。

方法：煮开饮用即可。

功效：滋阴健脾。

② 玫瑰花茶

原料：干玫瑰花苞 20 朵、水 250 mL、红茶适量。

方法：开水冲泡玫瑰花和红茶 10 分钟即可饮用。

功效：疏肝健脾。

(5) 药膳

砂仁黄芪猪肚

原料：砂仁 6 g、黄芪 20 g、猪肚 1 个。

方法：猪肚洗净，将砂仁、黄芪装入猪肚内，加水炖熟，调味食用。

功用：益气健脾，消食开胃。

(6) 足疗方

① 地黄枸杞散

组成：熟地黄 15 g、枸杞子 15 g、何首乌 5 g、甘草 10 g。

功效：滋养肝肾。

② 山药健脾方

组成：山药 15 g、山茱萸 15 g、熟地黄 10 g。

功效：滋阴健脾。

操作方法：将以上药材放入锅中，加水煎煮 20 分钟，取药液倒入药桶内，泡脚用具最好选取能让双脚舒服地平放的，水位以浸泡到小腿为宜，药液最低要没过脚踝，水温以 40 ℃为宜，以全身微微出汗为佳。

注意事项：泡脚时间不宜过长，以 15～20 分钟为宜。在泡脚过程中，由于人体血液循环加快，时间太长的话，容易增加心脏负担。老年人应格外注意，如果有胸闷、头晕的感觉，应暂时停止泡脚，马上躺在床上休息。饭后半小时不宜泡脚，最好是饭后 1 小时后再泡脚。常用中药泡脚者，最好用木盆或足浴桶，不宜用铜盆等金属盆。皮肤有外伤者忌用此方法，患有严重疾病者请在医生指导下应用。

(7) 中医外治法

① 耳穴压豆

取穴：肝、胆、脾、胃。

方法：耳廓常规消毒后，将胶布剪成0.8 cm×0.8 cm大小，放1粒王不留行籽粘上，随即贴压在所选耳穴上，由轻到重按压数十次。患者每日自己按压耳贴3~5次，每次每穴按压1~2分钟。

疗程：每隔1~2天换贴压另一侧耳穴。10次为一疗程。休息10~15天，再做下一疗程治疗。

② 穴位按摩

• 阴陵泉

阴陵泉是足太阴脾经的合穴。合穴，是五输穴之一，《灵枢·邪气脏腑病形第四》："所入为合。"意为脉气自四肢末端至此最为盛大，犹如水流汇合入大海。阴陵泉在足太阴经上，足太阴经又通过三阴交和足少阴、足厥阴经交会联络。刺激足太阴合穴可以对多条阴经的功能都起到一定的调节作用，有助于阴气的生长。同时，脾具有运化水谷的作用，刺激脾经的穴位，有助于脾将水谷精微化生为元气，补充到体内虚弱之处。

取穴方法：患者应采用正坐或仰卧的取穴姿势，该穴位于人体的小腿内侧，膝下胫骨内侧凹陷中，与阳陵泉相对。

操作方法：右手大拇指紧按右腿阴陵泉穴，用拇指腹部或指尖做按压转动的动作，同时做顺时针滑动。然后换左手按摩左腿阴陵泉，动作要领相同。动作需要轻柔、均匀、和缓，力度以感舒适为度。每次按摩100~160次，每日早晚各1遍，两腿都须按摩。

③ 敲打经络

• 足太阴脾经

足太阴脾经，简称脾经，是联系脾脏与其他脏腑的重要通路，通过敲打脾经，可以起到补益脾胃、调节体质的作用。

具体方法：可平坐亦可站立，手握空拳，以掌根拍打，自内踝前面沿着小腿内侧至内踝上八寸，再向上沿着膝股部内侧至腹部，以上为1次。每天循经拍打左右脾经各100次。力度要适中，可随时随地进行操作，不必拘泥。

2. 中医辨证论治

病机：乙木体质之人体虚，肝血不足。血能生气与载气，血虚气无所依，则出现月经量少、视物昏花、肢体麻木等症状。糖尿病胃肠病变乙木体质之人肝失疏泄，脾失健运，则见胃酸、胃胀等症状。

症状：胸胁腹满，胃酸、胃胀，女性月经量少、色暗，经期延后，痛经，目睛干涩，视物昏花，肢体麻木，发疏稀落，爪甲不荣，筋脉拘急，易发疝气、瘰疬肿块。

治疗原则：滋养肝肾，养肝补血。

方药：肝阴虚者宜知柏地黄汤加减；肝血亏虚者宜八珍汤合杞菊地黄丸加减。

3. 医案

宋某，男，74岁，2021年5月于我院就诊。主诉：便秘2周余，加重3天。现病史：患者2周前饮食不节后出现便秘，自服"麻子仁丸"后稍缓解，3天前大便难出，至今未解。现症见：面色淡白，情志抑郁，大便难出，排便无力，质较软，无便意，头晕目眩，偶有心悸气短，健忘，舌淡苔白，脉细。中医诊断：便秘，消渴病。证型：肝血亏虚。体质分类：乙木体质。方药：八珍汤加减。组成：熟地24 g，当归30 g，白芍12 g，白术30 g，茯苓15 g，当归12 g，黄芪30 g，升麻6 g，柴胡6 g，共14剂，日1剂。复诊：大便不通改善，情绪偶有抑郁。上方加柴胡为12 g，加郁金12 g、香附12 g、玄参15 g、麦冬30 g，共14剂，日1剂。再诊患者上述情况均减轻，温针灸善后。

（二）戊土体质

1. 养生保健

（1）饮食注意事项

戊土体质之人饮食宜以清淡为主，宜食赤小豆、绿豆、空心菜、芹菜、黄瓜、藕、冬瓜、牛肉、玉米、黄豆、薏苡仁、莲子、苦瓜、茵陈、溪黄草、丝瓜、柠檬等；戊土体质的人宜少食辛辣躁烈、大热大补、易助长人体湿热的食物，如烧烤、辣椒、生姜、大蒜、狗肉、羊肉、牛肉等温热之品；宜戒烟酒，烟酒容易助湿生热，是导致人体湿热质的重要原因。

（2）运动疗法

- 养生操

养生操，简单易操作，长久坚持，可收到明目聪耳、固齿健脑、健脾和胃的效果，所有人皆可使用，具体做法如下：

第一节：对两手掌呵气两口，搓热，摩擦两鼻旁、双眼十五通。将两耳揉捏扯拽，卷向前后15遍。

第二节：两手抱脑后，用中食二指弹击脑后24下。

第三节：耸肩舒臀，作开弓势，左右交替各8遍。

第四节：上下牙相互叩击35下，嘴尽量张大，力量适中。待津液满口时，分三次缓缓咽下。

第五节：按摩腹部，顺时针、逆时针各50下。

结束后，饮用热水一杯。

（3）音乐疗法

宫音，相当于简谱中的"do"，居五音之首。宫音悠扬和谐，具有"土"的特性，如同大地辽阔而敦厚，孕育万物，包容一切。

宫音入脾，属于土音，与脾之气机相和，能够促进消化，滋补气血，安定情绪。宫音音乐代表曲目有《梅花三弄》《阳春》《高山》《流水》等。戊土之人闲暇之余应多听宫音的音乐，以促进全身气机的稳定，令心情愉悦，气血和平，也可调养身心，有养生保健之功效。

（4）代茶饮

① 陈皮茯苓茶

原料：陈皮15 g、茯苓15 g。

方法：将陈皮、茯苓放入锅中，加水大火烧开后立即改小火，再煮两三分钟即可。

功效：健脾祛湿。

② 清热化湿茶

原料：甘菊15 g、茯苓15 g、泽泻10 g、炒枳壳10 g。

方法：茯苓加水煮沸，后加入甘菊、泽泻、炒枳壳开水冲泡，可调入适量蜂蜜。

功效：清热化湿。

（5）药膳

夏日祛湿汤

原料：薏苡仁50 g、赤小豆20 g、大枣10枚、茯苓10 g、芡实10 g、枸杞15 g、莲子10 g。

方法：将薏苡仁、赤小豆、大枣、茯苓、芡实、枸杞、莲子倒入砂锅或养生壶中，加入适量清水，大火煮开后，转中小火煎煮30分钟后即可饮用。

功效：清热利水祛湿。

(6) 足疗方

① 红豆薏仁方

组成：赤小豆 15 g、薏苡仁 15 g。

功效：健脾利湿。

② 苡仁苓泻散

组成：薏苡仁 15 g、茯苓 15 g、泽泻 15 g。

功效：利水消肿，健脾祛湿。

操作方法：将以上药材放入锅中，加水煎煮 20 分钟，取药液倒入药桶内，泡脚用具最好选取能让双脚舒服地平放的，水位以浸泡到小腿为宜，药液最低要没过脚踝，水温以 40 ℃ 为宜，以全身微微出汗为佳。

注意事项：泡脚时间不宜过长，以 15~20 分钟为宜。在泡脚过程中，由于人体血液循环加快，时间太长的话，容易增加心脏负担。老年人应格外注意，如果有胸闷、头晕的感觉，应暂时停止泡脚，马上躺在床上休息。饭后半小时不宜泡脚，最好是饭后 1 小时后再泡脚。常用中药泡脚者，最好用木盆或足浴桶，不宜用铜盆等金属盆。皮肤有外伤者忌用此方法，患有严重疾病者请在医生指导下应用。

(7) 中医外治法

① 耳穴压豆

取穴：脾、胃、大肠、内分泌。

方法：耳廓常规消毒后，将胶布剪成 0.8 cm × 0.8 cm 大小，放 1 粒王不留行籽粘上，随即贴压在所选耳穴上，由轻到重按压数十次。患者每日自己按压耳贴 3~5 次，每次每穴按压 1~2 分钟。

疗程：每隔 1~2 天换贴压另一侧耳穴。10 次为一疗程。休息 10~15 天，再做下一疗程治疗。

② 穴位按摩

• 关元穴

关元穴是小肠的募穴，小肠之气汇聚于此，具有培元固本、补益下焦的功能。因此，经常按揉关元穴可以帮助调理下焦不适，尤其对于治疗下焦湿热造成的泌尿、生殖系统疾病很有帮助。同时，关元穴又是"先天之气海"，老子称其为"玄之又玄，众妙之门"，经常按揉可以健身保健。

取穴方法：取仰卧位，从肚脐中央到耻骨联合上缘的距离为 5 寸，将其均分为 5 份，上 3/5 和下 2/5 的交点，就是关元穴。

操作方法：平卧，用右手的拇指或中指指端按压关元穴，一压一放为 1

次，按压50次，然后先顺时针方向、后逆时针方向各按揉此穴5分钟，也可以使用按摩棒或光滑的木棒按揉，注意力量柔和，以感觉酸胀为度，不可力量过大，以免伤及皮肤。

③ 经络拍打

• 足太阴脾经

经络走向：起于足大趾末端，沿大趾内侧上行至内踝前，再沿小腿内侧上行至内踝上八寸，后沿膝股部内侧上行进入腹部，最后经过横膈上行连舌根散舌下。

拍打方法：手握空拳，沿着经络的走向"补拍"或者逆着经络的走向"泄拍"（腹部以上轻拍）。力度要适中，可随时随地进行操作，不必拘泥。

2. 中医辨证治疗

病机：戊土体质之人脾胃虚弱。运化失司，湿浊中阻，脾胃不和，则出现腹部胀满疼痛，嗳气纳呆等症状；胃有积热，胃热伤津，胃火上攻，则出现口干、口舌生疮等症状；湿性重浊，湿遏热伏，则出现头身困重，大便黏滞等症状。

症状：腹部胀满疼痛，胃中嘈杂，食欲旺盛，嗜食肥甘厚腻，口中异味，口咽干燥渴饮，咳嗽咯痰，舌苔厚腻，口舌生疮，大便黏滞不爽干结。

治疗原则：理气健脾，清热祛湿。

方药：胃气郁滞者宜木香顺气丸加减；痰湿困脾者宜参苓白术散加减；胃火炽盛证者宜清胃散加减；脾胃湿热者宜三仁汤加减。

3. 医案

董某，男，61岁，2021年4月于我院就诊。主诉：便秘1年余。既往史：糖尿病病史6年余，便秘1年余，长期服用通便药，效果时好时差。现症见：面色黄，大便秘结不行，偶腹胀痛，拒按，睡眠较差，喜肥甘厚味，纳眠可，小便可，舌质红，苔厚腻而黄，脉弦滑。中医诊断：便秘，消渴病。证型：湿热内阻，气滞作胀。体质分类：戊土体质。方药：三仁汤加减。组成：炒杏仁9 g，生薏苡仁30 g，白蔻仁6 g，竹叶6 g，厚朴6 g，枳壳9 g，清半夏12 g，玉竹9 g，大腹皮12 g，青皮12 g，日1剂，共7剂。复诊：大便秘结较前改善，上方加大黄6 g、生首乌15 g、赤芍15 g、丹皮15 g，共14剂，日1剂。再诊：患者上述情况均减轻。

(三) 己土体质

1. 养生保健

(1) 饮食注意事项

己土体质之人要注意饮食有节、饮食卫生、进食保健等。同时，为了避免糖尿病胃肠病变加重，平时可多吃些具有健脾利湿作用的食物，饮食宜清淡，少食肥甘厚味。饮酒不宜过量，饮食不宜过饱。

(2) 运动疗法

太 极 剑

预备式：（设面向正南）持剑立正，向左开步。

起势：两手平提，右转摆剑，丁步反提，弯肘开步，弓步前指，提膝挽剑，盖步穿把，右后划弧，转体开步，弓步接剑。

1. 并步点剑：上前并步，曲膝点剑。
2. 独立反刺：撤步拖剑，丁步挑剑，提膝反刺。
3. 仆步横扫：落步平劈，仆步横扫。
4. 向右平带：丁步收剑，出步送剑，弓步平带。
5. 向左平带：丁步收剑，出步送剑，弓步平带。
6. 独立抡劈：丁步按腕，左转抡剑，上步举剑，提膝下劈、
7. 退步回抽：退步提剑，虚步抱剑。
8. 独立上刺：右转垫步，提膝上刺。
9. 虚步下截：退后落步，左转平摆，虚步下截。
10. 左弓步刺：撤步提剑，右转平摆，丁步抱剑，弓步平刺。
11. 转身斜带：后坐扣脚，右转收剑，左坐送剑，转体开步，弓步斜带。
12. 缩身斜带：提膝收剑，撤步送剑，丁步回带。
13. 提膝捧剑：撤步右坐，虚步分剑，踏前半步，提膝捧剑。
14. 跳步平刺：落步收剑，捧剑前刺，跃步分剑，弓步平刺。
15. 左虚步撩：后坐收步，左转绕剑，垫步右转，左虚步撩。
16. 右弓步撩：右转绕剑，垫步左转，右弓步撩。
17. 转身回抽：后脚（扣脚）收剑，左转回望，弓步平劈，后坐抽剑，虚步前指。
18. 并步平刺：左前上步，并步平刺。

19. 左弓步拦：后坐撇脚，右转绕剑，左转开步，左弓步拦。
20. 右弓步拦：后坐撇脚，左转绕剑，右转开步，右弓步拦。
21. 左弓步拦：后坐撇脚，右转绕剑，左转开步，左弓步拦。
22. 进步反刺：盖步按腕，回身后刺，挑剑上步，弓步反刺。
23. 反身回劈：后坐扣脚，左坐举剑，右转开步，弓步回劈。
24. 虚步点剑：绕臂收步，垫步举剑，虚步前点。
25. 独立平托：插步绕剑，向右转体，独立平托。
26. 弓步挂劈：盖步挂剑，上步举剑，弓步平劈。
27. 虚步抡劈：右转撇脚，回身抡剑，垫步举剑，虚步下劈。
28. 撤步反击：提膝抱剑，撤步右转，弓步斜击。
29. 进步平刺：横剑提腿，垫步抱剑，弓步平刺。
30. 丁步回抽：后坐提剑，丁步抱剑。
31. 旋转平抹：摆步横剑，扣步抹剑，插步右转，虚步分剑。
32. 弓步直刺：踏步半步，弓步立刺。

收势：右转接剑，左转反提，并步按指，立正还原。

（3）音乐疗法

宫音，相当于简谱中的"do"，居五音之首。宫音悠扬和谐，具有"土"的特性，如同大地辽阔而敦厚，孕育万物，包容一切。宫音入脾，属于土音，与脾之气机相和，能够促进消化，滋补气血，安定情绪。宫音音乐代表曲目有《梅花三弄》《阳春》《高山》《流水》等。己土之人闲暇之余应多听宫音的音乐，以促进全身气机的稳定，令心情愉悦，气血和平，也可调养身心，有养生保健之功效。

（4）代茶饮

① 陈皮荷叶茶

原料：干荷叶10 g、山楂20 g、薏苡仁10 g、陈皮10 g。

方法：洗干净后，控干水分。将薏苡仁放入平底锅中，锅中不可放油，开小火翻炒烘焙薏苡仁，直至炒出薏苡仁香味即可关火；将荷叶、炒制后的薏苡仁、山楂、陈皮冲入滚烫的开水，浸泡5~10分钟即可饮用。

功效：健脾利水。

② 陈皮祛湿茶

原料：茯苓5 g、陈皮2 g、枸杞5 g、藿香3 g。

方法：茯苓、陈皮、枸杞、藿香洗净，放入保温杯中，在杯中冲入热水,等待 5 分钟饮用。

功效:健脾燥湿,化痰祛脂。

(5) 药膳

砂仁鲫鱼汤

原料:砂仁 10 g、陈皮 10 g、鲫鱼 1 条、生姜 1 块。

方法:鲫鱼处理后先在锅里煎至金黄捞出备用。陈皮用水浸泡,砂仁打碎后和生姜一起放入锅中,加入姜片和鲫鱼一起熬煮。最后放香菜和适量盐调味即可。

功效:健脾祛湿和胃。

(6) 足疗方

① 茯苓薏苡方

组成:茯苓 15 g、薏苡仁 15 g、生姜 15 g。

功效:健脾和胃。

② 辛凉散

组成:薏苡仁 15 g、藿香 15 g、佩兰 10 g、白豆蔻 15 g。

功效:补益脾胃。

操作方法:以上药材放入锅中,加水煎煮 20 分钟,取药液倒入药桶内,泡脚用具最好能让双脚舒服地平放,水位以浸泡到小腿为宜,药液最低要没过脚踝,水温以 40 ℃为宜,以全身微微出汗为佳。

注意事项:泡脚时间不宜过长,以 15~20 分钟为宜。在泡脚过程中,由于人体血液循环加快,时间太长的话,容易增加心脏负担。老年人应格外注意,如果有胸闷、头晕的感觉,应暂时停止泡脚,马上躺在床上休息。饭后半小时不宜泡脚,最好是饭后 1 小时后再泡脚。常用中药泡脚者,最好用木盆或足浴桶,不宜用铜盆等金属盆。皮肤有外伤者忌用此方法;患有严重疾病者请在医生指导下应用。

(7) 中医外治法

① 耳穴压豆

取穴:脾、胃、肾、内分泌。

方法:耳廓常规消毒后,将胶布剪成 0.8 cm×0.8 cm 大小,放 1 粒王不留行籽粘上,随即贴压在所选耳穴上,由轻到重按压数十次。患者每日自己按压耳贴 3~5 次,每次每穴按压 1~2 分钟。

疗程:每隔 1~2 天换贴压另一侧耳穴。10 次为一疗程。休息 10~15 天,再做下一疗程治疗。

② 穴位按摩
- 神阙穴

神阙穴又名脐中，是人体任脉上的养生要穴，具有补阳、和胃理肠的重要作用。

取穴方法：神阙穴位于肚脐中央。

操作方法：每晚睡前空腹，将双手搓热，双手左下右上叠放于肚脐，顺时针揉转，每次2～3分钟。

③ 经络拍打
- 足阳明胃经

若胃经出现问题，会出现腹胀、腹痛、呕吐、呃逆等不适。经常拍打足阳明胃经不仅可以缓解胃脘痛等胃肠疾病，还可以缓解咳嗽气喘等肺部疾病，以及失眠、水肿、膝痛等。

具体方法：胃经是从头走足的一条经脉，敲打时可稍稍用力。可以在上午7：00—9：00胃经循行时敲打足阳明胃经。敲打时右手握拳，从锁骨下，沿着两乳、腹部到双腿外侧前缘依次敲打，一直敲打到踝部。在敲打胸腹部时，用力宜轻，可轻轻按揉，而敲打到腿部时，可稍稍加重力度，以感觉腿部微痛为度。

2. 中医辨证治疗

病机：己土体质之人常脾胃虚弱。中阳不足，运化失司，痰湿内停，则见腹胀、便溏、水肿等症状；中气虚弱，升降失常，清阳不升，浊气不降，则出现眩晕、内脏下垂等症状；气血运化不利，气虚不摄，则出现出血、贫血等症状。

症状：腹痛腹胀，呕吐，完谷不化，气短懒言，神倦肢困，便溏，肌肉无力，眩晕，或内脏下垂，可见胃、子宫脱垂，脱肛等，或有出血、贫血，或有痰饮、水肿。

治疗原则：补气健脾，散寒化湿。

方药：脾胃虚寒者宜黄芪建中汤加减；寒湿困脾者宜附子理中丸合参苓白术散加减。

3. 医案

张某，女，62岁，2021年9月于我院就诊。主诉：便秘1周余。现病史：患者糖尿病病史5年余，便秘1周余，自行服用"三黄药"，腹泻不止。现症见：面色暗黄，大便难出，无便意，排便无力，身体困重，饮食不化，

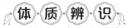

口臭，酸腐味为主，纳少，不欲饮食，眠可，小便可，大便难，舌淡苔白腻，脉沉。中医诊断：便秘，消渴病。证型：脾虚难运。体质分类：已土体质。方药：健脾汤加减。组成：太子参 15 g，白术 30 g，茯苓 15 g，山药 15 g，陈皮 9 g，木香 15 g，砂仁 12 g，炙黄芪 30 g，当归 12 g，焦三仙各 15 g，鸡内金 15 g，僵蚕 1 条，肉苁蓉 12 g。复诊：大便不通较前改善，人参健脾丸善后。

十、总　结

中医天干五行体质分类法将中医基础理论应用到调理体质的病理倾向及预防干预疾病中，通过判知疾病趋势，根据五行生克制化规律及阴阳特性对慢性病患者实施院外系统的生活方式干预。其思路明晰、理论合理、方法可行，为中医"治未病"思想应用于院外慢病管理奠定了理论基础。天干五行体质分类法在综合调理患者身心上更加具有操作性与实践性，使慢病管理能够真正做到未病先防、已病防变、瘥后防复。这对于实现我国慢性病防治、降低慢病复发率、提高居民生活质量、节省医疗资源、弘扬中医治未病思想及推广中医特色慢病管理具有重大意义。